Anne Cushman

Yoga als Weg in die Meditation

Ein 12-Wochen-Kurs
für Praktizierende

Übersetzt von Lisa Baumann

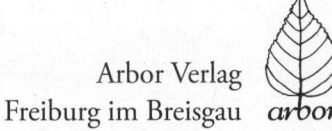

Arbor Verlag
Freiburg im Breisgau

© 2014 Anne Cushman
© 2016 der deutschen Ausgabe: Arbor Verlag GmbH, Freiburg

Die Originalausgabe erschien unter dem Titel:
Moving into Meditation. A 12-Week Mindfulness Program for Yoga Practitioners

Alle Rechte vorbehalten
1. Auflage 2016

© 2016 der Cover-Abbildung: unter Verwendung einer Illustration von oliycka/istock.com
© 2014 der im Buch verwendeten Illustrationen: Jim Zaccaria

Lektorat: Andrea Ocker
Druck und Bindung: Kösel, Krugzell
Hergestellt von mediengenossen.de

Dieses Buch wurde auf 100 % Altpapier gedruckt und ist alterungsbeständig.
Weitere Informationen über unser Umweltengagement finden Sie unter
www.arbor-verlag.de/umwelt.

www.arbor-verlag.de

ISBN 978-3-86781-155-2

Die Ratschläge zur Selbstbehandlung in diesem Buch sind von der Autorin und vom Verlag sorgfältig erwogen und geprüft worden. Dennoch kann eine Garantie nicht übernommen werden. Sie brauchen psychotherapeutische Hilfe, wenn Sie sich durch die Übungen von Emotionen und Erinnerungen überwältigt fühlen. Bei ernsthafteren und/oder länger anhaltenden Beschwerden sollten Sie auf jeden Fall einen Arzt oder einen Heilpraktiker Ihres Vertrauens zu Rate ziehen. Eine Haftung der Autorin und des Verlages für Personen-, Sach- und Vermögensschaden ist ausgeschlossen.

Anne Cushman
Yoga als Weg in die Meditation

Inhalt

Prolog 7
Einleitung 9

TEIL 1 Grundlagen

1 Mein Weg ins achtsame Yoga 25
2 Warum bewegte Meditation? 35
3 Die Kunst der Praxis 51

TEIL 2 Zwölf Wochen

Woche 1: Den Körper bewohnen 61
Woche 2: Den Körper in Bewegung erkunden 91
Woche 3: Den eigenen Atem kennenlernen 123
Woche 4: Den Atem kultivieren 153
Woche 5: Den eigenen Platz einnehmen 181

Woche 6:	Meditationen im Stehen und Gehen	213
Woche 7:	Freundschaft schließen mit dem Körper	231
Woche 8:	Ich liebe es! Ich hasse es! Ich bin zu Tode gelangweilt!	253
Woche 9:	Ins Herz nach Hause kommen	277
Woche 10:	Der geschichtenerzählende Geist	299
Woche 11:	Den Garten jäten	327
Woche 12:	Freudvoll in einer unbeständigen Welt leben	357

Danksagung	381
Über die Autorin	385

Prolog

Das Einzige, was ich über *Yoga als Weg in die Meditation* mit Sicherheit sagen kann, ist Folgendes: Man kann es nur jetzt tun.

Ich meine, genau jetzt. Selbst wenn Sie Ihre E-Mails nicht beantwortet, die Steuernachzahlung nicht beglichen, die drei Wochen alte Pasta, die hinten im Kühlschrank vergammelt, nicht weggeworfen oder die kaputte Fliegengittertür, die im aufkommenden Sturm gegen das Haus knallt, nicht repariert haben. Selbst wenn der Mensch, in den Sie verliebt sind, sich gerade in jemand anderen verliebt hat. Selbst wenn Ihre Kinder all Ihre Meditationskissen und Yogamatten in Beschlag genommen und daraus im Wohnzimmer einen Hindernisparcours gebaut haben, auf dem sie nun zur Titelmusik von *Star Wars* herumtoben.

Gletscher schmelzen, Wirbelstürme zerstören die eine Küste des Landes, während an der anderen Brände toben, und Sie sind in Ihrem Job, den zu haben Sie dankbar sind, mit drei Abgabeterminen im Verzug. Menschen, die Sie geliebt haben, sind gestorben. Und langsam ahnen Sie, dass auch Sie eines Tages sterben werden.

Prolog

Das, was Sie inmitten all dessen also tun werden, ist anhalten. Die Sohlen Ihrer Füße und die zarten Flächen Ihrer Hände spüren. Das Zwitschern der Vögel oder das Rumpeln der Müllabfuhr hören. Die Eukalyptusbäume riechen, das Katzenstreu, die Desinfektionsmittel im Krankenhausflur, den schwachen Duft von Zimtgebäck, der aus der Bäckerei an der Ecke weht. Den Blick zu dem heben, was Sie vom unendlichen Himmel sehen können, und wenn es nur ein Stückchen Blau in der Ecke des Fensters ist, und selbst dann, wenn Sie Ihre Augen schließen müssen, um sich vorzustellen, dass der Himmel auf Sie wartet, irgendwo außerhalb dieses Kastens aus Beton, Holz und Stahl, in den Sie eingepfercht sind. Ihren zerbrechlichen, erstaunlichen, menschlichen Körper spüren, Ihr eigenartiges und wunderbares menschliches Leben.

Einleitung

Im Winter des Jahres 1999, als ich seit etwa eineinhalb Jahrzehnten Yoga und buddhistische Meditation praktizierte, begann ich, bei Retreats im *Spirit Rock Meditation Center* Yoga zu unterrichten, in einer buddhistischen Oase, die sich in die sanften, goldenen Hügel nördlich von San Francisco schmiegt.

Die Teilnehmer des Retreats im Spirit Rock waren nicht gekommen, um Yogahaltungen zu erlernen. (Das Rechtschreibprogramm meines Computers möchte, dass ich sie „retreat ants*" nenne, was mir eine vortreffliche Metapher für den Fleiß zu sein scheint, mit dem sich spirituell Suchende in die Tiefen ihres Leben graben und dabei oft eine emotionale Fracht zu schleppen haben, die größer ist als ihr eigener Körper.) Sie waren dort, um bei bekannten buddhistischen Lehrern die Kunst der Achtsamkeitsmeditation zu üben – was sie, wie die meisten Menschen, für etwas hielten, das man im Allgemeinen im Sitzen praktiziert.

---

* dt.: Retreat-Ameisen, Anm. d. Übers.

Einleitung

Manche von ihnen waren gekommen, weil ihr Leben in Trümmern lag, von einem Gehirntumor, einer zerrütteten Ehe, einem gescheiterten Geschäft oder dem Tod des besten Freundes erschüttert. Andere suchten einfach Zuflucht vor den täglichen Lawinen von E-Mails und dem Dröhnen des Straßenverkehrs. Als ich das erste Mal dort unterrichtete, war ich frisch verheiratet und trauerte um meine bei der Geburt verstorbene Tochter. Im Verlauf der folgenden Jahre unterrichtete ich in Retreats, während ich schwanger war, ein Baby stillte, mich scheiden ließ und einen Sohn aufzog.

In einem geschützten Tal, das wir uns mit Rotluchsen, Rehen, Truthähnen, Eidechsen und gelegentlich auch einem Berglöwen teilten, saßen wir stundenlang in Stille, während der Winterregen auf das hohe Dach der Meditationshalle trommelte. Wir machten unsere Gehmeditation auf Wegen, die sich im Frühling durch die Schwertlilien und im Sommer durch die sonnenversengten Hügel wanden, und sammelten danach Zecken von unseren Hosenbeinen, bevor wir uns wieder ins Sitzen begaben.

In jenen Tagen war Yoga in der Hauptmeditationshalle nicht erlaubt – ein Meditationslehrer scherzte einmal, der Anblick all der in der Position des herabblickenden Hundes nach oben gereckten Hinterteile beleidige den Buddha, der mit gekreuzten Beinen auf dem Altar saß. Die Teilnehmer des Retreats trugen weite Jeans und Bauernröcke statt dehnbarer Leggings. So gingen wir jeden Tag in einen kleinen Raum im Obergeschoss, wo ich sanfte, doch wirkungsvolle Bewegungs-, Atem- und Energieübungen aus der Tradition des Hatha Yoga unterrichtete. Das brachte den von der stundenlangen Sitzmeditation verknoteten Rücken, Nacken und Schultern Erleichterung. Bedeutsamer jedoch war, dass die Meditierenden berichteten, Yoga eröffne ihnen einen neuen Weg, sich mit der Praxis der achtsamen Präsenz zu verbinden – und helfe ihnen, die meditativen Momente des Erwachens zu verkörpern, wenn sie in das Chaos und die Schönheit ihres Alltags zurückkehren.

Und obwohl ich dort die Rolle der Lehrerin einnahm, stellte ich fest, wie viel auch ich von den Teilnehmenden lernte, von ihrem Mut und ihrer Verletzlichkeit, wenn sie sich wieder und wieder sich selbst zuwandten. Welche Art von Übungen sollte ich Menschen zeigen, die so sensibel und offen in die Yogastunden kamen, als ob sie im Heiligtum der Stille die ihre Herzen umgebenden schützenden Panzer abgelegt hätten? Die Autorin Annie Dillard sagt zu ihren Schülern: „Schreibt, als ob Ihr sterben würdet, oder als ob Ihr für ein Publikum schreiben würdet, dass nur aus Sterbenden besteht. Denn genau das ist letzten Endes der Fall." Wie konnte ich mit einer solchen Tiefe unterrichten?

An diese Fragen anknüpfend begann ich 2006 gemeinsam mit dem Leiter von Spirit Rock, Phillip Moffitt, einen achtzehnmonatigen Kurs für Yogalehrer anzubieten, bei dem es darum ging, Achtsamkeitsmeditation in die Praxis zu integrieren. Anders als die meisten Meditierenden kamen die Yogalehrer in Trainingskleidung und mit zusammengerollten Matten unter dem Arm in Spirit Rock an, mit Schaumstoffblöcken und einem Arsenal an Gurten, Polstern, Decken und Augenkissen. Doch genau wie alle anderen hatten auch sie ihre Leben im Gepäck, eine sprudelnde Mischung aus Herzschmerz und Glück. Eine Mutter trauerte um zwei Kinder, die bei einem Feuer ums Leben gekommen waren. Ein Paar wurde während eines Retreats schwanger und brachte das kleine Baby zum abschließenden zehntägigen Retreat mit. Zwischen zwei Treffen wurde das Heim einer jungen Frau von den Kugeln gewalttätiger Banden durchsiebt.

Im Verlauf des Trainings integrierten sie in ihre aus Yogahaltungen und Atemtechniken bestehende Praxis die Praxis der Meditation sowie das Herzens- und Geistestraining, das schon immer Bestandteil des wahren yogischen Weges gewesen ist. Und sie erforschten die Fragen, die sich Yogis seit Jahrhunderten stellen: Wie leben wir mit Weisheit und Mitgefühl in diesem menschlichen Körper, diesem menschlichen Herzen, diesem menschlichen Geist? Wie finden wir tiefe Freude und Sinn in einer Welt, in der uns alles, was uns lieb ist, letztendlich aus den Händen gleitet?

Diese Fragen zu erforschen ist auch die Absicht von *Yoga als Weg in die Meditation*. Es ist ein systematisches Programm, das für Yoga

Einleitung

Praktizierende aller Niveaus entworfen wurde, die die Praxis der körperlichen Haltungen und Atemtechniken vertiefen und darin die uralte Kunst der Achtsamkeitsmeditation fördern, zum Ausdruck bringen und miteinbeziehen wollen. Es ist für Menschen, die sich nicht nur dem Körper, sondern auch dem Herzen und dem Geist zuwenden und absichtsvoll von Moment zu Moment freundliche Präsenz gegenüber jeder Erfahrung entwickeln möchten, beginnend damit, ein Ei zu braten oder eine E-Mail zu schreiben, bis hin dazu, auf einer Hochzeit zu tanzen oder am Bett eines sterbenden Freundes zu sitzen.

Ursprünglich vor über zweitausendfünfhundert Jahren vom Buddha gelehrt, ist die Beliebtheit der Achtsamkeitsmeditation in jüngster Zeit geradezu explodiert, während Wissenschaftler eine ganze Reihe von Nutzen dokumentieren, zu denen die Reduktion von Stress, vermehrtes Mitgefühl, verbesserte Schlafqualität, ein niedrigeres Risiko für Depressionen, die Verlangsamung der Zellalterung und sogar die Zunahme der grauen Materie im Gehirn zählen. Im Verlauf dieses Zwölf-Wochen-Kurses

- lernen Sie, Yogahaltungen als Meditation in Bewegung zu praktizieren und in eine tiefere Intimität mit Ihrem Körper, Atem, Herz und Geist einzutauchen.

- fördern Sie inneren Frieden und Stabilität, indem Sie sich mit Ihrem Atem verbinden und ihn befreien.

- entwickeln Sie eine tägliche, zu Hause durchgeführte Sitzmeditationspraxis, die fest in Ihrem Körpergefühl verankert ist.

- entwickeln Sie Schritt für Schritt die Fähigkeit, alle Aspekte Ihres inneren und äußeren Lebens tiefer zu verstehen und weiser mit ihnen umzugehen – mit den Empfindungen des Körpers und des Atems, den Gezeiten der Emotionen, dem Gezwitscher der Gedanken sowie den unvorhersehbaren und sich permanent verändernden Umständen, in denen Sie sich befinden.

Einleitung

> 🎥 Dies ist nicht lediglich ein Buch – wenn Sie wollen, wird es zu einer multimedialen Erfahrung. Wenn Sie gleich einen ersten Eindruck bekommen möchten, wie Bewegung in Meditation aussehen kann, gehen Sie einfach auf *annecushman.com/practices* und lassen Sie sich von mir durch eine zwanzigminütige Videopraxis führen, die Sie auch herunterladen können. So können Sie selbst erleben, wie wirkungsvoll achtsames Yoga sein kann.
>
> Die mit 🔊 markierten Übungen in diesem Buch beinhalten Links zu herunterladbaren Audiodateien. Bei Übungen, die mit 🎥 markiert sind, gibt es Links zu herunterladbaren Videos.

Heutzutage kann man fast überall exzellenten Yogaunterricht finden, in dem man Grundlegendes über die Ausrichtung im Yoga lernen kann und durch Sequenzen von Haltungen geführt wird, die Kraft und Flexibilität verbessern, Stress reduzieren und Lebensfreude fördern. Aber die große Mehrheit des Unterrichts beinhaltet wenig bis gar keine Anleitung in der Kunst der Sitzmeditation, obwohl Meditation ein fundamentaler Bestandteil der klassischen Yogatradition ist.

Auch gibt es viele wunderbare Kurse und Retreats, in denen man die Praxis der Achtsamkeitsmeditation erlernen kann. Allerdings fördern die meisten dieser Angebote nicht explizit den geschickten und feinfühligen Umgang mit dem Körper, dem Atem und der Energie, den man in einer Yogapraxis entwickelt.

Dieser zwölfwöchige Kurs ist eine Gelegenheit, Yoga und Achtsamkeitsmeditation zu erkunden und zu integrieren, und zwar im Rahmen Ihrer eigenen individuellen Praxis zu Hause. Das Buch ist kein Anleitungsmanual für Yogahaltungen (von denen zahlreiche exzellente erhältlich sind) – in diesem Kurs wird davon ausgegangen, dass Sie mit den Grundlagen des Yoga bereits vertraut sind. Er zielt vielmehr darauf ab, Ihnen zu vermitteln, wie Sie diese körperlichen Formen zu einem Medium

Einleitung

machen können, um eine intimere Beziehung mit sich selbst und Ihrer Welt zu entwickeln. Anstatt bestimmter Asanas lehrt es *Weisen aufmerksam zu sein*, die Ihre Praxis erhellen und transformieren können, egal, ob Sie nun eher zu den Anfängern oder zu den bereits erfahrenen Praktizierenden zählen.

Zwölf Wochen lang werden Sie die Formen von Asana, Pranayama (Atemkultivierung) und Meditation dazu nutzen, nach und nach Ihre Verbindung zu und Ihr Verständnis von Ihrem Körper, Ihrem Herzen und Ihrem Geist zu vertiefen – nicht die perfekte Version von Körper, Herz und Geist, die Sie möglicherweise durch vegane Rohkost, tägliches Fitnesstraining und jahrzehntelange Psychotherapie zukünftig erreichen könnten, sondern jene fehlbare und wunderbare, die Sie bereits bewohnen. Die Formen des Yoga werden zu einer Eintrittspforte in die Praxis grundlegender Prinzipien, die Sie dabei unterstützen können, ein sensibles, empfindsames und verkörpertes Leben zu führen.

Wozu achtsames Yoga praktizieren?

Heutzutage denken die meisten Menschen bei *Yoga* an eine Aktivität, die in erster Linie körperlich ist, an eine geschmeidige junge Frau etwa, die sich durch ein Training hindurch biegt, springt und schwitzt, das nicht nur Stress beseitigt, sondern auch den Hintern strafft. Und wenn sie das Wort *Meditation* hören, denken sie an eine Aktivität, die in erster Linie mental ist, an einen Zen-Mönch, der kahlköpfig und in schwarzer Robe mit gekreuzten Beinen auf einem Kissen sitzt.

Aber wie Sie vielleicht wissen, falls Sie jemals Ihre bloßen Füße auf eine Yogamatte gestellt haben: Wenn man anfängt, den Körper zu erkunden, ist das erste, was passiert, dass man in seinen Geist geschleudert wird. Bewegen Sie sich durch eine Serie von Yogahaltungen und wenn Sie aufmerksam sind, bekommen Sie die gesamte Bandbreite menschlicher

Einleitung

Emotionen zu spüren, die mit Ihnen durch die Haltungen fließt – Freude, Frustration, Neid, Glückseligkeit, Selbstverachtung. Falten Sie sich in eine Vorwärtsbeuge und der erstarrte Kummer in Ihrem unteren Rücken schmilzt zu einem Fluss von Tränen. Eine Rückbeuge bricht die versiegelte Kammer voller Angst hinter Ihrem Herzen auf.

Setzen Sie sich dann auf ein Meditationskissen, meldet sich Ihr Körper – vielleicht ein kleines bisschen verärgert, dass Sie ihn so lange haben warten lassen. Dieser schmerzende Rücken, diese pochenden Knie, dieses Messer zwischen den Schultern, von dem Sie so getan haben, als existiere es nicht. Diese Welle von Glücksgefühlen, die am unteren Ende Ihrer Wirbelsäule beginnt und mit jedem Atemzug weiter aufwärts wogt, sich jedoch verflüchtigt, sobald Sie versuchen, nach ihr zu greifen. Sinken Sie unter Ihre rasenden Gedanken und Sie treffen auf Ihren verkrampften Kiefer. Treten Sie in einen Tornado der Panik und Sie spüren den Tumult in Ihrem Bauch.

Yogi ist der historische Sanskrit-Begriff für jene, die sich in dieses Territorium bewussten Spürens und inneren Erkundens vorwagen. Und letztlich entdecken die Yogis immer wieder, dass Geist, Körper und Herz keine von einander getrennten, unveränderlichen Einheiten sind. Sie sind verschiedene, ineinander übergehende Aspekte einer kontinuierlichen Erfahrung, die sich mit jedem Atemzug und in jedem Moment fließend verändert.

Als Yogi braucht man eine Praxis, die die physischen, geistigen und emotionalen Aspekte des Seins bewusst integriert. Man braucht eine Asana-Praxis, die den Praktizierenden für die Strömungen im eigenen Herz und Geist öffnet. Man braucht eine Meditationspraxis, die in einer sinnlichen Verbundenheit mit dem Körper verankert ist.

Mit dem Begriff *Yoga* waren natürlich niemals lediglich Körperhaltungen gemeint. Es handelt sich um eine Sammelbezeichnung, die eine große Bandbreite an miteinander verwobenen psychologischen, spirituellen sowie körperlichen Praktiken und Traditionen umfasst, die ihre Wurzeln in der fruchtbaren spirituellen Erde des alten Indiens haben –

Einleitung

einschließlich der Meditationspraktiken, die der Buddha lehrte, und den körperlichen Praktiken, die die meisten Menschen heute für gewöhnlich mit Yoga in Zusammenhang bringen.

Der nackte Asket mit verfilzten Dreadlocks, der auf den Stufen am Ganges Ganja raucht, sein Körper bedeckt mit Asche aus einem der Scheiterhaufen – er macht Yoga. Die alte Frau im Shiva-Tempel, die Sanskrit-Gebete singt und Blütenblätter vor einem polierten Steinlingam, von dem Ghee tropft, verstreut – auch sie macht Yoga. Genauso wie der Freiwillige in der Suppenküche des Ashrams, der Eintopf an Obdachlose ausgibt.

In seiner ältesten Form stammt das Wort *Yoga* von dem historischen Sanskrit-Verb *yui*, das mit dem englischen Wort *yoke** verwandt ist. Und ebenso wie *yoke* hat *Yoga* die Konnotationen Disziplin und Verbindung. Yoga ist die Disziplin, Verbindung zu schaffen – oder, genauer gesagt, die tiefe Verbindung aufzudecken, die bereits existiert. Es geht darum, sich mit dem eigenen, schönen, zerbrechlichen Körper, dem eigenen weiten, verletzlichen Herz zu verbinden, mit dem Mammutbaum, dessen Zweige gegen das Fenster schlagen, und der Frau an der Autobahn-Auffahrt mit den kaputten Zähnen und dem Schild, auf dem steht: „Ich arbeite gegen Essen."

Diese Qualität der Verbundenheit mit dem gegenwärtigen Moment ist auch in dem buddhistischen Begriff *Achtsamkeit* inbegriffen. „Achtsamkeit" ist eine der Übersetzungen des Pali-Wortes *sati*, das manchmal auch als „Gewahrsein" oder wörtlicher als „Erinnern" übersetzt wird. Es ist die uns innewohnende Fähigkeit, uns zu erinnern, dass wir genau hier in diesem Moment sind: wach dafür, unser eigenes Lachen wahrzunehmen, das Dröhnen einer Hupe oder den Duft einer Zitrone. Es ist jene Qualität unseres Herzens und Geistes, die erlebt, was gerade jetzt geschieht – ohne es zu verurteilen, wegzuschieben oder zu versuchen, daran festzuhalten.

---

* Joch, Anm. d. Übers.

Einleitung

In gewisser Hinsicht ist der Begriff *achtsames Yoga* also redundant. Wenn es nicht achtsam ist, ist es kein Yoga. Yoga *ist* der Zustand intimer, unmittelbarer Präsenz an sich – und bezeichnet die Methoden für Körper, Atem, Herz und Geist, die wir dazu verwenden, diesen Zustand zu kultivieren.

Für Menschen, die heutzutage Hatha Yoga praktizieren, ist es von großer Wichtigkeit, einen Weg zu finden, tiefer in die meditativen Aspekte ihrer Praxis einzutauchen. Yoga-Asanas und Pranayama sind darauf ausgelegt, den Körper und die energetischen Systeme zu öffnen: Am Ende einer guten Yogasequenz ist Ihr Nervensystem ruhig und ausgeglichen, Ihr Geist entspannt und belebt. Sie haben ein stabiles inneres Podest, auf dem Sie in Meditation sitzen und ein wenig tiefer in Ihre wahre Natur blicken können. Sie sind wunderbar darauf vorbereitet, tief aus dem Quell innerer Stille zu trinken und die Muster des gewohnheitsmäßigen Denkens zu untersuchen, die sie davon abhalten, tiefer zu tauchen.

Die meisten Menschen hingegen stehen direkt von der Matte auf, schlüpfen in Ihre Schuhe, springen ins Auto oder in die U-Bahn und machen mit dem Rest des Tages weiter.

Traurigerweise sind die Ideale von Achtsamkeit und meditativer Präsenz in den meisten modernen Yogastunden eher Lippenbekenntnisse und die Art und Weise des Unterrichts der Kultivierung dieser Qualitäten nicht förderlich. Man kann Jahre damit verbringen, fortgeschrittene Yogahaltungen zu verfeinern, ohne dabei die Fertigkeiten zu erlangen, die man wirklich braucht, um durch die rauen Strömungen des Lebens zu navigieren. Wie hilft Ihnen Ihre Yogapraxis, wenn Ihr bester Freund bei einem Autounfall ums Leben kommt? Wenn Ihr Kind drogenabhängig wird? Wenn eine Fabrik Chemikalien in den Fluss kippt, aus dem Ihre Gemeinde ihr Trinkwasser bezieht?

Ohne die Werkzeuge der yogischen Kunst der Verkörperung wiederum können Sie als Meditierender auch Jahre in der kleinen, dunklen Kammer Ihres eigenen Geistes zubringen – in endlosen Kämpfen gegen innere Dämonen, ohne dabei zu lernen, wie Sie so mit Ihrem Körper

Einleitung

und Ihrem Nervensystem arbeiten können, dass Sie eine innere Umgebung kultivieren, in der Frieden, Mitgefühl und Leichtigkeit ganz natürlich gedeihen können.

Die gute Nachricht lautet, dass es recht einfach ist, diese Praktiken zusammenwirken zu lassen. Sie können Ihre Asana-Praxis bereichern, indem Sie sie mit Achtsamkeit ausführen; Sie können Ihre Meditationspraxis bereichern, indem Sie sie in Ihrem Körper verankern. Zusammen können diese Praktiken eine Qualität von verbundener, intimer Präsenz hervorbringen. Nicht eine Achtsamkeit, die einer Orchidee aus dem Gewächshaus gleicht und nur unter den raren Umständen eines Retreats aufblüht, sondern einem robusten, unkrautartigen Löwenzahn oder Klee, der sich allen Bemühungen zum Trotz nicht aus der Wiese ausgraben lässt. Und ist diese Qualität von Präsenz erst einmal fest verwurzelt, können Sie sie dazu nutzen, die tiefsitzenden Muster im Denken und Handeln zu untersuchen und zu lösen, die Sie möglicherweise gefangen halten.

Was ist achtsames Yoga?

Wenn ich erwähne, dass ich auf Meditations-Retreats Yoga unterrichte, lautet die erste Frage an mich stets: „Welche Art Yoga unterrichten Sie?"

Meistens antworte ich etwas wie: „Ich unterrichte ein Yoga, das meditative Präsenz und Erwachen fördert und zum Ausdruck bringt."

Dann gibt es für gewöhnlich eine Pause und daraufhin fragt mein Gegenüber: „Ja, aber welche *Art* Yoga?"

Tatsache ist, dass all die verschiedenen Spielarten des Yoga, die sich im Angebot vieler Yogastudios finden – Iyengar, Ashtanga, Viniyoga, Anusara, Bikram, Kripalu, Yin, sowie ein sich unaufhörlich multiplizierendes Aufgebot anderer Markennamen – schlichtweg moderne Kombinationen und Markenentwicklungen von verschiedenen Elementen aus dem yogischen Werkzeugkoffer sind. Diese verschiedenen Typen von Yoga betonen unterschiedliche praktische Aspekte und Herangehensweisen. Doch sie alle sind Variationen des Hatha-Yoga, also der Kunst, Bewusstsein zu transformieren, indem man mit der physischen Form arbeitet. Und sie alle haben ein gemeinsames Ziel, nämlich den physischen Körper zu beleben sowie Herz und Geist zu befreien.

Aus diesem Grund kann jeder „Stil" des Yoga als eine Unterstützung für und als ein Ausdruck von Achtsamkeitsmeditation praktiziert werden. (Und natürlich kann auch jeder Stil als ein geistloses Fitnesstraining praktiziert werden. Das liegt bei Ihnen.) Der eine ist nicht besser als der andere. Verschiedene Wege sind für verschiedene Menschen zu verschiedenen Zeiten angemessen, und den Ansatz zu wählen, der für Ihren einzigartigen Körper richtig ist, ist bereits eine Übung in Achtsamkeit an sich. Was für eine jugendliche Turnerin gut funktioniert, wird nicht die richtige Übung für eine im achten Monat schwangere Frau sein, oder für einen Buchhalter in den mittleren Jahren, der den ganzen Tag am Schreibtisch sitzt, oder einen professionellen Gewichtheber, oder einen alten Menschen im Rollstuhl.

Wenn man achtsames Yoga praktiziert, liegt die Betonung nicht darauf, *was* man tut, sondern *wie* man es tut. Man praktiziert auf eine Weise, die intim im Kontakt mit dem eigenen Körper, Herzen und Geist ist. Man verwendet Formen von Stille und Bewegung, um in eine Weite hinein zu spüren, die jenseits von beidem liegt. Die Idee ist nicht, die Praxis in eine neue Form namens „achtsames" Yoga zu verpacken. Die Idee ist, sie zu befreien, damit sie zu einem tieferen Ausdruck Ihres inneren Weges und zu einer Unterstützung dafür werden kann.

Aus diesem Grund konzentriere ich mich weniger auf bestimmte Haltungen und mehr auf Übungen, Prinzipien, Reflektionen und Anregungen, die Ihnen helfen können, Ihr eigenes Yoga zu vertiefen, wie auch immer Ihr eigener, einzigartiger Weg aussehen mag. Es handelt sich um Prinzipien, die Sie anwenden können, ganz egal, ob Sie gerade erst mit Yoga-Asanas beginnen oder bereits fortgeschritten sind – ganz egal, ob Sie fit und stark oder ob Sie krank, verletzt oder in Ihrer Beweglichkeit

Einleitung

eingeschränkt sind. Welche Formen Sie auch wählen, um diese Prinzipien zu erkunden, immer werden Sie sich in der Realität Ihres eigenen, sich entfaltenden Lebens wiederfinden.

Wie Sie dieses Buch nutzen können

Lange Retreats im Schweigen sind etwas Wunderbares, doch die meisten von uns verbringen ihr Leben nicht in diesem Modus. Und selbst diejenigen, die in Retreats gehen können, müssen in den dazwischen liegenden Zeiten für gewöhnlich in einen regen Alltag zurückkehren. Daher ist dieses Buch darauf angelegt, Sie systematisch bei der Erkundung jener Praktiken und Lehren zu unterstützen, in die Sie sich sonst auf Yoga- und Meditations-Retreats vertiefen, während Sie mit Ihren normalen Aktivitäten fortfahren, zu Besprechungen gehen, sich verlieben, Brokkoli dünsten und Ihren neuesten Status im Internet posten.

Das wochenweise untergliederte Format unterstützt Sie dabei, sich die Zeit zu nehmen, um jeden Aspekt der Praxis in der Tiefe zu erkunden, so dass dieser sich in Ihrem Körper und Ihrem Nervensystem verwurzeln und zu einem Teil Ihrer selbst werden kann. Ich zeige Ihnen einige der Übungen, die ich sowohl in meiner eigenen Praxis als auch in der meiner Schüler als hilfreich erlebe, um „achtsames Yoga" von einem Konzept in eine gelebte Wirklichkeit zu verwandeln. Sie finden in diesem Buch zudem Verweise auf Übungen im Audio- (Audiosymbol) und Videoformat (Videosymbol), die Sie bei der Vertiefung Ihrer Erkundungen unterstützen können.

Im Verlauf des Kurses werden Sie systematisch ein verkörpertes Verständnis von Achtsamkeitspraxis entwickeln. In Woche 1 und 2 konzentrieren wir uns auf die Achtsamkeit auf den physischen Körper in Stille und Bewegung. In Woche 3 und 4 richten wir unsere Aufmerksamkeit darauf, unseren Atem kennenzulernen. In Woche 5 tauchen wir tiefer in die Sitzmeditation ein und in Woche 6 widmen wir unsere Aufmerksamkeit der Meditation im Stehen und Gehen.

In Woche 7 konzentrieren wir uns darauf, unsere Praxis so zu nutzen, dass wir mit einem offenen Herzen für uns selbst und für andere leben. In den Wochen 8 bis 10 entwickeln wir Bewusstheit über Gefühle und Gedanken und in Woche 11 untersuchen wir, wie man mit einigen weit verbreiteten Hindernissen auf dem Weg zu Klarheit umgehen kann. In Woche 12 nutzen wir schließlich die Präsenz und Sensibilität, die wir entwickelt haben, dazu, tiefer in unsere eigene Natur und die unserer Welt zu schauen.

Die Praxis auf diese Weise zu unterteilen ist natürlich ein wenig künstlich. Praxis ist eine sich stets vertiefende und unendliche Spirale und die zwölf Wochen kratzen lediglich an der Oberfläche dessen, was sich als eine lebenslange Reise gestaltet. In der Realität vermischen sich alle Aspekte der Praxis und bilden ein organisches Ganzes. Wie kann man den Körper erkunden, ohne dabei den Atem zu spüren? Wie kann man den Atem spüren, ohne dabei einen Geschmack von den Gefühlen zu bekommen, die jeden Atemzug durchtränken? Es ist ein wenig so, als würde man sagen: „Sieh das rote Pferd an – aber schau nicht auf das Rote, sondern nur auf das Pferd." Eine bestimmte Dimension unserer Erfahrung einzuladen, eine Weile in den Vordergrund zu treten, kann uns jedoch dabei helfen, eine neue Art der Intimität mit ihr zu entwickeln, in etwa so, wie inmitten einer überfüllten Party mit einer einzelnen Person ein tiefes Gespräch zu führen. Und, um die Metapher noch ein wenig zu strapazieren, am Ende der zwölf Wochen werden Sie dann imstande sein, mit jedem der Gäste zu tanzen.

Ich habe dieses Buch bewusst persönlich gehalten. Ich erkunde und schildere darin meinen eigenen Lebensweg und möchte Sie ermutigen, den Ihren zu erkunden. Außerdem habe ich Geschichten und Einsichten von anderen Menschen einfließen lassen, die achtsames Yoga und Meditation engagiert praktizieren; die meisten von ihnen sind Absolventen des Trainings, das ich in Spirit Rock leite, und viele von ihnen unterrichten inzwischen selbst achtsames Yoga.

Einleitung

Ich habe diese Geschichten miteinbezogen, weil mitfühlende, achtsame Präsenz nicht im Nichts entsteht; sie wird auf den fruchtbaren Wiesen und felsigen Klippen gesät, auf denen wir wandeln, und dort wächst sie auch. Letztendlich liegt die Absicht all dieser Praktiken und Thematiken darin, uns wieder auf unsere physische Verbundenheit mit dem Leben zu verweisen: auf das Getöse der Autobahn, den Geruch der salzigen Meeresbrise, den zarten Flecken auf dem Köpfchen eines Babys, den wir küssen oder die Tränen, die wir weinen, während wir die Asche eines geliebten Menschen verstreuen.

TEIL EINS

Grundlagen

1
Mein Weg ins achtsame Yoga

Hätte mir jemand 1980, als ich in meine allererste Yogastunde spazierte, gesagt, dass ich eines Tages Yoga Praktizierenden Achtsamkeitsmeditation beibringen würde, ich hätte ihn für verrückt erklärt. Das war in meinem ersten Jahr an einer sehr leistungsorientierten Universität an der Ostküste. Damals war ich ein verkopfter, zerzauster Bücherwurm mit der Ambition, Journalistin zu werden – ich hatte mich zum Yoga lediglich angemeldet, um die erforderlichen Sportstunden nachweisen zu können. Die Klasse wurde geleitet von einem Turban tragenden Kundalini-Lehrer mit texanischem Akzent und einem indischen Namen, den er von seinem Sikh-Guru erhalten hatte. In unserer ersten Stunde teilte er uns mit, dass er durch den Raum gehen und überprüfen würde, ob unsere Chakren sich ordnungsgemäß drehten. Je näher er kam, desto nervöser wurde ich. Ich litt unter Chakren-Leistungsdruck: Ich war mir sicher, wenn er meine untersuchte, würde er ernst den Kopf schütteln und sagen: „So etwas habe ich noch nie gesehen. Du hast überhaupt keine Chakren!" Verängstigt schlich ich mich aus dem Raum und versteckte mich in der Damentoilette, bis ich sicher war, dass dieser Teil der Stunde vorbei war.

Wenige Wochen später endeten die Yogastunden abrupt, als der Lehrer mit einer meiner Mitstudentinnen durchbrannte, einem Mädchen mit, wie ich annahm, wirklich prachtvollen Chakren. Mit einer Mischung aus Erleichterung und Bedauern meldete ich mich für Tennis an, um die geforderten Sportstunden zu absolvieren.

Mein Interesse für östliche Philosophien und Praktiken jedoch war zum Leben erwacht. In meinem dritten Jahr belegte ich als Hauptfach Religion mit dem Schwerpunkt auf Buddhismus und Hinduismus. Ich hoffte, dass meine Studien erhellen würden, was es mit diesen mysteriösen Chakren auf sich hatte. Allerdings hatten sie hauptsächlich zur Folge, dass ich in meiner Lesekabine im Keller der Bibliothek kauerte, im flackernden, grünlichen Schein fluoreszierenden Lichts ungenießbaren Automatenkaffee trank und über Bergen von Texten grübelte, aus denen ich erfuhr, dass das, was ich suchte, nicht in Büchern zu finden sei. Und so flog ich im Sommer zwischen meinem dritten und vierten Studienjahr auf Empfehlung einer meiner Professoren in ein Zen-Zentrum im südlichen Teil Kaliforniens, um mich einen Monat lang der Feldforschung zu widmen.

Das Zen-Zentrum lag in unmittelbarer Nähe des Wilshire Boulevards im Süden von Los Angeles; nachts hörte ich Schießereien in der Nachbarschaft. Ich traf in einem bestickten rosa Hemd und einem weißen Hippierock mit Rüschen dort ein, und erst mit einiger Verspätung wurde mir klar, dass es sich dabei nicht gerade um einen klostertypischen Aufzug handelte. Bevor ich dem japanischen *Roshi*, dem Zenmeister, vorgestellt wurde, wurde ich angewiesen, einen Tag allein in einem Raum zu verbringen und mit gekreuzten Beinen auf einem zu flachen Kissen sitzend auf eine blanke weiße Wand zu schauen. Ich sollte nicht von meinem Meditationskissen aufstehen, außer um auf die Toilette zu gehen. (Ich ertappte mich häufig dabei, dass ich zu reinen Unterhaltungszwecken pinkeln ging.) Zur Mittagszeit wurde ein Teller mit braunem Reis und Brokkoli vor meine Tür gestellt. Ich erhielt keine weitere Anleitung als die, „meinen Atem zu beobachten".

Meine Knie taten weh. Mein Rücken tat weh. Ich war ruhelos und gelangweilt. Ich hatte erwartet, dass die Meditation voller Hochgefühle sein würde, ähnlich einem guten Drogentrip. Aber stattdessen erinnerte es mich am ehesten an das Querfeldein-Rennen in der High School – Kilometer um Kilometer durch Wälder voller herbstlich roter Ahorne traben, unter Seitenstechen und um Atem ringend, an den Grenzen meiner physischen und geistigen Ausdauer, während ein jammernder, kraftloser Teil meines Geistes Pläne schmiedete, wie ich aus dem Rennen rauskäme, ohne mein Gesicht zu verlieren: *Ich könnte so tun, als hätte ich mir meinen Knöchel verdreht… Ich könnte einen Herzinfarkt vortäuschen.*…

Ich verbrachte einen Monat in dem Zen-Zentrum und erlernte die Praxis der Sitzmeditation, die man *Zazen* nennt, und die mir als formale Praxis zu Kultivierung einer entspannten Wachheit beschrieben wurde, die man dann in sein ganzes Leben würde übernehmen können. Teil meiner täglichen Praxis war es, Gemüse zu schneiden und die Kieswege zu rechen, die sich um den Karpfenteich wanden. Viele der Bewohner waren Mönche und Nonnen – vor allem Westler, sowohl Männer als auch Frauen – mit rasierten Köpfen, schwarzen Roben und leuchtenden Augen. Sie machten einen friedlichen und geerdeten Eindruck auf mich, und ich sehnte mich danach, diese Qualitäten in mir selbst zu erleben. Allerdings hatte ich keine Ahnung, wie ich das erreichen sollte.

In den Anleitungen zum Zazen verwandten meine Lehrer viel Aufmerksamkeit auf die physischen Details der Sitzhaltung während der Meditation, auf den aufrechten Sitz, die gekreuzten Beine und die exakte Position der Hände im Mudra vor dem *Hara*, also dem Unterbauch. Körpergewahrsein war in den Anweisungen, die ich für die Arbeitsmeditation erhielt, implizit: *Sei aufmerksam, während du den Gang fegst, das Geschirr wäschst, eine Toilette schrubbst. Diese Aktivitäten sind genauso eine Meditation wie das, was du auf dem Kissen tust.* Doch das, was ich später als die yogische Kunst der Verkörperung kennenlernen würde – Körperübungen zum Erwecken von Herz und Geist – gehörte nicht zu meinem Training in Zen.

Grundlagen

Ohne dieses Element blieben die im Moment verankerte Präsenz und Leichtigkeit, von denen mein Zen-Lehrer sprach und die viele der fortgeschrittenen Praktizierenden ausstrahlten, ein schwer zu erreichendes Konzept für mich. Es war ein Ideal, nach dem ich in meinem Geist strebte, das ich aber nicht als Gefühl in meinem Körper finden konnte.

Nachdem ich die Universität abgeschlossen hatte, zog ich nach New Mexico und fand ein neues Zuhause bei zwei Massageschülern in einer holzbeheizten Lehmziegelhütte an der Grenze von Santa Fe, draußen, wo die Kunstgalerien und millionenschweren Villen in einen ramponierten Randbezirk übergingen. Nachdem sie ihre Finger in die universitätsbedingten Knoten in meinem oberen Rücken gebohrt hatte, lud mich eine meiner Mitbewohnerinnen zu einer frühmorgendlichen Yogastunde in der Massageschule ein. Sie wurde von einem schlanken Mann geleitet, der so deutlich definierte Muskeln besaß, dass der Massagelehrer ihn sich regelmäßig bis auf die Unterwäsche ausziehen ließ und als lebendes Anatomiebuch verwendete. Er stand in abgetragenen grauen Trainingshosen und mit freiem Oberkörper vorne im Raum. Als er seine Arme im Sonnengruß über den Kopf schwang, rutschten Muskelpakete über Brust und Rücken; dann beugte er sich in der Hüfte und faltete sich zusammen. Ich nahm einen tiefen Atemzug und tauchte ebenfalls ab.

Und während ich mich vorwärts und rückwärts beugte, atmete und schwitzte, konnte ich spüren, dass etwas Neues zu geschehen begann. Mein Körper vibrierte wie eine angezupfte Gitarrenseite. Energie summte und prickelte in meiner Wirbelsäule. Ich konnte meinen Atem durch meinen ganzen Körper pulsieren spüren – wie er durch meine Wirbel wogte, meine Rippen dehnte, Wellen von Empfindungen durch Knochen, Muskeln, Organe und Haut schickte.

Meditation war für mich bislang eine im Gehirn angesiedelte Erfahrung gewesen, bei der „ich" fest in meinem eigenen Kopf saß und meinen Atem und meinen Körper beobachtete wie ein Theaterkritiker, der sich ein schier unerträgliches Stück ansah (Dieses Jucken im Nasenflügel! Dieser stechende Schmerz im Knie!). Doch jetzt fühlte ich zum ersten Mal meinen Körper von innen, schwamm in einem wirbelnden Strom von Empfindungen. Nach Jahren, in denen ich versucht hatte, meinen Atem zu *beobachten*, konnte ich nun mein Atem *sein*. In meiner Meditationspraxis hatte ich gewissermaßen meine Nase an die Scheibe eines Schaufensters gedrückt und auf die aus reinem Frieden und Glück bestehende Auslage auf der anderen Seite gestarrt. In meiner Yogapraxis begann das Glas zumindest für einige Momente wegzuschmelzen.

Von da an flossen buddhistische Meditation und Hatha für mich ineinander – nicht als separate Praktiken, sondern als zwei kraftvolle Ströme ein und desselben Flusses. Bei Vipassana-Retreats in Kalifornien stahl ich mich aus der Gehmeditation, um zwischen Pinien und Yuccapalmen Sonnengrüße zu machen. Auf Zen-Retreats in Plum Village in Frankreich stand ich in der Morgendämmerung auf, um im taunassen Gras vor meinem Zelt auf dem Kopf zu stehen, während die Sonne über den Sonnenblumenfeldern aufging. Wenn ich in der Meditation saß, fühlte ich das Kitzeln und Pulsieren der Energie, die ich durch die Yogahaltungen aufgeweckt hatte. Und inmitten einer schweißtreibenden Yogastunde konnte ich in der Stille ruhen, die ich auf meinem Kissen sitzend kultiviert hatte.

In den Anfängen meiner Praxis fühlte es sich immer ein wenig verboten an, wenn ich mitten in einem Meditationsretreat eine Yoga-Pause einlegte, so als ob ich mich herausschleichen würde, um eine Margarita zu trinken und mich flachlegen zu lassen. Damals betrachteten die meisten Menschen, die ernsthaft in der buddhistischen Tradition praktizierten, Yoga etwas verächtlich als exzessiv sinnlich und körperbesessen – wie konnte man schließlich auch eine spirituelle Praxis ernst nehmen, die in rosa Lycra-Leggings ausgeübt wurde?

In meinem auf Asanas ausgerichteten Yogatraining hingegen beschränkten die meisten meiner Lehrer die Sitzmeditation auf ein paar Minuten am Ende der Stunde, nachdem wir aus der Tiefenentspannung in *Savasana* aufgetaucht waren. Aus der Perspektive eines yogischen Athleten, der Handstände und Rückwärtssprünge vollführte, hockten buddhistisch

Meditierende herum, waren außer Form und frappierend wenig im Kontakt mit ihrem Körper – sie plumpsten auf ihre durchgesessenen Meditationskissen und sahen in Gymnastikanzügen meistens bescheiden aus. Manche Lehrer warnten sogar vor den Gefahren der Meditation: Wenn man zu lange still saß, konnte man verrückt werden.

Dennoch fuhr ich damit fort, die beiden Traditionen in eine einheitliche Praxis zusammenzufügen. Für mich gab es keinen schnelleren Weg, um meinen Geist und mein Herz zu transformieren, als den, meinen Körper zu bewegen. Yoga verschaffte mir einen direkten Zugang zu einer Freude, die unmittelbar aus meinen Nerven und Knochen zu kommen schien, unabhängig von äußeren Umständen. In westlichen Begriffen könnte man diese Transformation den Hormonen, Nervensynapsen und Endorphinen zuschreiben; nach östlicher Sicht der Lebensenergie Prana, die durch ein Netz von subtilen Kanälen und Strudeln fließt. In beiden Fällen blieb meine Erfahrung jedoch die gleiche – eine Transformation all der subjektiven Empfindungen, die mein Selbstgefühl ausmachten.

Dadurch, dass ich meinen Körper in verschiedene Formen hinein bewegte, wurde ich zu einem anderen Menschen. Ich schaffte mehr Raum in meinen Gelenken und auch in meinem Geist. Indem ich meinen Körper drehte, beugte und wölbte, brach ich die Eisschollen der Selbstverurteilung auf, die in meinen Muskeln erstarrt waren. Ich presste die Ängstlichkeit heraus, die sich zwischen meinen Schulterblättern verknotet hatte. Ich ließ die Wut im Inneren meines Bauches zu Tränen schmelzen.

Mitte der neunziger Jahre unternahm ich eine Pilgerreise nach Indien, um die Stationen im Leben des Buddha zu besuchen. Ich erkundete die verschütteten Ruinen der Klöster, die die Stelle des Palastes, in dem er aufgewachsen war, markierten. Ich bestieg einen von der Hitze versengten Berg, um in der winzigen, rußgeschwärzten Höhle zu meditieren, in der er sechs Jahre in asketischer Praxis zugebracht hatte. Unter dem Gezänk von Lemurenaffen in den Weidenbäumen umrundete ich eine Stupa, die zu seinem Gedenken an dem Ort errichtet wurde, an dem er über achtzigjährig an einer Lebensmittelvergiftung starb.

Meine Reise nach Indien führte mir eine ganz und gar schlichte Wahrheit vor Augen: Der Buddha war ein menschliches Wesen in einem menschlichen Körper. Wie jeder andere Mensch war auch er geboren worden, wandelte auf der Erde, und starb schließlich. Sein großes Erwachen fand in seinem Körper und durch seinen Körper statt – ein Körper, der wie der eines jeden anderen krank und hungrig wurde, defäkierte, urinierte, zerfiel.

Letztlich wurde mir bewusst, dass die meisten Erfahrungen, die ich für die spirituellsten hielt – Geboren-werden, Gebären, einen anderen Menschen lieben, geliebte Menschen an den Tod verlieren, selbst dem Tod entgegenblicken – zugleich auch intensiv körperlich waren, untrennbar mit den chaotischen, sinnlichen Angelegenheiten des Blutes, der Nerven und der Haut verbunden.

Eine verkörperte Praxis erdete meine Aufmerksamkeit immer wieder in meinen Knorpeln, Muskeln, Organen und Knochen. Sie erinnerte mich daran, dass die Einzelheiten meiner körperlichen Erfahrung in einem jeden Moment – dieser Bauch voller Haferbrei, dieses vom jahrelangen Tragen eines Babys auf der Hüfte leicht nach rechts geneigte Becken, dieser Kummer, der mein Herz einschloss – genau die Orte waren, an denen ich mit der ganzen Schöpfung in Berührung kam. Als ich die Wildnis meines eigenen Körpers erkundete, sah ich, dass er aus Blut und Knochen bestand, aus Sonnenlicht und Wasser, Pestizidrückständen und Humus von Mammutbäumen, sowie aus den Ängsten und Träumen von Generationen von Vorfahren.

Als ich mit Yoga begann, dachte ich, es ginge darum, irgendwo anzukommen. Kürzlich blätterte ich durch alte Ordner und fand ein Examen aus meinen Tagen in einem Ausbildungsprogramm am Iyengar Yoga Institut in San Francisco in den späten Achtzigern. Der Lehrer hatte uns aufgetragen, vier Haltungen auszusuchen, die wir schwierig fanden, und zu beschreiben, wie wir gedachten, sie zu meistern. Ich legte meine Herausforderungen offen dar – die angespannten Hüften in der gedrehten Dreieckshaltung, die eingeklemmten Sitzknochen in der sitzenden

Vorwärtsbeuge – und erläuterte die Schritte, die ich unternahm, um sie zu überwinden. Indirekt in meiner Antwort inbegriffen war die Überzeugung, dass meine Schwierigkeiten sowohl endlich als auch lösbar waren, dass ich sie also mit fleißiger Praxis ausrotten und zur Perfektion gelangen würde.

Damals glaubte ich noch, dass es im Yoga darum ginge, „es richtig zu machen." Durch meine Praxis, so stellte ich mir vor, würde ich all meine unschönen Unvollkommenheiten mit der Wurzel ausreißen: die Verspannung in meiner rückseitigen Oberschenkelmuskulatur, die Umtriebigkeit meines Geistes, meine Habgier und meine Eifersucht, sowie die Tatsache, dass meine linke Schulter sich etwas höher befand als meine rechte. Wie meine Haltung des herabblickenden Hundes würde auch mein ganzes Leben in eine perfekte Ausrichtung kommen. Heutzutage ist meine Praxis eine andere. Mein Körper ist nicht besser und besser geworden wie ein sich aktualisierendes Softwareprogramm. Stattdessen, und meinen intensiven Bemühungen zum Trotz, verschleißt er, erleidet Schaden, wird weicher, loser und schwächer. Meine Praxis ist sanfter und freundlicher geworden, weniger darauf konzentriert, *was* ich übe, sondern mehr darauf, *wie*. Heute kann ich die Rückbeugen, bei denen man sich nach hinten fallen lässt, nicht mehr machen, die einst so mühelos für mich waren. Wenn ich auf meinem Kopf stehe, rutscht mein Gesicht auf eine Weise in Richtung meines Haaransatzes, wie es das früher ganz sicher nicht getan hat. Meine Praxis lehrt mich, Unvollkommenheit miteinzuschließen: Mitgefühl zu haben für all die Male, bei denen die Dinge nicht so gelaufen sind, wie ich es geplant hatte, in meinem Körper wie in meinem Leben; für die Weisen, auf die die Dinge immer weiter zerfallen, scheitern und zerbrechen. Es geht weniger darum, etwas in Ordnung zu bringen, sondern mehr darum, zu lernen, mit ganz genau dem präsent zu sein, was ist.

Meine Praxis half mir, präsent zu sein im schrecklichen Verlust meiner tot geborenen Tochter Sierra, und in der geradezu unerträglichen Freude, meinen neugeborenen Sohn Skye in den Armen zu halten, wie er nass und mit weit geöffneten Augen sein wackliges Köpfchen erhob, um es der Stimme seines Vaters entgegen zu drehen. Sie hat mir geholfen, durch meine Scheidung zu navigieren, durch die Partnersuche in der Lebensmitte und dabei, einen Jungen aufzuziehen, von der Zeit der Windeln und Seifenblasen bis zu den Ausflügen in die Wildnis und dem Surfen im Internet. Sie hat mich gelehrt, meinen Körper und mein Leben mitsamt abgeschlagenen Kanten und Cellulitis anzunehmen. Sie erinnert mich daran, wie vergebens all meine Versuche doch sind, meinen Körper und mein Leben zu kontrollieren, und dass ich, wenn es darauf ankommt, nichts, was wirklich wichtig ist, kontrollieren oder festhalten kann.

Doch sie erinnert mich auch daran, dass trotz allem – oder vielleicht auch deswegen – mein Leben kostbar und wunderbar ist. Sie lehrt mich, nach einer Art Balance und Leichtigkeit in der Unsicherheit zu suchen, so, als ob ich auf der Kante einer Klippe einen Handstand machte.

Wenn ich mich heute in die Meditation bewege, fühle ich mich wie einer jener Yogis, die ich in Indien sah, wie sie einen Handstand in der Mitte eines Feuerkreises machten oder im Lotussitz einer Leichenverbrennung an den Ufern des Ganges zusahen. Ich weiß, dass die Welt um mich herum in Flammen steht, ich weiß, dass mein Körper auf seinem Weg zurück zur Erde ist. Doch in der Mitte all dessen kann ich atmen und mich strecken und fließen und tanzen; ich kann meine Arme in den Himmel recken und meinen Kopf zu Erde beugen und dabei meinen Körper läuten spüren wie eine Tempelglocke.

◾ Um Ihren eigenen, angeleiteten Weg durch das achtsame Yoga zu beginnen, besuchen Sie annecushman.com/practices.

2

Warum bewegte Meditation?

In den Jahrzehnten seit Beginn meines spirituellen Weges ist die Fusion von Asana-Praxis und buddhistischer Meditation, die einst in beiden Lagern als ketzerisch betrachtet wurde, durchaus üblich geworden. Man findet kaum noch ein buddhistisches Retreat, das nicht die Möglichkeit anbietet, täglich Yoga oder eine andere körperbasierte Praxis zu üben, anderenfalls würden die Meditierenden womöglich auf die Barrikaden gehen. Yogalehrer wiederum verlesen inspirierende Zitate von buddhistischen Meistern inmitten eines schweißtreibenden *Vinyasa*-Flows.

Über die Jahre haben mir zahllose Schüler und Mitpraktizierende erzählt, dass sich in der Asana-Praxis für sie eine Tür in meditatives Gewahrsein geöffnet hat. Als sie zum ersten Mal versuchten, im Sitzen zu meditieren, sehnten sich ihre Geister und Herzen nach Stille. Doch ihre Nervensysteme schlotterten, ihre Körper waren gestresst, und sie hatten den Kontakt verloren zu jener verkörperten Lebendigkeit, die den fruchtbaren Grund darstellt, auf dem meditative Präsenz wachsen kann. Für sie war die direkteste und unmittelbarste Pforte in achtsame Präsenz die Bewegung und, noch viel bedeutsamer, das *Spüren* ihres physischen Körpers.

Um zu verstehen, warum diese körperbasierten Praktiken so wichtig für Meditierende in der heutigen Zeit sein können, lassen Sie uns gemeinsam auf eine kleine Zeitreise gehen: Stellen Sie sich vor, Sie seien ein ehrgeiziger Yogi, der zu Zeiten des Buddha, also etwa 500 Jahre vor Beginn der christlichen Zeitrechnung, Meditation praktiziert.

Ihr ganzes Leben lang sind Sie mit der Sonne aufgestanden und schlafen gegangen. Sie trinken Wasser aus einem Brunnen oder einer Quelle in der Nähe. Wenn Sie irgendwo hin wollen, laufen Sie, holpern in einem Ochsenkarren voran oder reiten auf einem Pferd, falls Sie sehr wohlhabend sind. Die meiste Zeit gehen Sie barfuß oder in einfachen Sandalen. Ihr Essen wird zum größten Teil innerhalb weniger Kilometer Entfernung von Ihrem Zuhause angebaut, das meiste davon von Ihnen selbst und Ihrer Familie. Sie sind in ein Netz von klar definierten persönlichen Beziehungen eingebunden, zum größten Teil zu Menschen, die Sie bereits Ihr Leben lang kennen. Sie wurden in Ihrem Elternhaus oder auf einem nahegelegenen Feld geboren; Sie haben die toten Körper Ihrer Lieben auf Scheiterhaufen verbrannt und ihre Asche in dem selben Fluss verstreut, in dem Sie auch Ihre Kleidung waschen. Sie können nicht lesen, daher bewohnen Sie auch keine Welt voller abstrakter Symbole. Sie bewohnen eine Welt der physischen Sinne – den Geruch von Frangipaniblüten und Kuhdung, den Geschmack von Senf und Linsen, den Klang von Tempelglocken. Sie haben noch nie ein Gespräch mit jemandem geführt, der nicht körperlich anwesend ist.

Wenn Sie dann Ihre Meditationspraxis beginnen, ist Ihr Leben in jenen Rhythmen des Körpers und der Erde verwurzelt, die den meisten modernen Stadtmenschen unbekannt sind, es sei denn vielleicht, sie haben gerade wochenlang in der Wildnis gecampt. Ihr Nervensystem bewegt sich mit der Geschwindigkeit eines Ochsenkarrens. Sie halten sich nicht in erster Linie in Ihrem Kopf auf – tatsächlich sind Sie mit dem Konzept, dass das Gehirn Denken generiert, gar nicht vertraut. (Den besten medizinischen Ansichten jener Zeit zufolge war das Gehirn ein Organ, das das Blut filterte und Schleim produzierte.) Ihr Gefühl von

„ich" befindet sich tiefer, im Zentrum Ihrer Brust, wo Ihr Herz schlägt. Tatsächlich sind Ihre Begriffe für *Herz* und *Geist* identisch.

Stellen Sie sich nun sich selbst vor, wie Sie in der heutigen Zeit zu einer Yogastunde oder einem Retreat eintreffen, in einem Auto, das das schnellste Pferd zu Buddhas Zeiten bei weitem übertrifft, vielleicht sind Sie sogar in einem Flugzeug zehntausend Kilometer über der Erdoberfläche dorthin geflogen. Seit Sie an diesem Morgen aufgewacht sind, wurden Sie mit Werbebotschaften und geschätzten 34 Gigabyte an Informationen bombardiert – ein ganz normaler Tag in einem Leben, das wahrscheinlich vor allem aus Denken, Lesen und Medienkonsum besteht. Einen großen Teil Ihres Arbeitstages verbringen Sie damit, mit Menschen überall auf dem Globus via Telefon, E-Mail und sozialen Netzwerken zu kommunizieren, von denen Sie viele niemals persönlich kennengelernt haben. Sie nehmen Ihr Mittagessen zu sich, während Sie Nachrichten schreiben, mehrere RSS-Feeds im Auge behalten und sich erschütternde Videoaufnahmen von Ereignissen am anderen Ende der Welt ansehen. Ihr Trinkwasser kommt aus Plastikflaschen mit Etiketten, die weit entfernte, schneebedeckte Berge zeigen.

Und auf einmal sollen Sie auf die Bremse treten, Ihr Hinterteil auf einem Meditationskissen parken und eine Systematik aus Sitzen und Gehen befolgen, die sich von der der Mönche des Buddha kaum unterscheidet.

Kein Wunder, dass Sie ein wenig verstört sind.

Nun können wir natürlich nicht wissen, wie es jenen frühen Yogis wirklich erging. Ich möchte das Leben im antiken Indien nicht romantisieren, zu dem unter anderem je nach Zugehörigkeit zur sozialen Klasse, der Ethnie und dem Geschlecht ein enormes Ausmaß an Unterdrückung gehörte.

Doch ich wage zu behaupten, dass ein Mensch, der heute typischerweise zur Meditationspraxis kommt, auf eine Weise durcheinander, unverbunden, ängstlich und im eigenen Kopf gefangen ist, die zu Zeiten des Buddha unbekannt war. Der menschliche Organismus mag grundsätzlich der gleiche sein, doch der Pegel an Stress, Stimulation und geistiger Aktivität, mit dem dieser Organismus zurechtkommen muss, ist bei weitem größer.

Für viele Praktizierende unserer Zeit ist es wichtig, eine Möglichkeit zu finden, sich wieder mit dem Körper zu verbinden und das Nervensystem zu beruhigen, um überhaupt in das grundlegende Gefühl von Erdung und Wohlbefinden zu finden, das eine sich vertiefende Meditationspraxis unterstützt. Achtsamkeit an sich bevorzugt nichts Bestimmtes – im Prinzip können wir genauso achtsam für zerrüttete Nerven und rasende Gedanken sein wie für innere Gelassenheit. Aber praktisch betrachtet können wir den Zugang zu freundlicher Bewusstheit leichter finden oder uns zumindest daran erinnern, dass sie existiert, wenn es eine grundsätzliche Stabilität im Nervensystem gibt. Für viele Menschen ist dazu noch etwas anderes als Sitzmeditation erforderlich.

Doch umgekehrt gilt auch: Wenn Ihre Yogapraxis nur aus den dynamischen, fließenden Körperhaltungen besteht, die im modernen Yogaunterricht meist die Norm darstellen, hauen Sie sich selbst übers Ohr. Die durchgängige, sich stets verändernde Natur einer aktiven körperlichen Praxis, die sie so fesselnd und unterhaltsam macht, kann Sie davon ablenken, Ihre Aufmerksamkeit den subtileren Schichten Ihres Seins zuzuwenden. Dann müssen Sie sich nicht mit den eingefahrenen emotionalen und mentalen Mustern konfrontieren, die Sie gefangen halten. Doch wenn Sie nicht ein wenig in diesen Mustern schmoren, ohne sich abzulenken, werden Sie nicht imstande sein, sich von ihnen zu befreien.

Zur Vertiefung des Yoga ist es essentiell, dass Sie irgendwann *innehalten*, Ihren Körper in eine Position bringen, die Sie relativ bequem und ohne dabei einzuschlafen für eine Weile halten können, und eine Zeit lang einfach nur *aufmerksam sind*.

Eine Rundreise durch die Geschichte des Yoga

„Achtsames Yoga" ist nicht einfach eine zufällige Zusammenstellung von Techniken durch Marketingprofis zum Verkauf von Yogakleidung. *(Holen Sie sich das neue Achtsamkeits-Shirt mit integriertem Push-Up-BH!)* Buddhistische Achtsamkeitsmeditation und die Haltungen und Atemtechniken aus dem Hatha Yoga sind verschiedene Fäden aus ein und demselben Strang der yogischen Geschichte und Philosophie. Ähnlich wie zwei Schwestern, die in der selben innigen und doch gelegentlich streitenden Familie aufgewachsen sind, haben sich diese Traditionen in jahrhundertelanger Interaktion vermischt und gegenseitig beeinflusst.

Lassen Sie uns, um das Verhältnis beider Praktiken zueinander zu erforschen, zu einer kurzen historischen Tour aufbrechen, einer Rundreise zu einigen der wichtigsten Aussichtspunkte im weitläufigen und komplexen Terrain der philosophischen und spirituellen Praxis Indiens.

Erste Station: Circa 800 v. Chr.

Wir befinden uns in den Dschungeln und Flussniederungen des Gebietes, das heute als Nordostindien bezeichnet wird. Das antike Indien ist eine rigide Theokratie mit vielen Schichten, beherrscht von einer Elite aus Brahmanenpriestern, die als Vermittler zwischen Menschen und Göttern fungieren. Das soziale Gefüge wird von ihren rituellen Feuern und Tieropfern zusammengehalten, von denen man glaubt, sie würden das Universum vor dem Zerfall bewahren, und die in Hymnen gepriesen werden, den seit Jahrhunderten von Generation zu Generation gesungenen Veden.

Doch an den Rändern des Gefüges steigt eine wachsende Anzahl spirituell Suchender daraus aus. Sie machen sich auf den Weg in eingeschneite Höhlen im Himalaya und Dschungel voller Elefanten, Tiger und Schlangen und widmen sich geistigen und körperlichen Praktiken, von denen sie hoffen, dass sie sie in den direkten Kontakt mit dem lichtvollen Geist führen werden, der allem Leben zugrunde liegt.

Sie rasieren sich die Köpfe, kleiden sich in gelbe Roben und Lumpen, leben von den Almosen der Dorfbewohner. Und sie ringen mit der ewig währenden Frage, die auch heute noch für uns aktuell ist: Wie finden menschliche Wesen in einer Welt, in der nichts, was wir lieben, für immer Bestand haben kann, beständiges Glück?

Anstelle der äußerlichen Feuer und Opferrituale der brahmanischen Priester kultivieren diese Suchenden die innere Glut der spirituellen Disziplin, in der sie ihre Vergangenheit verbrennen, ihre persönliche Identität und ihre Anhaftungen. Sie entwickeln Methoden, um den Geist in exquisite, glückselige Zustände meditativer Versenkung zu führen. Im Zentrum ihrer Lehren steht folgendes: Im Herzen eines jeden menschlichen Wesens befindet sich ein ewiges Selbst, das vom ewigen Selbst des Kosmos nicht zu trennen ist. Jedem menschlichen Wesen ist es möglich, diese Einheit durch die Disziplin eines geistigen Trainings zu realisieren, das schließlich als Yoga bekannt werden wird.

Was Sie in Erinnerung behalten sollten
Yogis und Yoginis sind radikale Forscher, die in den Laboratorien ihrer eigenen Körper und Geister experimentieren. Die frühesten Yogis ließen Familie, Arbeit und das weltliche Leben zurück, um ausgefeilte Methoden zur Vereinigung des Geistes in tiefen, glückseligen Zuständen meditativer Versenkung zu kultivieren.

Zweite Station: Circa 500 v. Chr.

In einer abgelegenen Provinz im nordöstlichen Indien bekommt der junge Sohn eines Stammesanführers Wind von den Lehren dieser abtrünnigen Yogis (und zwar trotz größter Bemühungen seines Vaters, ihn davon fern zu halten). Uns inzwischen als Siddharta Gotama bekannt (auch wenn dieser Name ihm vermutlich erst später in der Geschichte zugeschrieben wurde), ist dieser junge Mann ein Kind des Wohlstands und der Privilegien, äußerst gebildet in Philosophie, Literatur und Politik. Er hat eine wunderschöne Frau sowie einen kleinen Sohn und wurde dazu herangezogen, seinen Platz als mächtiger Herrscher der Region einzunehmen, in einem Teil Indiens, der sich am Rande eines von Brahmanen kontrollierten Gebietes befindet. Jedoch hat er begonnen, die Bedeutung all dessen, was ihm lieb und teuer ist, in Frage zu stellen. Wie kann er in seinem jugendlichen Körper schwelgen, wo doch Alter, Krankheit und Tod unausweichlich sind? Wie kann er sich an seinem Wohlstand erfreuen, wo er doch eines Tages alles wird zurücklassen müssen? Und so schleicht er sich eines Nachts in das Schlafzimmer seiner Familie, um einen letzten Blick auf Frau und Kind im Schlaf zu werfen. Dann rasiert er sich den Kopf und schließt sich den umherziehenden Yogis an.

Zu dieser Zeit sind die vagabundierenden Suchenden bereits zu einer bedeutsamen Kraft in der indischen Gesellschaft geworden, welche soziale und politische Umwälzungen durchlebt. Yogis in gelben Roben reisen in Scharen von Dorf zu Dorf und schließen sich in Waldkommunen zusammen. Sie ziehen von einem Lehrer zum anderen und erörtern dabei lebhaft alternative Herangehensweisen an den *dharma,* also die Wahrheit, sowie Möglichkeiten, zur Freiheit von *dukkha* zu gelangen, den zermürbenden Sorgen und Unzufriedenheiten des menschlichen Lebens.

Siddharta geht bei einigen der größten Yogis seiner Zeit in die Lehre; zwei von ihnen verkünden, er sei ein Meister ihrer Kunst und bieten ihm führende Positionen an. Obwohl er die Stadien meditativer Versenkung, die sie lehren, schnell erlangt, bemerkt er doch, dass diese Zustände zwar ekstatisch, aber nicht von Dauer sind. Wenn er und die anderen Yogis aus ihren meditativen Trancen auftauchen, stürzen sie direkt zurück in eine Welt voller tosender Begehren und unaussprechlichem Kummer.

Siddharta verlässt die Ashrams, verbringt einige Jahre in asketischer Praxis in einer Höhle nahe Bodh Gaya und versucht dabei, seinen Körper und seinen Geist in dauerhafte Freiheit zu zwingen. Er hungert, bis sein Gesäß aussieht wie Büffelhufe und sein Rückgrat sich durch die

Grundlagen

Haut seines Bauches drückt. Er hält den Atem an, bis sein Kopf pocht, als wäre er von einem Schwert gespalten worden. Doch schließlich verwirft er auch diese Methoden, da sie nicht zu dauerhaftem Glück führen.

Letztendlich, sehr zur Entrüstung seiner asketischen Gefährten, nimmt er am Ufer eines Flusses von einem Dorfmädchen eine Schüssel Reisbrei an, setzt sich auf ein Graspolster unter einen Baum mit herzförmigen Blättern und schwört sich, nicht aufzustehen, bevor er nicht vollkommenes Erwachen erlangt. Sieben Tage später ist sein Bestreben schließlich von Erfolg gekrönt und er wird als der Buddha bekannt – ein Name, der schlicht „der Erwachte" bedeutet.

Die Lehren des Buddha haben zwar viel mit den yogischen Lehren gemein, von denen er sich gerade abgewendet hat, doch in einiger Hinsicht unterscheiden sie sich radikal. Anstatt Einheit mit einem immerwährenden Selbst als Pforte in die Befreiung zu postulieren, lehrt der Buddha, dass Einsicht in die unbeständige, sich stets wandelnde Natur aller Dinge – sogar des Selbst – wahre Freiheit ist. Meditative Konzentration soll im Dienste von etwas namens *sati* stehen, ein Wort, das später verschiedentlich mit „Gewahrsein", „Achtsamkeit" oder „Erinnerung" übersetzt wurde. Für die brahmanischen Priester sind es Texte und Schriften, an die man sich erinnern muss. Für den Buddha sind es die grundlegenden Elemente der menschlichen Erfahrung, an die man sich erinnern und um die man sich kümmern muss: Körper, Atem, Herz und Geist.

Der Buddha lehrt fast sechzig Jahre lang und hinterlässt eine florierende Gemeinschaft von Mönchen, Nonnen und praktizierenden Laien. Im Verlauf der folgenden Jahrhunderte sollen die Lehren des Buddhas auf Handelsrouten nach China, Tibet, Südostasien und Japan getragen werden – und sich in jeder Kultur in einer Form manifestieren, die der jeweiligen Zeit, dem Ort und den Menschen entspricht.

Was Sie in Erinnerung behalten sollten
Der Buddha praktizierte die Kunst der Meditation, die indische Yogis jahrhundertelang kultiviert haben, und entwickelte sie weiter. Er führte die Praxis der Achtsamkeit ein – also die Fokussierung der gesammelten und geeinten Aufmerksamkeit auf die Untersuchung des Entstehens und Vergehens aller Phänomene. Um Achtsamkeit zu praktizieren, müssen keine fortgeschrittenen Zustände tiefer meditativer Versenkung erreicht werden. Man muss lediglich genug Präsenz und stabile Aufmerksamkeit entwickeln, um die wahre Natur dessen zu sehen, was in und um uns herum geschieht.

Dritte Station: Circa 200 n. Chr.

Seit der Zeit des Buddhas sind seine Lehren im anhaltenden Dialog mit anderen Schulen des yogischen Gedankenguts in Indien erblüht. Die gegenseitige Bestäubung und Befruchtung geht weiter, da die yogischen Künste Traditionen der gelebten Praxis und keine starren theoretischen Rahmengebilde sind. Einer der yogischen Pfade ist das System des *raja* oder königlichen Yogas (auch bekannt als *ashtanga* oder achtgliedriges Yoga), das zu einer Zeit zwischen 200 v. Chr. und 200 n. Chr. in den Texten der Yoga Sutren verschriftlicht wird, vermutlich von einem Weisen namens Patanjali, über den nur sehr wenig bekannt ist.

In einer Reihe von prägnanten Aphorismen – mit der klaren Absicht, dass sie als praktische Leitlinien unter Anleitung von einem lebenden Meister zu verwenden seien – legt Patanjali einen achtgleisigen Pfad zum yogischen Erwachen dar. Viele der darin enthaltenden Elemente ähneln auf verblüffende Weise den Lehren des Buddha, mit denen er offensichtlich vertraut war. Patanjalis Weg des Yoga beginnt mit grundlegenden moralischen und ethischen Praktiken. Darauf aufbauend nimmt der Yogi die Meditationshaltung ein – *asana*, ein Begriff, der in diesem Kontext wörtlich „Sitz" bedeutet – und begibt sich in Pranayama, Übungen zur Förderung und Verstärkung der energetischen Lebenskraft *prana* durch die Arbeit mit ihrer physischen Manifestation, dem Atem. Sodann schreitet der Yogi weiter durch die immer subtiler werdenden Glieder der meditativen Praxis und bedient sich dabei der Techniken der meditativen Versenkung, die viele Generationen von Yogis bereits vor dem Buddha entwickelten und die dieser anwendete.

Die Praxis der Achtsamkeit, die für die Lehren des Buddha so zentral ist, erwähnt Patanjali nicht. Jedoch deuten seine Sutren ganz direkt auf die meditative Fähigkeit hin, die Natur aller Phänomene klar zu erkennen und dadurch Freiheit zu erlangen.

Was Sie in Erinnerung behalten sollten
Patanjali knüpfte an die Einsichten von Generationen vorangegangener Yogis, einschließlich des Buddha, an und setzte sich mit ihnen auseinander. Er verschriftlichte einen yogischen Praxisweg, der ethische Prinzipien, Körper- und Atemdisziplinen und aufeinanderfolgende Stufen der meditativen Versenkung beinhaltet. Dieses Praxismodell wird bis heute in weiten Teilen der Yogawelt als Rahmenkonzept zum Verständnis yogischer Disziplinen angewandt.

Vierte Station: 800 – 1100 n. Chr. – Die tantrische Revolution

Mit „Tantra" meine ich hier nicht die sexuellen Techniken, die heutzutage Whirlpoolparties aufpeppen, sondern die multidimensionale psychospirituelle Bewegung, die in der zweiten Hälfte des ersten Jahrtausend durch den indischen Subkontinent fegt und ihre Wurzeln in noch weitaus älteren schamanischen Praktiken hat. Tantra, das zeitgleich sowohl in hinduistischen als auch in buddhistischen Yogaschulen auftaucht, fungiert als wirkungsvolle Gegenkraft zu der asketischen Weltsicht, die begonnen hat, beide Traditionen zu dominieren.

Zuvor waren die Lehren aller großen Yogis, einschließlich des Buddha und des Patanjali, in einem gemeinsamen Ziel geeint: die Realität klar zu sehen und auf diese Weise innere Freiheit zu erreichen. Doch in ihrem

Eifer, sich vom schmerzlichen Anhaften an eine unbeständige Welt zu befreien, erstarrten viele buddhistische und hinduistische Linien des Yoga in der Ablehnung nicht nur des Körpers – unbeständig und angefüllt mit unersättlichen Begierden – sondern auch von allem, was mit ihm zu tun hat: Sexualität, Frauen, Familienleben, die Erde, die Inkarnation selbst.

Doch Tantra ist eine Graswurzelbewegung, deren früheste Adepten keine Mönche, sondern einfache Leute sind, die oftmals aus den niedrigsten Kasten der indischen Gesellschaft stammen, Fischer, Weinverkäufer, Waschfrauen und Kuhhirten; Menschen, deren Alltag sich inmitten der ungeschminkten Details der physischen Welt abspielt. Für die Tantriker ist diese sich immerzu wandelnde Welt, die den weiten Ozean und den süßen Wein, den Seifenschaum und den Kuhdung beinhaltet, eine Manifestation des ewigen, formlosen Absoluten und insofern kein Hindernis zum Erwachen, sondern ein Mittel dazu. Und das gilt folglich auch für den menschlichen Leib. In ihrer Feier aller Aspekte von Geburt und Tod – ob nun ekstatischer oder bedrängender Natur – brechen die Tantriker mit gesellschaftlichen Konventionen und ritualisieren Tabus: Sie trinken Alkohol, essen Fleisch, haben unehelichen Sex, laufen nackt über Müllhalden und Friedhöfe.

Aus diesem fruchtbaren Gebräu aus Konzepten und Praktiken entsteht das Hatha Yoga – die systematische Kunst, den Körper als Werkzeug zur Befreiung einzusetzen. Hatha Yoga hat mit Tantra die ausgefeilte Kartierung des subtilen Körpers gemeinsam, ein verworrenes Netzwerk von Energien, die durch Kanäle, genannt *nadis*, fließen, und sich in sich drehenden Wirbeln, genannt *Chakren*, konzentrieren. Die intensiven körperlichen Techniken des Hatha Yoga sind eine Art ritualisierter Alchemie, durch die diese Energien für die Befreiung nutzbar gemacht werden können. Schüler des Hatha Yoga verschriftlichen ihre Entdeckungen in einer Reihe von Texten, einschließlich den Klassikern Gheranda Samhita und Hatha Yoga Pradipika.

Mit ihrem verfilzten Haar, ihren aschebedeckten Körpern und ihren tantrischen Techniken sehen sich Hatha Yogis in der damaligen indischen

Gesellschaft schon bald ungerechtfertigten Anschuldigungen gegenüber und werden mit schwarzer Magie in Verbindung gebracht. Doch die Hatha Yogis bestehen darauf, dass sie in Wirklichkeit eine Version des auf Patanjali zurückgehenden Raja Yoga praktizieren – das wird ihre „Cover Story", um sich von ihren tantrischen Gefährten abzugrenzen. Ihre Haltungen, so verkünden sie, sind schlichtweg Weiterentwicklungen von Patanjalis Asana, dem meditativen Sitz. In der buddhistischen Tradition werden die tantrischen Praktiken, also die Yogahaltungen und die Arbeit mit dem Atem, in jene Form des Buddhismus integriert, die sich in Tibet als *vajrayana* entwickelt.

Ob man nun auf dem Kopf steht, sich Salzwasser in die Nebenhöhlen kippt oder einen Streifen Stoff schluckt, um ihn dann wieder aus dem Magen herauszuziehen, man muss die körperlichen Praktiken im Dienste des letztendlichen spirituellen Erwachens durchführen, sonst, so die Hatha Yogis, sind diese Handlungen bedeutungslos. Zugleich helfen die körperbasierten Techniken des Hatha Yoga dem Übenden, geerdet zu bleiben in der Welt der physischen Formen – dem einzigen Ort, an dem es möglich ist, die Kostbarkeit der menschlichen Inkarnation zu würdigen, samt ihrem endlosen Kummer und ihrer endlosen Freude.

Was Sie in Erinnerung behalten sollten
Bei den ausgefeilten Asanas und Atemtechniken des Hatha handelt es sich um relative Neuerscheinungen im Yoga. Sie sind als Unterstützung zur und als Ausdrucksform der Meditation gedacht – als eine Möglichkeit, sich in der inkarnierten Welt der Formen zu erden und sie genauso zu ehren wie das formlose Absolute.

Fünfte Station: Zwanzigstes Jahrhundert n. Chr.

Im frühen zwanzigsten Jahrhundert blüht in Indien das Interesse an der Kunst des Hatha Yoga erneut auf, nachdem der Mainstream der indischen Kultur es lange mit Argwohn als Domäne derjenigen betrachtet hat, die der respektablen Gesellschaft den Rücken kehren und ihr Haare verfilzen lassen. Indische Nationalisten wollen ein indigenes System für Gesundheit und Fitness entwickeln, um dem von den Briten importierten YMCA-Modell etwas Eigenes entgegenzusetzen. Pioniere des zeitgenössischen Yoga beginnen, uralte Texte über Hatha Yoga auszugraben, kombinieren diese Methoden mit westlicher Gymnastik und Fitness und präsentieren sie dann in einem bereinigten, modernen Kontext als Methoden zur Förderung von Wohlbefinden und Vitalität in Körper, Geist und Seele. Einer dieser yogischen Pioniere, T. Krishnamacharya, reist sogar nach Tibet, um bei Meistern des tibetischen Buddhismus Yoga zu studieren, und integriert deren lebendige Tradition in die Fusion von yogischer Philosophie und westlicher Gymnastik, die er die Prinzen im Palast von Mysore lehrt.

Westliche Suchende fangen an, nach Indien zu reisen und diese neu verpackten yogischen Methoden bei Lehrern wie B.K.S. Iyengar, Swami Satchidananda und vielen weiteren zu studieren. Sie nehmen sie mit zurück in die Vereinigten Staaten, wo sie mit einer aufblühenden Bewegung rund um Gesundheit, Fitness und Persönlichkeitsentwicklung verschmelzen. Zur gleichen Zeit beginnen buddhistische meditative Traditionen aus ganz verschiedenen Kulturen – Tibet, Thailand, Japan, Vietnam – ebenfalls, im Westen Wurzeln zu schlagen. Japanische Zenmeister, die in die Vereinigten Staaten geschickt wurden, um sich um die Bedürfnisse der dortigen japanischen Gemeinden zu kümmern, finden sich in der Leitung von Gemeinschaften wieder, die von ihren jungen, hippiesken Anhängern gegründet wurden. Waldmönche aus Thailand unterrichten Mitarbeiter des Friedenscorps und Wehrdienstverweigerer.

Im späten zwanzigsten Jahrhundert werden die Körperhaltungen und Atemübungen des Hatha Yoga zu populären Fitness- und Stressreduktionsübungen umgemodelt, die zehntausende Praktizierende anziehen. Während einige davon mit einer Yogapraxis als Antistressgymnastik zufrieden sind, werden viele andere neugierig auf deren tieferes Potential.

Diese modernen Yogis und Yoginis haben Zugang zu einer großen Bandbreite an Methoden und Techniken, die sich in verschiedenen Epochen, verschiedenen Kulturen und verschiedenen Ländern entwickelt haben, und doch das klassische Ziel des Yoga teilen, nämlich die Befreiung von Leiden durch meditatives Erwachen zur Wahrheit dessen, wie die Dinge sind. Die Übenden bewegen sich frei zwischen Yogatrainings mit Weltmusik im Hintergrund und zehntägigen Vipassana-Retreats in Schweigen, zwischen einem vom Arzt verordneten Meditationskurs zur Stressreduktion und einem Zen-Intensivkurs, geleitet von einer kahl rasierten Priesterin, die ansonsten das Leben einer Vorstadtmutter führt.

Was Sie in Erinnerung behalten sollten
Heute ist Yoga als Teil einer lebendigen Tradition in ständiger Erneuerung begriffen, um im Dialog mit anderen lebendigen Traditionen den Bedürfnissen jeder neuen Generation von Übenden gerecht zu werden.

Letzte Station: Sie

Seit jeher zeichnen sich Yogis durch äußersten Pragmatismus aus und eignen sich Methoden an, die zur Befreiung führen.

Ob Sie sich nun auf die Matte stellen oder aufs Meditationskissen setzen, ob Sie sich Hinweise zur richtigen Ausrichtung von einem Asana-Lehrenden oder einen Dharmavortrag von einem buddhistischen Mönch anhören, die beiden Praktiken sind nicht voneinander zu trennen. Sie als Übender befassen sich einfach mit verschiedenen Aspekten der gleichen Praxis und greifen verschiedene Methoden aus dem uralten, sich ständig weiterentwickelnden Repertoire des Yoga auf.

Wie die historischen Yogis suchen auch Sie in einer großen Bandbreite an Traditionen nach den besten Lehren. Auch Sie wandeln auf dem schmalen Grat zwischen Respekt vor der Tradition einerseits und Innovation und Synthese andererseits, um ein System zu schaffen, das in Ihrer Kultur, Ihrem Körper, Ihrer Zeit funktioniert.

Warum bewegte Meditation?

Äußerlich mag Ihre Suche anders aussehen. Während die früheren Yogis in Wälder und Höhlen gingen, gehen Sie in Ashrams, Yogastudios und Retreat-Zentren. Doch innerlich tun Sie genau das gleiche, was auch sie taten: Sie brechen in die Wildnis Ihres eigenen Körpers und Geistes und das unerforschte Territorium Ihrer eigenen Psyche auf. Und Sie befassen sich mit den zeitlosen Fragen des Yoga: Wie lebe ich mit diesem menschlichen Körper? Wie lebe ich mit diesem menschlichen Geist? Das sind Fragen, die nur in *Ihrem* Körper und in *Ihrem* Leben beantwortet werden können.

Jetzt ist das erste Wort in den Yoga Sutren des Patanjali: *Atha yoga anushasanam: Jetzt die Praxis des Yoga.* Fünfhundert Jahre zuvor lehrte der Buddha: „Jage nicht der Vergangenheit nach. Verliere dich nicht in der Zukunft. Die Vergangenheit ist nicht mehr. Die Zukunft ist noch nicht da."

Das ist es, was jeder Yogi und jeder Mystiker entdeckt: Der gegenwärtige Moment ist eine Eintrittspforte in die Unendlichkeit. Und nicht bloß ein *bestimmter* gegenwärtiger Moment, sondern *dieser* hier. Jeder Moment genügt. Patanjalis *Jetzt* ist zu unserem *Dann* geworden, genau wie die Zukunft des Buddha sich in Patanjalis Gegenwart entfaltet hat. Die Yoga Sutren wurden jahrhundertelang laut gesungen, bevor man sie niederschrieb auf Palmblattpapier, das heute längst zerkrümelt ist. Worin bestand das *Jetzt* des Patanjali, wer auch immer er war? Im Prasseln des Monsunregens auf Dschungelpalmen? Im kühlen, süßen Geschmack einer Mango? Die Texte, die Patanjali und Buddha zugeschrieben werden, sind Fossilien. Um die lebendige Pflanze der Lehren aufblühen zu sehen, müssen Sie die Praxis selbst durchführen.

> 🎥 Eine kurze geführte Achtsamkeitsmeditation finden Sie unter movingintomeditation.com/GuidedMeditation.

3

Die Kunst der Praxis

An einem Morgen vor einigen Jahren kam mein damals achtjähriger Sohn Skye in mein Zimmer, während ich meditierte. Ich stand von meinem Kissen auf und ging zurück ins Bett, um mit ihm zu kuscheln und über den Tag, der vor uns lag, und unsere Träume zu plaudern. Die Glocke in meinem Telefon erklang drei Mal.

„Was ist das?" fragte er.

„Das ist mein Meditationstimer," sagte ich zu ihm.

Er blickte mich verdutzt an. „Wenn es bei Meditation darum geht, in jedem Moment da zu sein," fragte er, „wozu braucht man dann einen *Timer?*"

Also, na gut, theoretisch braucht man keinen Timer. Doch praktisch betrachtet ist es gut, eine bestimmte Zeit und einen bestimmten Ort für die Praxis zu reservieren. Sie ist ein Fenster, durch das Sie Ihr Leben betrachten, und zugleich ein Ort, an dem Sie die Kunst des Lebendigseins praktizieren und damit in Berührung kommen können, was es bedeutet, ein Mensch zu sein. Sie ist wie ein Boot mit gläsernem Boden, in dem

Sie durch Ihren eigenen inneren tropischen Ozean kreuzen und eigenartige und wunderschöne Fische erblicken.

Das in diesem Buch beschriebene Programm wird seine Wirkung am besten entfalten, wenn Sie gewillt sind, eine regelmässige Zeit für diese kleinen Retreats freizuhalten, und zwar idealerweise jeden Tag, in der Sie die vorgeschlagenen Praktiken und Prinzipien kultivieren. Zwar ist es wichtig, auch an geleiteten Kursen teilzunehmen, doch das ersetzt nicht eine persönliche Praxis zu Hause, in der Sie Ihren Körper und Ihr Herz in Ihrer eigenen Geschwindigkeit und unter Ihrer eigenen Anleitung erforschen können.

Für viele Menschen ist das Praktizieren zu Hause anspruchsvoll. Viele von uns haben unsere Yogapraxis quasi gänzlich im Kontext eines geleiteten Unterrichts entwickelt. Wir sind an eine von außen kommende Stimme gewöhnt, die uns kontinuierlich sagt, was wir mit unserem Körper tun und worauf wir unsere Aufmerksamkeit konzentrieren sollen. Die Stimme des Lehrers ist wie ein Schäferhund, der die umherstreunende Herde unserer Gedanken zusammenhält. Überlässt man sie dann sich selbst, verlaufen sie sich in den Hügeln und blöken verloren vor sich hin.

Doch genau deswegen ist es so nützlich, allein zu üben. Auch wenn es so scheint, dass Ihr Geist mehr umherwandert und Ihre Praxis sich anfänglich weniger konzentriert anfühlt, so trainieren Sie doch jedes Mal, wenn Sie Ihre Aufmerksamkeit *von sich aus* und ohne eine äußere Erinnerung freundlich ins *Jetzt* Ihrer Praxis zurück bringen, Ihre Fähigkeit zu mitfühlender Präsenz. In Ihrem Alltag haben Sie nicht die besänftigende Stimme eines Lehrers, die Sie Moment für Moment anleitet, in Ihrem Körper zu bleiben; Sie müssen sich allein daran erinnern. Die Praxis in Ihrem Zuhause bietet Ihnen also die Gelegenheit, wieder und wieder – und *wieder* und *wieder* – die Rückkehr zu dem sich stets wandelnden Zentrum Ihres Körper-Herz-Geistes zu üben.

Sie können Stunden damit verbringen, eine Zeit in der Zukunft zu planen, in der Sie endlich imstande sein werden, sich mit dem gegenwärtigen Moment zu verbinden. Sie können ins Internet gehen und

Informationen über diverse Retreat-Zentren sammeln. Sie können eine Reiseyogamatte kaufen, eine zusammenklappbare hölzerne Meditationsbank, ein neues Yoga-Outfit. Ihren Chef um Urlaub bitten, die Versorgung der Kinder arrangieren, die Tickets buchen, den Koffer packen.

Oder Sie können sich einfach zu Hause Ihrer Praxis widmen – und genau jetzt präsent sein. Eine tägliche Praxis zu Hause kann wie ein Mini-Retreat mitten in Ihrem Leben sein – ein Retreat von einer oder einer halben Stunde, von fünf Minuten oder von fünf Atemzügen. Den Zen-Lehrer Thich Nhat Hanh hörte ich einmal sagen, dass diese Oasen der Praxis nicht Retreats genannt werden sollten, sondern *treats*[*]. Sie geben Ihnen Zeit für eine Pilgerreise in die Wildnis Ihres eigenen Körpers und Herzens, um zu sehen, was sich darin zeigt, und um es als Ihren Lehrer anzunehmen, was auch immer es ist – ein schmerzender Rücken, eine alte Auseinandersetzung oder ein Moment der Freude, so flatterhaft und leuchtend wie ein Kolibri.

Im Folgenden finden Sie einige Reflektionen rund um häufige Fragen zur Strukturierung einer täglichen Praxis von achtsamem Yoga und Meditation.

Wann sollte ich praktizieren?

Bevor ich ein Kind hatte, also in meinen Zwanzigern und frühen Dreißigern, errichtete ich eine Art Brandschutzmauer um meine Praxis herum, um sie vor den regelmäßigen Feuerstürmen in meinem Leben zu schützen. Ich praktizierte morgens immer als erstes, bevor ich irgendetwas anderes tat. Zwei Stunden lang ließ ich mein Telefon ausgesteckt. Ich sprach nicht mit meinen Mitbewohnern, noch nicht einmal mit meiner

---

[*] dt.: Leckerbissen, Vergnügen, wird auch im Sinne von „sich verwöhnen" verwendet, Anm. d. Übers.

Grundlagen

Katze. Doch nachdem ich ein Baby hatte, änderte sich alles. Ich lernte, in gestohlenen Momenten zu praktizieren, während er mit seinem Mobile beschäftigt war. Meine Asanas entfalteten sich in fünfminütigen Intervallen, begleitet vom Klimpern seiner Musikspielzeuge: *How much is that doggie in the window?…**.

Mit der Zeit ist meine Praxis durchlässiger und flüssiger geworden. Ich nehme mir ein wenig Zeit, wann immer ich kann, manchmal am frühen Morgen, manchmal direkt vor dem Mittagessen, manchmal spät am Abend, bevor ich schlafen gehe.

Es ist hilfreich, eine Zeit am Tag auszuwählen, die Regelmässigkeit und Konstanz ermöglicht. Seien Sie realistisch – legen Sie es nicht auf Ihr eigenes Scheitern an, indem Sie sich zu mehr verpflichten, als Sie einhalten können. Aber tun Sie das, was notwendig ist, um Ihr Vorhaben zu verwirklichen. Stellen Sie den Wecker auf eine Viertelstunde früher. Oder bleiben Sie noch eine halbe Stunde auf, wenn alle anderen im Bett sind. Treffen Sie eine Verabredung mit sich selbst, so als ob Sie mit Ihrem besten Freund Pläne machen. Markieren Sie es im Kalender oder programmieren Sie eine Erinnerung in Ihr Telefon.

Betrachten Sie Ihre Praxis als ein Geschenk an sich selbst, nicht als eine Bürde. Es ist Ihre Zeit, um der sanften inneren Stimme zu lauschen, die im übrigen Alltag untergeht. Es Ihre Zeit, um zu tauchen, in Ihre Tiefen hinab zu schwimmen und dort schimmernde Perlen zu finden.

Doch es geht nicht darum, die Perlen an die Oberfläche zu bringen, um sich dann damit zu schmücken oder sie zu verkaufen. Es geht um das Schwimmen an sich, um die Korallenriffe und die Meeresungeheuer, die Sie unterwegs erblicken.

Seien Sie also standhaft darin, sich Zeit zum Üben freizuhalten, seien Sie aber auch flexibel. Erinnern Sie sich daran, dass das Leben keine Unterbrechung der Praxis ist. Auf einer spirituellen Pilgerreise durch Indien

---

* dt.: „Was kostet das Hündchen im Fenster", amerik. Kinderlied, Anm. d. Übers.

war ich bestürzt, als ich bemerkte, wie viel Zeit ich damit verbrachte, schmutzige Socken und Unterwäsche in einem Waschbecken zu waschen und sie dann auf einer zwischen Bettpfosten und Türklinke gespannten Leine zum Trocknen aufzuhängen, oder dreckige Gassen auf der Suche nach Imodium und Zahnpasta abzulaufen. Diese sogenannten Unterbrechungen, so wurde mir schließlich klar, waren genau das, worum es bei der Pilgerreise eigentlich ging.

Wo sollte ich praktizieren?

Um die Praxis der Hatha Yoga Pradipika entsprechend korrekt durchzuführen, brauchen Sie eine kleine Hütte, deren Wände regelmässig mit Kuhdung bestrichen werden.

Wenn Sie sich aber wie die meisten von uns keine Hütte oder Höhle leisten können – oder auch nur einen extra Raum – halten Sie einfach eine Ecke des Wohn- oder Schlafzimmers frei. Versuchen Sie, so gut Sie können, einen friedlichen und ruhigen Ort zu finden, an dem der Platz an sich den geistigen Zustand unterstützt, den Sie kultivieren wollen. Vielleicht möchten Sie mit einer Blume oder einem Räucherstäbchen Ihre Sinne erfreuen. Gestalten Sie das Ganze so einladend wie ein Bett mit frischen Seidenlaken oder einen im Kerzenschein schön gedeckten Tisch für eine Person.

Platzieren Sie an Ihrem Praxisort etwas, was Sie inspiriert, vielleicht eine Statue, eine Skulptur oder ein Bild. Verstauen Sie die Dinge, die Sie brauchen, ordentlich in der Nähe: eine aufgerollte Matte, einige gefaltete Decken, ein paar Yogagurte, ein Meditationskissen. Aber Sie müssen nicht fanatisch werden. Ihr wildes und verworrenes Leben wird an den Rändern eindringen, und das ist in Ordnung. Sie werden nicht perfekt. Sie werden mehr Sie selbst.

Grundlagen

Ich muss zugeben, dass mein Übungsort zugleich mein Schlafzimmer ist, insofern muss ich, bevor ich praktiziere, für gewöhnlich erst einmal einen Stapel schmutziger Wäsche in einen Korb werfen, bevor ich meine Matte ausrollen kann. Aber so ist das Leben. Wir alle müssen inmitten unserer alltäglichen Dramen praktizieren, und manchmal wird es chaotisch. Wir müssen einfach etwas Raum schaffen.

Was sollte ich praktizieren?

Für manche Menschen ist an manchen Tagen eine schweißtreibende, kraftvolle Vinyasa-Sequenz und anschließendes langes Liegen in Savasana genau das Richtige. Für andere Menschen an anderen Tagen ist es das Richtige, ihren Körper einfach für ein paar erholsame Haltungen auf einige Polster zu legen und danach auf einer Bank im Garten zu meditieren.

Die Essenz der achtsamen Yogapraxis ist tiefes Zuhören, und so zögere ich, zu viele Vorgaben zu machen. Als allgemeine Leitlinie jedoch für die Arbeit mit dem in diesem Buch vorgeschlagenen Programm kann gelten, dass Ihre formale tägliche Praxis aus drei Hauptkomponenten bestehen sollte:

1. Die Erforschung und Kultivierung des physischen Körpers durch meditative Bewegung (Asana)

2. Die Erforschung und Kultivierung des Atems und des energetischen Körpers (Pranayama)

3. Die Erforschung und Kultivierung des Geistes und des Herzens in der Meditation im Sitzen oder in einer anderen Position, die für längere Zeit in Stille gehalten werden kann

In jeder Woche dieses zwölfwöchigen Kurses werde ich Ihnen Methoden für diese drei Dimensionen der formalen Praxis an die Hand geben, sowie Vorschläge machen, wie Sie Ihre Erforschungen von der Matte und dem Kissen in Ihr Leben übertragen können. In den Wochen werden unterschiedliche Aspekte der Praxis unterschiedlich stark betont, auf diese Weise beleuchten wir die verschiedenen Facetten des Juwels der mitfühlenden Achtsamkeit.

Wenn Sie Yoga praktizieren, sind Sie wahrscheinlich mit der klassischen Abfolge dieser Elemente in der Reihenfolge vertraut, in der sie in Patanjalis Sutren aufgeführt sind: zuerst Asana, dann Pranayama, dann die verschieden Stufen der Meditation. Es ist eine logische Abfolge, die eine natürliche Verinnerlichung unserer Aufmerksamkeit reflektiert, von den festeren, einfacher spürbaren und bewusst gesteuerten Schichten unseres Seins hin zu den subtileren, energetischen, emotionalen und mentalen Dimensionen. Für die meisten von uns ist es am einfachsten, die Aufmerksamkeit zuerst auf die physische Form zu konzentrieren. Ist die Aufmerksamkeit erst einmal stabilisiert, können wir anfangen, weniger greifbare Aspekte unserer Erfahrung zu untersuchen, ohne uns zu verlieren oder fortgeschwemmt zu werden.

In Wirklichkeit ist dieser Verlauf weniger eine lineare Abfolge denn eine sich stetig vertiefende Spirale. Und je tiefer Sie in Ihrer Praxis gehen, desto mehr werden Sie feststellen, dass die Abgrenzungen zwischen diesen Praktiken sich als ziemlich künstlich erweisen. Jede der Praktiken enthält Elemente der beiden anderen, und die Grenzen zwischen ihnen sind fließend. Wie kann man den Körper bewegen, ohne zu atmen? Wie kann man den Atem genau betrachten, ohne auch den Geist, der mit ihm fließt, zu beobachten? Eine Meditationshaltung im Sitzen ist schlichtweg eine weitere Yogahaltung – erinnern Sie sich daran, dass der Begriff *asana* ursprünglich wörtlich „Sitz" bedeutet. Die intime Verbundenheit mit dem Atem, die Sie im Pranayama entwickeln, ist eine Form der Meditation. Und sobald Sie den Garten Ihrer Asana-Praxis pflegen, werden Sie in Ihrem Herz-Geist sowohl auf Dornen als auch auf Blütenknospen stoßen.

Grundlagen

Ich werde Ihnen für jede Woche Vorschläge machen, Sie brauchen sie jedoch nicht rigide zu befolgen. Fühlen Sie sich frei, mit dem zu beginnen, was Sie am meisten ruft: eine Serie von dynamischen Sonnengrüßen, eine lange, erholsame Rückbeuge, bei der Sie auf einem Stapel Polster liegen, oder der Wechselatem. An manchen Tagen möchten Sie vielleicht im Sitzen meditieren, bevor Sie sich bewegen. Schaffen Sie sich ausreichend Struktur, die Ihre Praxis trägt, seien Sie dann jedoch flexibel. Lassen Sie Ihre sich entfaltende Praxis Sie von innen heraus führen.

TEIL ZWEI

Zwölf Wochen

WOCHE 1

Den Körper bewohnen

Zu Beginn der neunziger Jahre machte ich eine Reise, um den Yogameister B.K.S. Iyengar in seinem Yogainstitut in Puna, Indien, zu interviewen – eine Reise, die für einen modernen Hatha Yogi so etwas ist wie die Pilgerschaft nach Mekka für einen gläubigen Muslim. Ich holperte in einer Autoriksha durch den beißenden Dunst in der Innenstadt von Puna zu dem Institut, das in einem bescheidenen Gebäude in einem ruhigen Wohnviertel residiert; neben dem Eingang eine Statue von Iyengar, auf einem Bein in Natarajasana, der Haltung des Tänzers, balancierend.

Der helle, luftige Übungsraum im Inneren war vollgestopft mit fünfzig oder sechzig Menschen in diversen gestützten Haltungen: auf Polstern liegend, an Seilen von den Wänden hängend, auf hölzerne Pferde festgebunden, unter Sandsäcken und mächtigen Eisenscheiben begraben. Von meinem Platz auf einer Treppe in der Ecke aus schaute ich zu, wie der neunundsiebzigjährige Iyengar, sein immenser Oberkörper über seine Shorts ragend, durch den Raum schoss wie ein Schäferhund, der eine Herde einpfercht: knurrend, bellend, mit einem Ziehen hier und einem Klaps da blitzschnell Korrekturen vornehmend.

Zwölf Wochen

Als er mich erblickte, kam er mit großen Schritten auf mich zu. „Ihr Journalisten! Ihr behauptet, dass die Asana-Praxis bloß körperlich ist! Aber wo, bitteschön, ist der spirituelle Mensch, der keinen Körper hat?" Er sah mich finster an. „Ihr versteht rein gar nichts!"

Einige Tage darauf schlürften wir in seiner Bibliothek gemeinsam Chai. Seine offenkundige Rage war vergessen und er erzählte mir mehr darüber, von welch entscheidender Bedeutung seine jahrzehntelange Erforschung der Asanakunst für sein spirituelles Überleben war. Als er sechzig wurde, so erzählte er, sagte ihm sein Guru, der bekannte Sri Krishnamacharya, dass es an der Zeit sei, mit den Asanas aufzuhören und sich stattdessen ganz auf die Meditationspraxis zu konzentrieren. Gehorsam unterließ Iyengar seine Asana-Praxis drei Monate lang. „Was war der Effekt? Ich habe alles verloren. Drei Monate, und es hat mich Jahre gekostet, wieder ins Leben zurückzukehren."

Iyengar lehnte sich in meine Richtung und bohrte seinen Blick in den meinen. „Wenn jetzt Gott höchstpersönlich zu mir käme und mir sagte ‚Lass die Asana-Praxis hinter Dir' würde ich zu Gott sagen ‚Nein! Ich werde es nicht lassen.'"

Als Hatha Yogis können wir Iyengars Leidenschaft für seine Asana-Praxis nachvollziehen. Denn auf dem Weg des Hatha Yoga ist der Körper unsere Eintrittspforte in die Unendlichkeit. Er ist unter Umständen der Ort, an dem wir zum ersten Mal spürten, was es bedeutet, kraftvoll präsent und lebendig zu sein, oder an dem wir langsam unseren Weg zurück in die Verbundenheit mit unserem Herzen ertasteten.

In den Lehren des Buddha ist die Achtsamkeit auf den Körper grundlegend für den Weg des Erwachens – sie bedeutet, unseren Körper mit liebevoller Aufmerksamkeit genau so zu spüren, wie er im gegenwärtigen Moment ist. Dies ist die erste der *Vier Grundlagen der Achtsamkeit*, der vier Schauplätze unserer menschlichen Erfahrung, in denen wir die Kunst kultivieren können, vollständig präsent zu sein und in die wahre Natur unserer selbst und der Welt zu schauen.

Woche 1: Den Körper bewohnen

Doch sogar die Bezeichnung „Achtsamkeit auf den Körper" ist irreführend, denn sie impliziert, irgendwie getrennt vom Körper zu sein, sich aus der Distanz um ihn zu kümmern, wie ein Babysitter, der einem im Sandkasten spielenden Kleinkind zuschaut. Was Sie in dieser Woche erforschen werden, ist ein Lebendigwerden in Ihrem Körper von innen heraus, so dass gewissermaßen Sie selbst im Sand graben.

In dieser Woche werden wir die Grundlage für unsere Praxis des achtsamen Yoga und der verkörperten Meditation schaffen, indem wir die kraftvolle und vermeintlich einfache Kunst entwickeln, den sich ständig wandelnden Strom von Empfindungen, den wir Körper nennen, vollständig zu bewohnen. Wir werden eine Beziehung zu unserer physischen Form entdecken, die dem Erwachen und der Freiheit dient. Wir werden lernen, mit unserem Körper in Kontakt zu sein, ohne uns damit zu identifizieren.

Wenn wir auf diese Weise praktizieren, können auch alle weiteren Lehren des Buddha von innen heraus in uns lebendig werden – nicht als Konzept oder als weitere Belehrungen, wie man ein guter Mensch wird, sondern als verkörpertes Verständnis.

> ▶ Eine 45-minütige angeleitete Yoga- und Meditationspraxis auf Grundlage der Übungen in diesem Kapitel finden Sie unter annecushman.com/practices.

Die Körper-Geist-Matrix

In der Tradition des Yoga wird der physische Körper *annamayakosha* genannt – wörtlich der „Fleischkörper". Dieses physische *kosha* (Körper) wird als lediglich eine Dimension unseres vielschichtigen Seins betrachtet. Yogis beschreiben den physischen Körper als umgeben und durchdrungen von *pranamayakosha* (Atem und energetischer Körper), *manomayakosha* (mentaler und emotionaler Körper), *vijnanamayakosha* (Weisheitskörper) und *anandamayakosha* (Körper der Glückseligkeit). Die *koshas* sind keine voneinander getrennten Schichten wie die einer Zwiebel, sie sind ein fließendes Kontinuum aus Materie und Energie. Aus der yogischen Perspektive sind das, was wir *Geist* nennen, und das, was wir *Körper* nennen, verschiedene Schwingungen aus ein und demselben Spektrum.

Geist und Körper sind auch aus der Perspektive der modernen Wissenschaft untrennbar. Unsere Gedanken und Gefühle entstehen aus der komplexen Interaktion von wechselseitig voneinander abhängigen physischen Systemen – dem Feuern von Neuronen, der Freisetzung von Hormonen – und beeinflussen ihrerseits wiederum die Funktionsweise dieser Systeme.

Wenn Sie mit Ihrem physischen Körper arbeiten, wirken Sie also ganz direkt auf Ihr Herz und Ihren Geist ein. Sie müssen nicht an die yogische Kosmologie der *koshas* glauben oder Experte in Neurowissenschaften werden, um das unmittelbar zu erleben. Alles, was Sie dazu tun müssen, ist, sich eine Massage geben lassen, wenn Sie gestresst sind und dabei beobachten, wie Ihre Ängstlichkeit zusammen mit den Knoten in Ihrer Nackenmuskulatur dahinschmilzt.

Zudem hat der physische Körper den Vorteil, dass er die dichteste, am leichtesten erreichbare Manifestation unseres vielschichtigen Seins ist. Wie Ida Rolf, eine großartige Körperarbeiterin, einmal sagte: „Ich weiß, dass der Körper nicht alles ist, was es gibt – aber er ist alles, worauf ich meine Hände legen kann." Indem wir uns auf intime Weise mit unserem Körper verbinden, können wir die Tür zu einer tieferen, empfindsameren und kundigeren Verbundenheit zu all den anderen Ebenen unseres Seins öffnen.

Warum ist Achtsamkeit auf den Körper wichtig?

Dies sind nur einige der Gründe dafür, dass es für die Praxis des Erwachens von entscheidender Wichtigkeit ist, dass Sie Ihre Aufmerksamkeit in Ihrem Körper verankern:

1. *Ihr Körper befindet sich immer im Hier und Jetzt.* Dieser vergängliche, mysteriöse Körper verankert Sie in der Schönheit oder dem Kummer eines jeden sich entfaltenden Moments: der Duft von Kiefernholz, das im Ofen lodert, oder die gebrechliche Hand Ihrer Großmutter in der Ihren, während Sie sich voneinander verabschieden. Und nur, wenn Sie in diesem Moment präsent sind, ist es möglich, Intimität mit Ihrem Leben zu erfahren.

    Falls Sie bereits seit einer Weile Yoga praktizieren, mag Ihnen das zunächst vielleicht nicht gerade neu erscheinen. Wenn Sie regelmässig Yoga üben, haben Sie in Bezug auf Körpergewahrsein einen Vorsprung, der Ihrer Meditationspraxis sehr zugute kommen wird. Sie sind daran gewöhnt, den kleinen Details in Ihrem Körper und Ihrer Atmung Aufmerksamkeit zu schenken, von der Platzierung Ihres kleinen Zehs bis hin zur Länge Ihrer Einatmung.

    Doch selbst Yoga kann man im Autopilot-Modus machen. (Auf dem momentanen Stand meiner Praxis bin ich ohne weiteres in der Lage, eine komplette Serie von Sonnengrüßen zu machen und gleichzeitig meine Aufgabenliste für den vor mir liegenden Tag gedanklich durchzugehen.)

    Wenn wir eine aktive Asana-Praxis pflegen, fühlen wir uns oftmals dem *Tun* verpflichtet. Wir spüren unsere Schädelbasis – um sie anzuheben. Wir spüren den Raum zwischen den Schulterblättern – um ihn zu weiten. Manchmal ist es einfacher, den Körper zu spüren, wenn wir ihn aktiv bewegen, und dafür kann Yoga Asana ein nützliches Mittel sein. Wenn das jedoch alles ist, wozu wir in der Lage sind, ist es nicht länger ein Werkzeug, sondern eine Krücke.

Zwölf Wochen

Es ist das Eine, unseren Körper zu spüren, wenn wir durch dramatische Körperhaltungen intensive Empfindungen auf ihn eintrommeln lassen. Doch können wir ihn auch dann spüren, wenn die Bewegungen und Empfindungen subtiler sind? Wie sieht es aus, wenn wir uns gar nicht bewegen? Können wir uns von der subtilen Bewegung des Atems im Bauch vierzig Minuten lang ebenso faszinieren lassen wie von vierzig Minuten dynamischem Vinyasa?

Oft beginnen wir mit Yoga, weil wir uns unseren Körper anders wünschen. Wir möchten fünfzehn Pfund schlanker sein. Wir wollen so beweglich und hinreißend sein, wie der Mensch auf der Matte nebenan.

Doch bei einer achtsamen Praxis geht es nicht in erster Linie darum, irgendwo anders hinzugelangen. Es geht darum, sich dem zu öffnen, was tatsächlich ist – dem, was für Ihren realen Körper, für Ihr reales Leben stimmt. Es geht darum, in das Reich Ihrer Sinne einzutreten und den Regen auf dem Dach oder das Geräusch von Autoreifen in Regenpfützen zu hören, die saure Milch und die Zitronenschalen im Mülleimer zu riechen.

2. *Ihr physischer Körper ist untrennbar mit Ihrem Atem, Ihrem Herzen und Ihrem Geist verbunden.* Wenn Sie Ihre Praxis in Ihrem Körper verankern, stärken Sie also die Fähigkeit, weitere Aspekte Ihres Erlebens durch Ihre meditative Aufmerksamkeit zu untersuchen – Ihre Energie, Ihre Emotionen, Ihre Gedanken, Ihre Beziehungen – und zwar nicht als abstrakte Ideen, sondern als gefühlte Erfahrungen.

Wie wir in Woche 3 und 4 in der Tiefe erkunden werden, wird der Atem oftmals als Fokuspunkt für die Meditation verwendet. Den Atem von innen heraus als sinnliche, den ganzen Körper umfassende Erfahrung zu spüren, ist etwas ganz anderes und für die meisten Menschen auch viel faszinierender, als sich mental darauf zu fokussieren, so als ob man ihn von außen beobachtete. Im weiteren Verlauf dieses

Woche 1: Den Körper bewohnen

Übungsprogramms werden Sie an die körperliche Sensibilität, die Sie in dieser Woche kultivieren, anknüpfen, um Ihr Bewusstsein für immer subtilere Dimensionen Ihrer Erfahrung zu erhöhen, einschließlich der Haltung, die Sie sich selbst und anderen gegenüber einnehmen.

3. *Ihre körperlichen Empfindungen können einen Fokuspunkt bilden, um den herum Sie den zerstreuten Geist sammeln und vereinen können.* In der *Satipatthana Sutta*, der klassischen Lehre zu den Vier Grundlagen der Achtsamkeit, weist der Buddha seine Mönche und Nonnen an, ihre Körper „von den Sohlen ihrer Füße aufwärts und von der Spitze des Schopfes abwärts" zu erleben und sich durch präzise Aufmerksamkeit mit allem zu verbinden, von der Haut, den Zähnen und den Nieren bis hin zu Eiter, Galle und Fäkalien. Er forderte sie auf, ihre Körper von innen und von außen zu kontemplieren und somit jeden Teil mit der Genauigkeit eines Menschen zu kennen, der einen Sack voll verschiedener Körner sortiert: „Bergreis, roter Reis, Bohnen, Erbsen, Hirse."

Indem Sie lernen, Ihre Aufmerksamkeit auf diese Weise auf einen bestimmten Aspekt Ihrer unmittelbaren Erfahrung zu konzentrieren, kultivieren Sie die Kunst dessen, was auf Pali *samatha* heißt. *Samatha* wird häufig mit „Konzentration" übersetzt, doch in unserem Sprachgebrauch hat dieses Wort die ungünstige Konnotation von mentaler Anstrengung. Worüber wir aber sprechen, ist Konzentration in dem Sinne, wie etwa Vanilleextrakt ein konzentrierter Geschmack ist, also unverdünnt. Statt verstreut ist Ihre Aufmerksamkeit gesammelt und geeint, und wie der Geschmack des Vanilleextrakts wird sie stärker. Wenn sie im Körper fokussiert ist, ist diese Art von Konzentration keine geistige Anstrengung, sondern die Intensivierung einer gefühlten Präsenz. In der Meditation geht Konzentration Hand in Hand mit Achtsamkeit. In Woche 5 werden wir die Beziehung zwischen diesen beiden Dimensionen meditativer Praxis weiter untersuchen.

4. *Ihr Körper offenbart Ihnen, dass alles entsteht und vergeht.* Wenn Sie Ihre Aufmerksamkeit in Ihrem Körper niederlassen, wird eine wichtige Wahrheit offensichtlich: Er verändert sich ständig. Jedes Mal, wenn Sie sich auf Ihre Matte oder Ihr Kissen begeben, bewohnen Sie einen etwas anderen Körper: fester oder lockerer, leichter oder schwerer, schläfriger oder energetischer. Und wenn Ihre Aufmerksamkeit feiner wird, stellt sich heraus, dass das, was Ihnen fest erschien, sei es ein Fuß, eine Hüfte oder eine Hand, ein flüchtiger Fluss von Empfindungen ist, den man zwar beeinflussen, nicht aber kontrollieren kann.

In der modernen, verwestlichten Kultur haben wir eine seltsame Beziehung zu unserem Körper: verzweifelt daran anhaftend und gleichzeitig zutiefst unverbunden damit. Wir fürchten uns davor, ihn ganz zu spüren und vollständig zu bewohnen. Doch wir wollen ihn kontrollieren, wir wollen, dass er gut aussieht, und auf jeden Fall wollen wir, dass er für immer da bleibt.

Wenn wir nicht aufpassen, kann sich diese Haltung hinterrücks in unsere Yogapraxis einschleichen. Unsere Praxis kann dann darauf abzielen, gut auszusehen und sich gut zu fühlen und dabei alles andere ausschließen. Es stimmt, dass die Tradition des Hatha Yoga unter anderem eine Reihe wirkungsvoller Methoden für die körperliche Gesundheit und das Wohlbefinden bereithält. Nehmen Sie ein beliebiges populäres Yogamagazin und Sie werden darin eine Fülle von Möglichkeiten finden, um sich durch Yoga besser zu fühlen oder besser auszusehen: Yoga gegen Schlaflosigkeit. Yoga für einen flacheren Bauch. Yoga für Rückenschmerzen, Kraft in der Körpermitte, Stressreduktion, mehr und bessere Orgasmen.

An solcherlei Streben um Gesundheit und Fitness ist nichts unspirituell. Ein starker, gesunder Körper stellt eine kraftvolle Unterstützung für die spirituelle Praxis dar; ein schwacher, süchtiger oder schmerzgeplagter Körper hingegen kann eine kräftige Ablenkung sein.

Das Problem entsteht dann, wenn wir an körperlichem Wohlbefinden anhaften, als sei es ein Selbstzweck, und an unserer Yogapraxis, als

Woche 1: Den Körper bewohnen

sei sie das ultimative Reparaturset. Denn früher oder später wird jeder von uns körperlichen Umständen oder Lebenssituationen begegnen, die einfach nicht in Ordnung gebracht werden können. Wir werden der unheilbaren Krankheit beggnen, der untröstlichen Trauer, dem Tod eines geliebten Menschen. Wie praktizieren wir auf eine Weise mit dem Körper, die uns darauf vorbereitet, ihn letztendlich zu verlieren – genau wie alles andere, das uns lieb ist? Das ist das Terrain der achtsamen Yogapraxis. Sie ehrt den Körper als Heiligtum und macht zugleich die Wahrheit deutlich, dass er nicht für immer existieren wird.

Wie ich lernte, meinen Körper zu spüren

Als Tochter eines katholischen Armeegenerals wuchs ich in Militärstützpunkten auf, auf denen Kanonen die Straßenecken dekorierten und Soldaten vor unserem Familienauto salutierten. „Spüre Deinen Körper" ist nicht gerade eine Anweisung, die Soldaten oft zu hören bekommen, genauso wenig wie die Nonnen, die meine sechste Klasse in der Grundschule namens „Unbefleckte Empfängnis" unterrichteten.

Als ich mit Yoga begann, waren zuerst große, kraftvolle und dynamische Bewegungen notwendig, damit ich überhaupt etwas spürte – dynamisches Vinyasa und spektakuläre Haltungen, die den Beton durchbrechen konnten, der mich überzogen hatte, und mich die kleinen, feinen Sprösslinge der Empfindungen spüren ließen, die durch die Risse nach oben drängten. Ich musste auf meine Gelenke einhämmern, an meinen Muskeln reißen, schwitzen und schnaufen, um jenes glückselige Summen zu finden, das jede meiner Zellen mit Lebendigkeit erfüllte.

Allmählich schmolz mein Panzer. Ich bekam langsam einen Geschmack von den subtilen Empfindungen, die mit dem Drehen eines Gelenks in seiner Pfanne oder der millimeterweisen Verschiebung eines Stücks Haut in die ein oder andere Richtung einhergeht, oder damit, wenn der Atem an den Innenwänden der Nasenlöcher hinauf wandert und an den Außenwänden hinab und hinaus. Meine Sinne erwachten zum Leben und ich in ihnen. Mit der Zeit lernte ich die langsame Praxis zu lieben, in der ich die Empfindungen in meinen Körper in Zeitlupe köstlich aufblühen fühlte.

Und wenn ich mich daran erinnere, mein Leben auf diese Weise zu leben, beginnt alles zu singen, wie die Suppe aus weißen Bohnen und Kohl, die ich gestern zum Abendessen kochte, mit Thymian, Rosmarin und Tomaten direkt aus meinem Garten. Die Suppe sang mir von den Bauern, die die Zwiebeln und den Knoblauch gepflanzt hatten, und von den Menschen, die sie in Lastwagen transportiert und in die Geschäfte getragen hatten. Sie sang von dem Tag im letzten Frühling, an dem wir die Tomaten gepflanzt hatten, Skye und ich auf Knien im Gartenbeet, dunkle Erde unter unseren Fingernägeln, die Sonne auf unseren Rücken. Sie sang von Würmern, die sich tief in die Erde graben – und von der Erde selbst, bestehend aus Partikeln, die vor Urzeiten in explodierenden Sternen ihre Form annahmen.

NATHALIE BITTAR

Die Wiederentdeckung der Erleichterung

Nathalie Bittar, geboren in Beirut, Libanon, leitet das Blue Nile Yoga Center in Khartoum, Sudan.

Ich mache das Yogastudio nicht publik, es läuft vor allem über Mund-zu-Mund-Propaganda. Doch die Klassen sind voll. Die Leute hier haben keine anderen Orte, an denen ihnen die Freiheit gewährt wird, sich kreativ zu bewegen und still in der Dunkelheit zu sitzen, an denen sie niemand kennt und an denen sie hören können, was in ihrem Geist und ihrem Körper vor sich geht. Es ist eine Erleichterung für sie. Es erinnert sie an etwas, das sie vergessen hatten.

Eine der Schülerinnen sagt, dass Yoga und Meditation für sie ein Weg sind, sich vor dem Gebet zu reinigen, eine Methode, an einen Ort der Stille zu gelangen, von dem aus sie einen direkteren Zugang zu Allah hat.

Woche 1: Den Körper bewohnen

Die meisten der Frauen haben bislang sehr wenig Sport gemacht. Die physischen Asanas erlauben den Frauen, sich in ihre Körper hineinzubewegen. Da sie körperliche Übungen nicht gewohnt sind, führen einfache Haltungen wie die des Happy Baby zu plötzlichen Lachanfällen. Ihre Körper erleben diese neuen Formen, die Schrecken und zugleich ein Gefühl von Magie auslösen. Sie lieben ganz einfache Haltungen wie die Haltung des Kindes. Eine sanfte Kopfmassage in Savasana und sie schmelzen dahin und entspannen sich.

Yoga erlaubt ihnen, ihren Körper kennenzulernen und anzufangen, ihn wirklich zu spüren. Von dort aus eröffnen sich dann vielerlei Dinge. In der Meditation entdecken sie einen sicheren Ort, an dem kein sozialer Druck herrscht, und an dem sie die Erlaubnis haben, dem zuzuhören, was auftaucht, ohne es zu verurteilen oder darauf zu reagieren. Sie erschließen sich einen stillen Ort, an dem sie Zuflucht finden, ungeachtet der sozialen und politischen Instabilität, die sie umgibt. Das vermittelt ihnen ein neues Gefühl von Kraft.

WOCHE 1 ÜBUNGEN

Übung 1.1:	Im Körper ankommen (3 – 5 Minuten)	(Seite 73)
Übung 1.2:	Mit Bewegung die Sinne aufwecken (5 – 15 Minuten)	(Seite 74)
Übung 1.3A:	Eine Hand spüren (3 – 5 Minuten)	(Seite 76)
Übung 1.3B:	Beide Hände spüren (3 – 5 Minuten)	(Seite 78)
Übung 1.3C:	Den Aufmerksamkeitsfokus einstellen (3 – 5 Minuten)	(Seite 79)
Übung 1.4:	Die Sinnespforten spüren (5 – 10 Minuten)	(Seite 80)
Übung 1.5:	Den gesamten Körper erkunden (20 – 40 Minuten)	(Seite 83)

Zwölf Wochen

Wenn man die Asana-Praxis nutzen möchte, um sich in Achtsamkeit zu üben, passiert es wegen all der erforderlichen komplexen und manchmal herausfordernden Bewegungen leicht, dass man automatisch in einen vertrauten, zielorientierten Fokus verfällt. In unser Praxis werden wir daher in dieser Woche vor allem unsere Fähigkeit trainieren, unseren Körper zu spüren und zu bewohnen – entweder in Stille oder in sehr einfachen Bewegungen, die darauf angelegt sind, Sinnesempfindungen zu wecken. In Woche 2 werden wir an diesem Gewahrsein anknüpfen und es auf traditionellere Asanas ausweiten.

Nehmen Sie sich täglich zwischen 15 und 60 Minuten, um eine oder mehrere der Körperspürübungen aus dieser Woche auszuprobieren.

Beginnen Sie jede Asana-Praxis mit der Übung 1.1: *Im Körper ankommen*. Von dort aus stellen dann die Übungen 1.2, 1.3A, 1.3B, 1.3C, 1.4, und 1.5 verschiedene Möglichkeiten dar, den Kontakt mit Ihrem Körper zu vertiefen, bevor Sie sich in aktivere Asanas bewegen.

Ihre wichtigste Übung in dieser Woche ist jedoch die Übung 1.5: *Den gesamten Körper erkunden*. Nehmen Sie sich mindestens drei- oder viermal 25 bis 30 Minuten Zeit für diese Übung zum Spüren des gesamten Körpers und eine anschließende fünf- bis fünfzehnminütige Sitzmeditation.

Die Übungen entfalten ihre Wirkung durch regelmäßige Wiederholung über die Zeit. Jedes Mal, wenn Sie eine Übung erneut machen, steigen Sie in einen anderen Fluss. Es ist, wie einen neuen Freund kennenzulernen: Sie erfahren nicht bei Ihrer ersten Verabredung zum Mittagessen alles über diesen Menschen. Eine bedeutsame Beziehung aufzubauen braucht Zeit.

Lassen Sie sich nicht von der Einfachheit der Übungen in dieser Woche in die Irre führen. Sie sind immens wirksam. Die Sensibilität für Ihre innere Welt, die Sie kultivieren, wird zur Grundlage aller weiteren Praxis und wird sich über Wochen, Monate und Jahre der Wiederholung vertiefen. Wie geheime Botschaften, mit unsichtbarer Tinte geschrieben, werden bislang unbewusste Dimensionen Ihres Seins langsam sichtbar.

Woche 1: Den Körper bewohnen

Indem Sie sich mehr auf die unmittelbare Empfindung Ihrer körperlichen Erfahrung einlassen, werden Sie auch Zugang zum direkten Spüren Ihres geistigen, emotionalen und energetischen Lebens bekommen. Das wird Ihnen zugute kommen, wenn Sie erkunden, was in Ihrem Leben zu Leiden und was zu Frieden, Freude und wirklicher Befreiung führt.

Vielleicht am wichtigsten ist, dass Sie dabei immer sensibler für das weiträumige Gewahrsein werden, in dem all Ihre körperlichen Empfindungen entstehen und vergehen. Sie werden lernen, Ihren Körper lebhaft zu spüren und zugleich zu wissen, dass Ihre wahre Natur weiter und lichter ist als das fragile Geflecht aus Knochen, Blut, Sehnen und Haut.

ÜBUNG 1.1
Im Körper ankommen (3 – 5 Minuten)

Dies ist eine sehr gute Möglichkeit, die Praxis zu beginnen.

Sitzen, stehen oder liegen Sie in einer bequemen Position, die Sie einige Minuten lang halten können, ohne sich allzu sehr zu bewegen. Schließen Sie Ihre Augen. Schicken Sie dann eine Einladung an sich selbst, in Ihren Körper nach Hause zu kommen.

Nehmen Sie zuerst einmal wahr: Wo in Ihrem Körper sind Sie gerade lebendig? Wenn Ihr Körper ein Haus wäre, wären Sie dann im Dachboden Ihres Kopfes, vielleicht sogar gegen die Fenster Ihrer Augen gedrückt und angestrengt nach draußen blickend? Lägen Sie um einen Schmerz oder eine Verletzung zusammengekrümmt in einer verkrampften Ecke? Schmelzen Sie Ihre Aufmerksamkeit nach unten aus Ihrem Kopf heraus und durch Ihren gesamten Körper, so als ob Sie Ihr Gehirn leer werden ließen. Spüren Sie auf dem Weg nach unten alle Bereiche, die Schmerz oder Spannung enthalten, und lassen Sie sie weich werden: die Muskeln um die Augen, das Kiefergelenk, die Zungenwurzel, den Bauch, den

Beckenboden. Lösen Sie jegliches Festhalten, das Ihren Körper von der tragenden Basis der Erde wegzieht. Nehmen Sie wahr, ob sich Ihr Atem verändert, während Sie tiefer und tiefer in Ihren Körper Einzug halten.

Falls es Ihnen beim Hinabsteigen hilft, legen Sie eine Hand auf Ihr Herz und die andere auf Ihren Bauch und lassen Sie Ihre Aufmerksamkeit magnetisch von der Berührung Ihrer Hände angezogen werden. Können Sie bis ganz nach unten in Ihren Beckenboden spüren? Wie ist es mit den Fußsohlen?

Wie fühlt sich Ihr Körper heute? Träge? Vibrierend vor Energie? Aufgebläht? Prickelnd vor Vergnügen? Gibt es Bereiche, die in Ihrer Aufmerksamkeit aufzuleuchten scheinen, weil sie sich so gut anfühlen oder weil sie schmerzen? Welche Räume in Ihrem Körper sind Ihnen leicht zugänglich? Welche sind verschlossen?

Machen Sie sich keine Sorgen, wenn ganze Bereiche Ihrer Erkundung unzugänglich bleiben. Für den Moment machen Sie nur eine Art Vorabumfrage in Ihrem inneren Territorium. Während Ihre Praxis sich entfaltet, werden Sie jede Menge Zeit haben, sich darin niederzulassen.

ÜBUNG 1.2
Mit Bewegung die Sinne aufwecken (5 – 15 Minuten)

In den meisten Übungen in dieser Woche werden Sie den Körper in Stille spüren, um nicht von gewohnheitsmäßigen Mustern, die auf Handlungen und Leistung ausgerichtet sind, abgelenkt zu werden. Für viele Menschen kann es anfänglich jedoch schwierig sein, den Körper zu spüren, ohne dass er zumindest ein wenig in Aktion ist. Diese Übung ist eine gute Möglichkeit, um fließend entweder in eine aktivere Asana Praxis oder in eine der anderen, weiter unten aufgeführten Übungen zum Spüren überzugehen. Ich mache diese Übung besonders gerne im Liegen, aber Sie können sie auch im Sitzen oder Stehen machen.

Woche 1: Den Körper bewohnen

Sie können mit einem beliebigen beweglichen Teil Ihres Körpers beginnen – dem linken kleinen Zeh, dem rechten Zeigefinger, der Spitze des Steißbeins – was auch immer Sie gerade ruft. Ich werde in der Übung die Schulter als Beispiel verwenden.

Beginnen Sie mit der Übung *Im Körper ankommen* (Seite 73). Wenn Sie sie beendet haben, lassen Sie Ihre Aufmerksamkeit in die rechte Schulter fließen. Bewohnen Sie Ihr Schultergelenk mit Ihrer Aufmerksamkeit und lassen Sie sich vollständig darin nieder. Beginnen Sie dann, Ihre Schulter auf eine freie, spontane Weise zu bewegen. Rollen Sie Ihre Schulter vor und zurück, hoch und runter, in kleinen und großen Kreisen und Spiralen. Spüren Sie den komplexen Tanz der Schulterblätter, der Knochen des Oberarms, des Schlüsselbeins. Machen Sie sich keine Sorgen, wenn Ihr Verstand sich nicht ganz im Klaren über die Namen oder Formen der anatomischen Strukturen ist. Zeichnen Sie Ihre eigene, rein auf Empfindungen beruhende innere Landkarte.

Entspannen Sie nun Ihre Schultern und laden Sie Ihr Gewahrsein ein, sich nach unten in den Ellenbogen zu bewegen. Beugen und strecken Sie den Arm und wecken Sie so die Empfindungen in diesem Gelenk auf. Die Bandbreite von Bewegungen im Ellenbogengelenk ist kleiner als die in der Schulter – bedeutet das auch, das die Empfindungen dort weniger lebendig sind?

Wandern Sie durch Ihren Arm nach unten ins Handgelenk. Beugen, strecken und rollen Sie es – spüren Sie von innen, was Ihr Handgelenk alles kann. Wandern Sie dann in die Hand weiter, falten Sie die Finger ein und aus wie Blütenblätter. Können Sie jedes Gelenk in jedem Finger beleben?

Lassen Sie nun Ihren ganzen Arm sich winden und räkeln wie eine Schlange. Spüren Sie, wie der Arm sich aus Wurzeln, die sich tief in Ihrem Herzen oder sogar in Ihrem Bauch befinden, bis ganz nach außen in die Fingerspitzen erstreckt. Spüren Sie Ihren Arm zunehmend deutlicher in diesen freien Bewegungen. Wenn Sie fertig sind, lassen Sie den Arm seitlich hängen. Spüren Sie den Unterschied zwischen diesem Arm und dem anderen.

Gehen Sie vom rechten zum linken Arm über. Fahren Sie dann mit den Beinen fort: fällt es Ihnen leichter, die Bewegungserkundung mit der Hüfte zu beginnen oder sind Ihre Zehen Ihnen zunächst zugänglicher? Erforschen Sie dann Ihre Wirbelsäule, angefangen an der Spitze des Steißbeins oder am ersten Halswirbel, der tief im Inneren des Schädels liegt. Welche Wellen- und Pendelbewegungen lassen die Wirbelsäule lebendig werden?

Fahren Sie mit dieser Erkundung fort, bis Sie Ihren ganzen Körper mit sanften, unangestrengten Bewegungen „aufgeweckt" haben.

Von hier aus können Sie fließend zu Ihrer restlichen Asana Praxis übergehen oder Ihr Gewahrsein mit einer der anderen Übungen zum Spüren des Körpers verfeinern und steigern.

ÜBUNG 1.3A
Eine Hand spüren (3 – 5 Minuten)

Wenn Sie Ihre Aufmerksamkeit eine Zeit lang in einem beliebigen Teil Ihres Körpers verweilen lassen, wird er in Ihrem Gewahrsein als Empfindung lebendig werden, und zwar viel nuancenreicher als die mentalen Bilder, die Sie von ihm haben. Die Hände sind ein guter Ort, um das zu erkunden, weil sie so sensibel und dicht mit Nervenenden besiedelt und zudem für die meisten Menschen nicht stark emotional aufgeladen sind; Sie können diese Übung aber auch mit jedem anderen Körperteil machen.

In dieser und all den anderen Gewahrseinsübungen in diesem Kapitel ist es wichtig, sich nicht zu sehr anzustrengen, um Empfindungen aufzuspüren. Lassen Sie die Empfindungen zu sich kommen, anstatt ihnen hinterherzujagen. Was auch immer Sie spüren, ist genau richtig. Denken Sie daran: Sie müssen sich nicht beeilen.

Woche 1: Den Körper bewohnen

Sitzen Sie in einer beliebigen bequemen Haltung auf einem Stuhl, auf dem Boden, auf einem Kissen, in einem geparkten Auto, oder wo auch immer Sie sich gerade aufhalten. Stellen Sie einen Timer auf 3 bis 5 Minuten. Halten Sie Ihre linke Hand vor sich, die Handfläche kann dabei nach oben oder nach unten zeigen, und lassen Sie sie ein paar Zentimeter über Ihrem Bein schweben.

Schauen Sie Ihre Hand an, betrachten Sie sie ganz genau von außen – die Form der Finger, die Farbe und die Beschaffenheit der Haut. Schließen Sie jetzt Ihre Augen und laden Sie Ihre Aufmerksamkeit ein, sich in die innere Wahrnehmung Ihrer Hand zu bewegen. Nicht in Ihr mentales Bild der Hand, sondern in das tatsächliche Gefühl im Inneren. Inwiefern unterscheidet sich das von der Betrachtung der Hand von außen? Diese direkt empfundene Kenntnis Ihrer körperlichen Wahrnehmung wird manchmal als „felt sense"* des Körpers bezeichnet und ist für eine verkörperte Meditationspraxis von zentraler Bedeutung.

Woher wissen Sie, dass Sie eine Hand haben? Gibt es ein Gefühl von Schwere oder Leichtigkeit? Kribbeln? Pulsieren? Können Sie den Handrücken spüren? Die Handfläche? Die Luft auf der Haut? Den Raum zwischen den Fingern? Unter den Fingernägeln? Zwischen den Knochen? Ist die Haut feucht oder trocken? Heiß oder kalt?

Nehmen Sie wahr, ob Sie reflexhaft die Augen hinter den geschlossenen Lidern bewegen, wie um auf Ihre Hand zu schauen. Lassen Sie stattdessen Ihre Augen weich werden und sich in das Spüren hinein entspannen. Nehmen Sie wahr, wie sich die Empfindung Ihrer Hand entwickelt wie ein Polaroid-Foto, wie sie immer vielschichtiger und nuancenreicher wird. Denken Sie daran, dass dies eine Meditationspraxis ist – Sie üben sich in der Kunst, Ihren Geist zu fokussieren und zu stabilisieren. Und wie bei jeder Meditationsschulung wird Ihr Geist unvermeidlich anfangen, umherzuschweifen. Wenn das geschieht, rufen Sie ihn einfach zurück nach Hause, in die gefühlte Wahrnehmung Ihrer Hand.

---

* dt. etwa: gefühlte Wahrnehmung, Anm. d. Übers.

Wenn dann der Meditations-Timer erklingt, sprudelt Ihre Hand möglicherweise vor Empfindungen über, wie ein Gefühlsfeuerwerk, das in den Himmel Ihres Gewahrseins aufsteigt.

Fragen Sie sich nun: Waren diese Empfindungen bereits die ganze Zeit da, und Sie haben bloß jetzt erst angefangen, sie wahrzunehmen? Oder haben Sie die Empfindungen erst durch die Kraft Ihrer konzentrierten Aufmerksamkeit hervorgebracht?

Versuchen Sie Folgendes: Machen Sie die Übung mit Ihrem Fuß. Versuchen Sie es einmal mit dem flach auf den Boden gestellten Fuß, im Sitzen oder im Stehen. Dann versuchen Sie es im Liegen mit ausgestreckten Beinen, so dass die Fußsohle mit der Luft in Berührung ist. Sind diese Erfahrungen unterschiedlich? Wie verändert sich Ihre Aufmerksamkeit in Ihrem Fuß, wenn er sich in einer Position befindet, in der er Gewicht trägt?

ÜBUNG 1.3B
Beide Hände spüren (3 – 5 Minuten)

Erkunden Sie nun die fließende Qualität Ihrer fokussierten Aufmerksamkeit, die von einem Objekt zum nächsten fließen und dabei weich und empfänglich bleiben kann. Sie können diese Übung direkt an die Übung 1.3A anschließen oder sie als eigenständige Übung machen.

Setzen Sie sich genau wie in der vorangegangenen Übung bequem und mit geschlossenen Augen hin, lassen Sie Ihre rechte Hand etwas nach oben schweben (wieder können die Handflächen nach oben oder nach unten zeigen) und bewohnen Sie sie vollständig mit Ihrer Aufmerksamkeit.

Lassen Sie nun auch Ihre linke Hand nach oben schweben, wobei die Handfläche in dieselbe Richtung zeigt wie die der rechten Hand. Lassen Sie Ihre Aufmerksamkeit allmählich von der rechten Hand in die

Woche 1: Den Körper bewohnen

linke fließen. Springt sie augenblicklich über? Oder tropft sie hinüber wie Honig? Lassen Sie die rechte Hand in den Hintergrund treten und nehmen Sie sich die Zeit, die Sie brauchen, um die linke Hand mit Ihrer Aufmerksamkeit zu bewohnen.

Gießen Sie Ihre Aufmerksamkeit nun langsam hin und her, von einer Hand in die andere. Wird die eine Hand allmählich ausgeblendet, während die andere eingeblendet wird? Oder blitzen Sie in Ihrem Fokus auf? Nehmen Sie wahr, ob es sich für Sie so anfühlt, als ob Sie die Hände von außen betrachten, als mentale Bilder – so als ob Sie und die Hand zwei getrennte Entitäten seien. Bewohnen Sie stattdessen die Hände von innen heraus, als ob die Hände zu sich selbst erwachen würden.

Probieren Sie dann schließlich aus, ob Sie beide Hände gleichzeitig spüren können. Wird Ihre Aufmerksamkeit diffus, während Sie das tun, oder bleiben die Details einer jeden Hand klar? Sind Sie tatsächlich bei beiden Händen gleichzeitig oder flackern Sie schnell hin und her?

Was geschieht mit Ihren Gedanken, wenn Sie beide Hände gleichzeitig spüren?

Versuchen Sie Folgendes: Machen Sie diese Übung mit Ihren Füßen.

ÜBUNG 1.3C
Den Aufmerksamkeitsfokus einstellen (3 – 5 Minuten)

Nachdem Sie sich in den Übungen 1.3A und 1.3B mit der Sprache der Empfindungen vertraut gemacht haben, experimentieren Sie nun mit Ihrem Aufmerksamkeitsfokus. Den Fokus der Aufmerksamkeit variieren zu können, ist eine sehr wichtige Fertigkeit in der Meditationspraxis. Nehmen Sie wahr, wie natürlich sich das anfühlt. Ihr Fokus verändert sich ständig in Reaktion auf Ihre inneren und äußeren Umstände. In der Achtsamkeitspraxis lernen Sie, sich diesen Prozess bewusst zu machen, so dass Sie freier bestimmen können, worauf Sie Ihre Aufmerksamkeit richten.

Heben Sie wie in der Übung 1.3A eine Hand. Stellen Sie Ihren Aufmerksamkeitsfokus zunächst eng: Spüren Sie lediglich Ihren Zeigefinger. Nun lediglich die Spitze Ihres Zeigefingers. Nun lediglich die Empfindung unterhalb des Fingernagels. Können Sie Ihre Aufmerksamkeit punktuell bündeln wie einen Laser? Nehmen Sie sich Zeit. Bewegen Sie sich von einem kleinen Bereich zum nächsten: die Haut zwischen dem Daumen und dem Zeigefinger, die Erhebung an der Wurzel des Ringfingers. Nehmen Sie wahr, ob Sie im Bemühen um Konzentration die Muskeln um Ihre Augen herum anspannen. Achten Sie darauf, dass Sie sich nicht anstrengen, um etwas zu empfinden. Entspannen Sie sich und lassen Sie die Empfindungen auf sich zukommen.

Weiten Sie Ihren Fokus nun aus. Halten Sie wieder Ihre ganze Hand in Ihrer Aufmerksamkeit, dann den ganzen Unterarm, dann den ganzen Arm von den Schultern bis zu den Fingerspitzen. Halten Sie schließlich Ihren gesamten Körper sanft in Ihrer Aufmerksamkeit. Wie verändert sich die Qualität Ihrer Aufmerksamkeit, wenn Sie Ihren Fokus weiten? Wenn Sie den ganzen Körper in Ihrer Aufmerksamkeit halten, was geschieht dann mit den feinen, detaillierten Empfindungen in Ihren Fingerspitzen? Was passiert, wenn Sie erst die Geräusche im Raum und dann die weiter entfernten Geräusche außerhalb des Raums in Ihren Fokus miteinschließen?

ÜBUNG 1.4
Die Sinnespforten spüren (5 – 10 Minuten)

Sehen, Hören, Riechen, Schmecken und Berühren sind verkörperte Erfahrungen, die Sie in Ihre Achtsamkeitspraxis miteinschließen können. In dieser Übung spüren und entspannen Sie bewusst die Sinnespforten, also Augen, Ohren, Nase, Mund und Haut.

Woche 1: Den Körper bewohnen

Setzen Sie sich in eine bequeme Position und schließen Sie die Augen. Genau wie Sie es in der vorangegangenen Übung mit Ihrer Hand gemacht haben, bringen Sie nun Ihre Aufmerksamkeit zu den Empfindungen in Ihrem Mund. Spüren Sie, wie sich Ihre Lippen berühren, die Innenseiten Ihrer Wangen, Ihre Mundhöhle. Entspannen Sie die Zunge an ihrer Wurzel. Lassen Sie jegliches Halten im Kiefer und in den Lippen los. Lassen Sie Ihre Aufmerksamkeit in Ihrem Mund ruhen und erlauben Sie der Empfindung, aufzublühen, bis das, was kaum wahrnehmbar war, sich in üppige Lebendigkeit gewandelt hat.

Gibt es einen Geschmack in Ihrem Mund? Strengen Sie sich nicht an, um einen zu finden – öffnen Sie sich einfach dem, was da ist.

Lassen Sie Ihre Aufmerksamkeit nun von Ihrem Mund aus in den Innenkanal des linken Ohres aufsteigen und spüren Sie dabei das Innenohr, das Trommelfell und die verwinkelte Muschel des Außenohres. Nehmen Sie wahr, ob sich Ihre Augen nach links gedreht haben, so als ob Sie versuchen wollten, in Ihr Ohr zu sehen. Entspannen Sie die Augen und spüren Sie Ihr Ohr, anstatt es sich vorzustellen.

Lassen Sie Ihre Aufmerksamkeit durch das Innere des Kopfes zum rechten Ohr fließen und erkunden Sie es mit der gleichen Sorgfalt. Probieren Sie dann aus, wie es ist, beide Ohren gleichzeitig zu spüren. Gelingt es Ihnen? Oder flackert Ihre Aufmerksamkeit vor und zurück?

Entspannen Sie die Innenohren, um die Geräusche aufzunehmen, die gerade da sind – laut oder leise, entfernt oder nah. Strengen Sie sich nicht an, um sie zu hören und versuchen Sie nicht, sie abzublocken. Schließen Sie sie mit ein und machen Sie sie zu einem Teil Ihrer Meditation, statt sie als Ablenkung zu betrachten.

Bringen Sie Ihre Aufmerksamkeit nun ins linke Auge. Spüren Sie, wie das obere Lid das untere berührt. Entspannen Sie alle Muskeln um das Auge herum. Spüren Sie, wie die Kugel des Augapfels in ihrem Nest, der Augenhöhle, ruht. Genauso, wie Sie es mit den Ohren gemacht haben, lassen Sie nun Ihre Aufmerksamkeit vom linken ins rechte Auge fließen. Erkunden Sie es auf ebenso intime Weise. Spüren Sie dann beide Augen gleichzeitig. Entspannen Sie die Rückseiten der Augen und die Sehnerven.

Nehmen Sie auf, was auch immer in Ihrem visuellen Feld ist – da Ihre Augen geschlossen sind, wird es sich dabei wahrscheinlich bloß um ein Spiel von Licht, Farben und Dunkelheit handeln. Wenn Sie möchten, öffnen Sie die Augen einige Atemzüge lang ein wenig, um den Tanz von Form und Farbe um sie herum aufzunehmen. Nehmen Sie wahr, ob Ihr Geist sofort damit anfängt, Geschichten darüber zu produzieren, was Sie sehen. Öffnen Sie sich stattdessen einfach für das Gemisch aus Farbe und Form. Weiten Sie Ihren peripheren Blick. Schließen Sie dann die Augen wieder.

Bringen Sie Ihre Aufmerksamkeit mit der gleichen entspannten Neugier in Ihre Nase. Spüren Sie ihre äußere, knöcherne Struktur. Spüren Sie tief in die klare, prickelnde Empfindung der sich durch die Nasenlöcher und Nebenhöhlen bewegenden Luft hinein. Spüren Sie den Atem in einem der Nasenlöcher deutlicher? Öffnen Sie sich für die feineren und stärkeren Gerüche, die da sind.

Weiten Sie jetzt Ihre Aufmerksamkeit darauf aus, Ihre gesamte Haut zu spüren, das flexible, taktile Organ, das Ihren gesamten Körper bedeckt. Spüren Sie insbesondere die Empfindungen in Ihren Handflächen und Fußsohlen. Spüren Sie die Temperatur der Luft, die Berührung der Kleidung auf Ihrem Körper. Lassen Sie die Haut an Ihrem Bauch weich werden und nehmen Sie wahr, welchen Effekt das auf Ihren Atem hat.

Große Teile Ihres Gehirns sind mit diesen Organen der Sinneswahrnehmung verbunden. Können Sie, während sie wacher werden, spüren, wie Ihr ganzes Wesen sensibler und wacher wird?

ÜBUNG 1.5
Den gesamten Körper erkunden (20 – 40 Minuten)

Diese Spürreise durch den Körper ist das Herzstück Ihrer Praxis in dieser Woche – eine intime Erkundung Ihrer inneren Empfindungswelt. Es ist eine Variation der alten Praxis des Yoga Nidra, das oft als „yogischer Schlaf" übersetzt wird, sowie der Technik des Body Scan, die in der buddhistischen Vipassana-Praxis vielfach angewandt wird.

Machen Sie es sich zunächst bequem, indem Sie sich flach auf den Rücken in Savasana (die Totenstellung) legen. Tun Sie, was notwendig ist, damit Sie es noch bequemer haben: Vielleicht möchten Sie die Knie auf einem Polster oder einer gefalteten Decke ablegen, um Ihren unteren Rücken zu entspannen, oder Ihren Kopf mithilfe einer gefalteten Decke etwas erhöhen. Decken Sie sich zu, damit Sie warm bleiben. Sie können ein seidenes Augenkissen verwenden, um das Licht draußen zu halten und die Augen zu entspannen. Ruhen Sie sich ein paar Atemzüge lang aus und entspannen Sie sich in die Geborgenheit Ihrer Umgebung.

Wenn Sie es behaglich haben, lassen Sie Ihre Aufmerksamkeit durch Ihre Sinnesorgane reisen, genau wie in der Übung 1.4, *Die Sinnespforten spüren*. Verweilen Sie im Mund, in den Ohren, in den Augen und in der Nase – so lange, wie es dauert, bis die Empfindungen im jeweiligen Bereich sich entfalten.

Bringen Sie dann Ihre Aufmerksamkeit zu der Haut im Gesicht, dann zu der Stelle des Hinterkopfes, die mit dem Boden Kontakt hat. Lassen Sie sich Zeit.

Bewegen Sie sich ohne Eile abwärts in die Mulde an Ihrem unteren Hals. Verweilen Sie dort. Lassen Sie dann Ihre Aufmerksamkeit wie Honig durch Ihren Körper abwärts fließen.

Es spielt keine Rolle, welche Route Sie nehmen. Eine Möglichkeit ist es, vom Hals zum Herzen zu gehen und von dort aus zuerst die Knochen des einen Armes und dann des anderen hinunter. Verweilen Sie im Spüren beider Hände gleichzeitig. Kehren Sie von dort zum Herzen zurück und bewegen Sie sich langsam nach unten zum Bauch, dem Becken und den Fortpflanzungsorganen. Gehen Sie dann in einem Bein nach unten bis zum Fuß, ebenso im anderen Bein, und ruhen Sie in beiden Füßen gleichzeitig.

Der Weg ist nicht wichtig. Was viel mehr zählt, ist die Qualität von Intimität und Verbundenheit, die Sie in diese Erkundung einbringen, und dass Sie die Empfindung von innen spüren, anstatt den Körperteil zu visualisieren, den Sie erkunden.

Lassen Sie die Erforschung spielerisch sein. An manchen Tagen wollen Sie vielleicht ganz langsam durch Ihren Körper reisen und zum Beispiel tief in die Details der Hand eintauchen und jeden Finger einzeln spüren oder gar jedes Gelenk eines Fingers oder jeweils die Hälfte eines Gelenks eines Fingers. An anderen Tagen möchten Sie Ihren Fokus vielleicht weiter halten. Strengen Sie sich nicht an, um Empfindungen zu lokalisieren oder zu verstärken. Entspannen Sie sich einfach, und erlauben Sie ihnen, in Erscheinung zu treten.

Manche Bereiche Ihres Körpers mögen sich leblos, taub oder unsichtbar anfühlen. Das ist in Ordnung. Vertrauen Sie darauf, dass Ihr Körper auf seine eigene Weise mit Ihnen sprechen wird, in seiner eigenen, für ihn stimmigen Zeit. Sie schaffen gerade einen sicheren Raum, in dem diese Unterhaltung stattfinden kann.

Wie bei jeder Meditation wird auch bei dieser Übung Ihre Aufmerksamkeit unweigerlich abdriften und beizeiten werden Sie feststellen, dass Sie gerade die Gänge im Süßigkeitenladen Ihrer Gedanken entlang schlendern (oder vielleicht auch durch eine selbst erschaffene Hölle gehen). Wenn Sie bemerken, dass das geschehen ist, bringen Sie sich einfach zurück zu dem Teil Ihres Körpers, in dem Sie zuletzt anwesend waren. Verbinden Sie sich wieder mit dem Spüren und setzen Sie auf sanfte Weise Ihre Erkundungen fort. Wenn Sie feststellen, dass Sie bei einer bestimmten Körperstelle immer wieder abdriften, nehmen Sie diese Tendenz einfach zur Kenntnis. Spinnen Sie keine Geschichten darum herum.

Woche 1: Den Körper bewohnen

Wenn Sie dann Ihre gemächliche Reise beendet haben, weiten Sie Ihren Fokus auf Ihren gesamten Körper aus. Spüren Sie sich als unendlichen Himmel, gesprenkelt mit den flackernden Sternen der entstehenden und vergehenden Empfindungen.

Eine Anmerkung zu dem Audio-Download: Es ist natürlich sehr angenehm, durch diese Übung geleitet zu werden. Doch üben Sie in jedem Fall auch alleine, nachdem Sie die geführte Meditation ein paar Mal angehört haben. Auf diese Weise werden Sie wichtige Lektionen darüber lernen, wie und warum Sie abschweifen, wenn Sie nicht kontinuierlich von außen dazu ermuntert werden, zurückzukehren.

Jedes Mal, wenn Sie mit der Taschenlampe Ihrer konzentrierten Aufmerksamkeit durch die abgedunkelten Korridore Ihres Körpers gehen, wird ihr Lichtschein heller und mehr und mehr Ihres inneren Erlebens wird beleuchtet. Verschlossene Räume voller Empfindungsschätze werden sich öffnen.

Versuchen Sie Folgendes: Üben Sie den Body Scan in einer beliebigen Haltung. Probieren Sie ihn in einer gestützten erholsamen Yogahaltung, wie etwa Supta Baddha Konasana (der liegende festgehaltene Winkel, oder auch die Haltung der liegenden Göttin) oder in einer einfachen stehenden Haltung wie Tadasana (Berghaltung) aus.

In Ihrer Asana-Praxis in dieser Woche

Alle Übungen, die wir in dieser Woche erkundet haben, eignen sich gut, um die Asana- oder Pranayamapraxis zu beginnen. Von den Übungen zum Spüren des Körpers können Sie mit vertiefter Sensibilität in Ihre Bewegungs- oder Atemarbeit eintauchen. Können Sie mit dem Bereich, den Sie in Stille erkundet haben, verbunden bleiben, während Sie sich bewegen und atmen? Können Sie den Fokus Ihrer Aufmerksamkeit auf andere Bereiche richten, wie beispielsweise der Ausrichtung der Schultergelenke im herabblickenden Hund, und spüren, wie dieser Teil Ihres Körpers auf gleiche Weise lebendig wird? Können Sie sich dem Atem als einer lebendigen Empfindung öffnen?

In Ihrer Sitzmeditation in dieser Woche

Halten Sie in jedem Fall mindestens 10 bis 15 Minuten für eine Sitzmeditation am Ende Ihrer Übungszeit frei. Im weiteren Verlauf des Kurses werden Sie diese Zeit allmählich verlängern. In Woche 5 werden wir die Einzelheiten der Sitzhaltung in der Meditation detailliert besprechen. Für jetzt suchen Sie sich einfach eine Sitzhaltung aus, die sowohl bequem ist, als auch Wachheit fördert, und in der die Wirbelsäule aufrecht und entspannt sein kann. Denken Sie nicht, dass Sie unbedingt mit gekreuzten Beinen auf dem Boden sitzen müssen; es ist in Ordnung, auf einem Stuhl zu sitzen, wenn das für Sie bequemer ist.

Meditierende werden oft angewiesen, sich auf den Atem als Anker für die Aufmerksamkeit zu fokussieren. Aber wenn man nicht stabil in der gefühlten Wahrnehmung des Körpers geerdet ist, kann sich der Atem eher wie ein abstraktes Konzept denn wie eine dynamische, lebendige Empfindung anfühlen. Aus diesem Grund beginnen Sie in Ihrer Sitzmeditation in dieser Woche damit, Ihre Körperempfindungen als Anker für Ihre Aufmerksamkeit zu verwenden, genau wie Sie es in den anderen Übungen gemacht haben. So trainieren Sie Ihre Fähigkeit zu beständiger Präsenz, indem Sie Ihren Geist wieder und wieder zu einem Aspekt Ihrer gegenwärtigen verkörperten Erfahrung zurückbringen.

Wenn Sie sich dann in Ihrer Sitzhaltung niedergelassen haben, laden Sie Ihre Aufmerksamkeit dazu ein, durch Ihren Körper zu fließen, so wie Sie es in der liegenden Variante der Übung *Den gesamten Körper erkunden* getan haben. Damit es etwas Kontinuität gibt, ist es gut, dem gleichen Weg zu folgen, den Sie im Liegen genommen haben, also mit den Sinnesorganen zu beginnen und dann weiterzugehen. Nehmen Sie wahr, wie es ist, Ihre Aufmerksamkeit durch den Körper reisen zu lassen, wenn Sie sitzen. Ist es einfacher oder schwieriger für Sie als im Liegen? Manche Menschen finden es einfacher, wach und konzentriert zu bleiben, wenn sie sitzen. Andere Menschen fällt es im Sitzen schwerer, sich zu entspannen und mit subtilen Gefühlen in Kontakt zu kommen.

Wenn Sie eine gemächliche Runde durch den Körper beendet haben, haben Sie die Wahl, worauf Sie Ihren „Gewahrseinsfokus" richten möchten.

- Lassen Sie Ihre Aufmerksamkeit weiter durch den Körper kreisen. Lassen Sie Ihre Erkundung dabei mit jeder Runde tiefer und einfühliger werden.

- Verankern Sie Ihre Aufmerksamkeit in einem bestimmten Teil Ihres Körpers, zum Beispiel den Händen oder den Füßen, und kehren Sie immer wieder zu der gefühlten Wahrnehmung dieses Berührungspunktes zurück.

- Weiten Sie den Fokus Ihres Gewahrseins auf den ganzen Körper zugleich aus, wie Sie es beim Body Scan im Liegen getan haben. Ruhen Sie in der den ganzen Körper umfassenden Empfindung des in Wellen kommenden und gehenden Atems. Spüren Sie sich als der Raum, in dem die Atemwellen entstehen und vergehen.

- Falls Sie den Atem in einem bestimmten Bereich am stärksten gespürt haben, etwa im Bauch, in der Brust oder in den Nasenlöchern, lassen Sie Ihre Aufmerksamkeit in den Empfindungen in diesem Bereich ruhen.

Entscheiden Sie sich für eine der Herangehensweisen und verwenden Sie diese als Ihren Anker. Welche auch immer Sie wählen, mitten in der Meditation wird Ihnen mit Sicherheit eine andere reizvoller erscheinen. Fangen Sie nicht an, hin und her zu springen. Bleiben Sie bei dem, was Sie gewählt haben. Beruhigen Sie sich damit, dass Sie sich in der nächsten Meditation etwas anderes aussuchen können.

Zwölf Wochen

Die Aufmerksamkeit wiederholt zu einem bestimmten Aspekt Ihrer körperlichen Erfahrung zurückzuführen, ist eine Form der Konzentrationsübung *(samatha)*. Sie ist darauf ausgelegt, Herz und Geist zu sammeln, wenn sie zerstreut sind, und ein Gefühl von Stabilität und Leichtigkeit zu nähren. Dennoch ist es völlig normal, dass sie zunächst einmal Licht darauf wirft, wie zerstreut Sie in Wirklichkeit sind. Egal, welchen Ankerpunkt Sie gewählt haben, Sie werden unweigerlich völlig abschweifen. Sie werden nicht nur über andere Meditationstechniken phantasieren. Sie werden über ein ganz und gar anderes Leben phantasieren. Seien Sie nicht hart zu sich, wenn das geschieht. Geben Sie Ihrem Phantasie-Selbst eine Umarmung und sagen Sie ihm oder ihr: Jetzt nicht. Jetzt hören wir dem Körper zu, wie er uns von all den Gefühlen erzählt, die wir vor lauter Geschäftigkeit nicht gehört haben.

In Ihrem Alltag in dieser Woche

Stellen Sie einen Timer in Ihrem Telefon oder Computer so ein, dass er zu bestimmten Zeiten während des Tages oder in regelmäßigen Abständen läutet. Wenn Sie die Glocke hören, halten Sie inne und verbinden Sie sich mit einem Ankerpunkt, der für Sie gut funktioniert – vielleicht Ihre Hände oder Ihre Fußsohlen. Nehmen Sie sich ein oder zwei Minuten, um zu spüren, wie die Empfindungen darin lebendig werden.

Wenn es Ihnen gerade möglich ist, können Sie die Augen schließen – aber es ist auch sehr gut, diese Übung zu machen, ohne dabei Ihre Aktivitäten zu unterbrechen. Spüren Sie Ihre Hände, während Sie abwaschen, etwas in den Computer tippen oder im Garten graben. Spüren Sie Ihre Füße, während Sie gehen oder fahren. Nehmen Sie wahr, ob es möglich ist, Ihren Körper auch weiterhin zu spüren, während Sie einkaufen, telefonieren oder eine E-Mail verschicken. Wann fällt es Ihnen leicht, sich mit der gefühlten Wahrnehmung Ihres Körpers zu verbinden? Wann fällt es Ihnen schwer?

RESSOURCEN

Zur weiteren Erkundung des detaillierten und entspannten Spürens des Körpers, das wir in dieser Woche geübt haben, kenne ich keine bessere Ressource als die Bücher, CDs und herunterladbaren Übungen von Richard Miller zu Yoga Nidra. Sie finden sie alle unter www.irest.us. Von Richard habe ich Yoga Nidra gelernt und bin nach wie vor inspiriert von der Tiefe seiner Praxis und seines Engagements. Falls Sie Ihre achtsame Yogapraxis mit yogischer und buddhistischer Philosophie verbinden wollen, ist Frank Jude Boccios exzellentes Buch *Mindfulness Yoga* (Dtsch. Titel: *Achtsamkeits-Yoga – Die erwachte Einheit von Atem, Körper und Geist*) eine großartige Ressource.

WOCHE 2

Den Körper in Bewegung erkunden

Vor einigen Jahren schenkte mir mein Partner Teja zu Weihnachten eine runde Yogamatte mit einem Durchmesser von knapp zwei Metern. Als ich sie ausrollte und im Funkeln der Lichter am Weihnachtsbaum anfing zu üben, war ich verblüfft darüber, wie sich meine Asanas verwandelten. Meine Gesten wurden runder, weniger eckig. Ich nahm mehr Raum ein. Ich bewegte mich in Spiralen und Kreiseln. Zu meinem Erstaunen wurde mir klar, dass meine dreißig Jahre umfassende Yogapraxis unbewusst durch die kastenförmigen Begrenzungen eines Kunststoffrechtecks von circa zwei Metern mal achtzig Zentimetern geprägt war.

Natürlich ist an einer rechteckigen Yogamatte nichts auszusetzen. Es ist ein nützliches und praktisches Werkzeug. Und auch eine runde Matte würde mit der Zeit ihre eigenen Begrenzungen aufweisen: Warum bewege ich mich nicht durch den ganzen Raum? Warum reiße ich nicht Fenster und Türen auf und tanze durch sie hindurch?

Die Yogamatte ist nur ein Beispiel dafür, wie wir unsere Reise des Erwachens manchmal durch äußere Formen unbewusst begrenzen. Die Yogahaltungen an sich, wenn man sie rigide oder unbewusst praktiziert, können zu Beschränkungen unserer Freiheit werden, anstatt zu Mitteln der Entfaltung. Die Meditationspraxis kann schlicht ein weiterer Weg sein, auf dem wir versuchen, uns als oberster Diktator unserer inneren Welt durchzusetzen, und uns dann fertig machen, wenn wir erfolglos bleiben.

Wir werden also in dieser Woche Möglichkeiten erkunden, wie wir in unseren Körpern wach bleiben können, während wir uns in die Formen des Yoga-Asana hinein und wieder hinaus begeben. Wir werden an die Sensibilität für unsere innere Landschaft anknüpfen, die wir in der ersten Übungswoche entwickelt haben, indem wir sie auf die bewusste Bewegung erweitern – nicht mit dem Augenmerk darauf, *was* wir in unserer Yogapraxis tun, sondern *wie viel wir spüren*, während wir es tun. Wir werden weiter an unserem Aufmerksamkeitsfokus forschen und lernen, bewusst zu wählen, worauf wir unser Gewahrsein richten, während wir uns bewegen, sowie mehr darüber erfahren, wie unsere Aufmerksamkeit natürlicherweise auf unsere wechselnden Aktivitäten reagiert. Außerdem werden wir unser Verständnis dessen vertiefen, was wir intuitiv längst wissen, nämlich dass das Gewahrsein weitaus größer ist als all die Empfindungen und Bewegungen, die darin entstehen und vergehen.

In dieser Woche werden wir in der Erkundung unseres physischen Körpers durch bewusste Bewegung zudem lernen, uns geschickt zwischen drei wichtigen Dimensionen unserer Praxis zu bewegen: Zunächst unseren Körpern genauso zu begegnen und sie zu akzeptieren, wie sie sind. Dann daran zu arbeiten, sie von einschränkenden, beengenden Gewohnheitsmustern zu befreien. Und schließlich die positiven Qualitäten von Energie, Offenheit und Sensibilität zu kultivieren. Diese drei grundlegenden Aspekte der Achtsamkeitspraxis werden auf jeder Stufe unserer gemeinsamen Erkundung immer wieder zum Vorschein kommen, wenn wir mit dem physischen Körper, dem Atem, dem Herzen und dem Geist arbeiten.

> ▶ Eine 45-minütige geführte Praxis, die auf den Übungen aus Woche 2 beruht, finden Sie auf annecushman.com/practices.

Die Kunst des Erkundens

Zu Beginn etwas, das man über Yogahaltungen im Gedächtnis behalten sollte: Sie wurden von Menschen erfunden.

Manche von ihnen hat man sich vor sehr langer Zeit ausgedacht, vor Hunderten oder sogar Tausenden von Jahren. Manche, einschließlich vieler Haltungen, die wir heute als „klassisch" betrachten, wurden von indischen Yogis in den Anfängen des zwanzigsten Jahrhunderts erfunden. Manche wurden aus so unterschiedlichen Disziplinen wie den Fitnesstrainings des YMCA oder der schwedischen Gymnastik importiert und dann mit Sanskrit-Namen versehen. Manche wurden erst letzte Woche erfunden. All diesen Yogahaltungen mit ihren Bögen und Drehungen, die Sie in Yogakalendern bewundern können, wohnt nicht per se etwas Heiliges inne. Was sie heilig macht, ist erst die Weise, in der wir sie mit unserer Aufmerksamkeit bewohnen.

Die Bewegungsmöglichkeiten des menschlichen Körpers sind zwar begrenzt, doch Menschen aus verschiedensten Kulturen und Zeiten haben diese Grenzen gründlich auf die Probe gestellt. Es ist wahrscheinlich, dass die frühesten Formen der Asana-Praxis spontane Eruptionen aus tiefen meditativen Zuständen waren, das Erbeben von psycho-spiritueller Energie im ganzen Körper, die sich in Bewegung freisetzte. Dann begannen Hatha Yogis, diese spontanen Bewegungen zu imitieren und systematisieren, um Zugang zu jenen Zuständen zu erlangen, die diese ursprünglich inspiriert hatten.

Ich erwähne das nicht, um die formalen Yoga Asanas abzuwerten, die wir heute weithin praktizieren und bei denen es sich um kraftvolle

Zwölf Wochen

Methoden zur Transformation handelt, die den Körper und die Psyche im Verlauf einer lebenslangen Praxis prägen. Sie sind ein außergewöhnlicher Ausdruck der Möglichkeiten des menschlichen Körpers, ein Gefäß für Energie und ein Mittel, um unsere innere Welt zu erforschen. Yogahaltungen können präzise geschliffene Instrumente sein, um ein strukturelles Ungleichgewicht zu adressieren, das seinerseits ein Ungleichgewicht im Geist reflektiert, aufrechterhält oder sogar erzeugt. Sich auf die Nuancen somatischen Erlebens einzustimmen, ist eine faszinierende Weise, die Aufmerksamkeit zu nutzen. Und die Beachtung der Prinzipien der Haltungsausrichtung ist ein wichtiger Aspekt einer achtsamen Yogapraxis.

Doch das, was wir eine „Haltung" nennen, ist nur fließender Moment, festgehalten in einem Schnappschuss. Er ist nicht mehr oder weniger bedeutsam als der unmittelbar vorangegangene Moment. Schnappschüsse beschwören Erinnerungen herauf und halten sie am Leben: Sie erfreuen sich an dem Foto, das Sie und Ihren besten Freund zeigt, wie Sie in einer Hütte in den Bergen auf Ihren Geburtstag anstoßen. Doch das Foto zeigt nicht, was ein paar Minuten später geschah, als ein Schwarzbär in die Hütte eindrang und die Tür aus den Angeln flog.

Lassen Sie also in dieser Woche bei Ihrer Praxis jegliche Fixierung auf Formen los, so dass Sie wirklich von innen heraus spüren können, wie Ihr Körper sich bewegt. Empfindungen sind die Sprache des Körpers. Lauschen Sie der Geschichte Ihres eigenen Körpers, als ob Sie einer Freundin zuhörten, die Ihnen lange gehütete Geheimnisse anvertraut. Stimmen Sie sich auf die Teile Ihres Körpers ein, die geradezu danach schreien, gehört zu werden – und auch auf jene Bereiche, die verstummt oder taub sind.

Bewegen Sie sich aus dem Spüren heraus, und erlauben Sie wiederum Ihren Bewegungen, mehr Gespür in die Bereiche zu bringen, die Ihrer Aufmerksamkeit noch verborgen sind. Öffnen Sie verschlossene Räume, erkunden Sie versteckte Winkel, klappen Sie die Fensterläden von stickigen Dachböden auf. Lassen Sie die Ausrichtung organisch aus der Ihrem Körper innewohnenden Intelligenz entstehen.

Woche 2: Den Körper in Bewegung erkunden

Praktizieren Sie Yoga als eine Möglichkeit, die Kisten zu öffnen, in die Sie sich selbst gesteckt haben, und nicht dazu, sich in weitere zu quetschen. Welche andere Formen in Ihrem Leben haben Sie sich gezwungen, anzunehmen? Wo sonst könnte Ihre Bewegungsfreiheit durch die Konventionen anderer Leute beschränkt sein?

Auf diesem Weg werden Sie Teile Ihres Körpers entdecken, die eingeklemmt, verletzt oder empfindlich sind. Gehen Sie mit ihnen besonders sanft um, nicht so, als seien Sie ein Hindernis auf dem Weg zum Erfolg, sondern Geschenke, die man auspacken kann. Fragen Sie sie, was sie brauchen, um zu heilen oder sich zu entspannen. Indem Sie so mit sich selbst umgehen, erweitern Sie Ihre Fähigkeit, Ihrer inneren Welt mit Freundlichkeit und Sensibilität zu begegnen – eine Fähigkeit, die Ihnen von großem Nutzen sein wird, wenn Sie Ihre Aufmerksamkeit den subtileren Aspekten Ihrer Erfahrung zuwenden.

Erinnern Sie sich daran, dass Sie sich nicht lediglich in die Strukturen und die Ausrichtung einfühlen. Zwar wenden Sie sich der Eigenwahrnehmung Ihrer Knochen, Organe, Muskeln und Haut zu und auch dem, wie sie optimal zusammenspielen und funktionieren. Doch wenn Sie tiefer gehen, fangen solche anatomischen Unterscheidungen an, sich aufzulösen. Ihr Körper tritt als schimmerndes Feld von Empfindungen in Ihr Gewahrsein, wie Fledermäuse, die unter einer Straßenlaterne entlangschießen, tauchen sie auf und verschwinden wieder. Was Sie als *Hand* betrachten, löst sich in ein pixeliges Feld tanzender Details auf, ähnlich wie ein impressionistisches Gemälde eines Sees, das aus tausenden winzigen Farbpunkten besteht.

Verwenden Sie die Grundlagen der Asanas als Meißel, um Ihren Bewegungsspielraum zu öffnen, Kraft aufzubauen und die Intelligenz Ihres Körpers aufzuwecken. Bewegen Sie sich dann aber durch sie hindurch und darüber hinaus. Sie sind eine Wanderkarte, die Ihnen hilft, sich in einer majestätischen Wildnis zurechtzufinden. Aber verwechseln Sie sie nicht mit dem silbernen Fluss, der zwischen Granitfelsen fließt, oder dem rotgefiederten Falken, der mit einem Fisch in den Krallen darüber entlangsegelt.

Stapfen Sie nicht einfach bloß die ausgetretene Schneise einer Ihnen vertrauten Haltung entlang. Schlängeln Sie sich stattdessen auf den Pfaden der wilden Tiere. Halten Sie an einem versteckten Strand zu einem Picknick an. Sitzen Sie im Sand, hören Sie den Rufen der Möwen zu und nehmen Sie einen Bissen von dem Apfel, den Sie von einem herabhängenden Ast pflücken – süß und frisch, nach Regen und Unendlichkeit schmeckend.

Bewegen Sie sich langsam

Wenn Sie sich in der Kunst üben, sich aus Ihrem inneren Impuls heraus zu bewegen, ist es vor allem zu Beginn sinnvoll, ein gemächliches Tempo zu wählen.

Natürlich können Sie pulsierende Lebendigkeit erfahren, während Sie durch eine intensives Vinyasa fließen oder einen Bergpfad hinaufrennen und Ihnen dabei der kalte Regen ins Gesicht prasselt. Es gibt eine Gemeinschaft von koreanischen Zen-Mönchen, die eine Meditation praktiziert, bei der man im Freien rennt; mit flatternden Roben donnern sie durch die das Kloster umgebenden Felder.

Doch für die meisten Menschen ist es leichter, die Fähigkeit der Präsenz in langsamen Bewegungen zu entwickeln, zumindest anfänglich. Wie langsam sollten sie sein? Mit den Worten meines liebsten Qi-Gong-Lehrers gesagt: *Sei nicht schneller als Du mit dem Spüren in Kontakt bleiben kannst.*

Vielleicht kennen Sie die Essensmeditation, die oft auf Achtsamkeitsmeditations-Retreats gemacht wird, und bei der man sich zehn Minuten Zeit nimmt, um eine Rosine zu essen: Man dreht sie zwischen den Fingern, um ihre schrumpelige Oberfläche zu spüren, hält sie an die Nase, um ihre pikante Süße zu riechen, zerkaut sie zu Mus und spürt, wie sich die Zunge flink gegen die Zähne bewegt, während das Aroma die Geschmacksknospen flutet.

Es kann sinnvoll sein, Ihre Asana-Praxis auf ein ähnliches Tempo zu verlangsamen. Wenn Sie entschleunigen, haben Sie eine größere Chance,

Woche 2: Den Körper in Bewegung erkunden

Ihre Konzepte bezüglich einer Sache hinter sich zu lassen, ob es sich dabei nun um eine Gurke oder um den herabblickenden Hund handelt, und dadurch zu der lebendigen Erfahrung zu gelangen. In Ihrer Yogapraxis haben Sie Gelegenheit, gewohnheitsmäßige Haltungen und Bewegungen zu bemerken, zum Beispiel die Teile Ihrer Wirbelsäule, die sich zu wenig oder zu sehr beugen, oder die Art und Weise, wie Sie Ihre Füße reflexartig in einem bestimmten Abstand zueinander platzieren. Vielleicht bemerken Sie, dass Sie sich so in einige Haltungen gezwungen haben, dass Ihre Knie oder Ihr unterer Rücken zu sehr belastet werden, oder dass Sie sich in anderen Haltungen aufgrund von uneingestandenen Ängsten zurückgehalten haben.

Möglicherweise erkennen Sie, dass Aspekte Ihrer Praxis, die Sie seit Jahren aus Gewohnheit beibehalten und vielleicht sogar anderen beibringen, Ihnen nicht länger dienlich sind. Sie werden ein unmittelbares Wissen über Ihre innere Welt entwickeln, das Ihnen gestattet, Ihren eigenen Impulsen zu vertrauen, anstatt reflexartig dem Diktat anderer zu folgen.

Muss achtsames Yoga langsam sein?

Achtsames Yoga bedeutet auch, das *Wie* der Praxis klug zu wählen, so dass sie unseren Bedürfnissen in der jeweiligen Situation angemessen ist. Und zu vielen Gelegenheiten ist eine dynamische, schnelle Praxis genau das Richtige. Zum Beispiel in folgenden Situationen:

- Sie sprudeln vor überschüssiger Energie, die kanalisiert oder freigesetzt werden muss.
- Ihre Energie ist eher träge, stockend oder schläfrig. Sie fühlen sich vielleicht nicht nach Bewegung, aber wenn Sie versuchen würden, sich zur Meditation hinzusetzen oder sich in erholsame Haltungen zu begeben, würden Sie einschlafen.

- Ihr Körper ist gestresst und angespannt nach einem langen Arbeitstag, an dem Sie unter fluoreszierendem Licht am Computer oder um einen Konferenztisch herum gesessen haben. Jetzt müssen Sie einfach schwitzen, sich bewegen, atmen und sich gut fühlen, und vielleicht die Musik dazu aufdrehen.

- Sie brauchen schlichtweg ein gutes Fitnesstraining und Yoga ist das Training Ihrer Wahl.

Ein guter Lehrer bietet nicht ein und dieselbe Praxis für ältere Menschen im Pflegeheim, gefährdete Jugendliche und schwangere Frauen an. Werden Sie sich über Ihre eigene Situation klar, und greifen Sie diejenigen Übungen auf, die Sie am meisten brauchen, in dem Tempo, das Sie brauchen, um einen Zustand von entspannter, wacher Präsenz zu erreichen.

Achten Sie allerdings darauf, nicht einfach in ein unhinterfragtes Glaubenssystem über die „richtige" Praxis zurückzufallen. Experimentieren Sie mit verschiedenen Geschwindigkeiten – auch damit, die Ihnen vertrauten Übungen einmal deutlich zu verlangsamen – so dass Sie von innen heraus wissen, wie sie sich jeweils auf Körper, Nervensystem, Herz und Geist auswirken.

Die Kunst des langen Haltens

Eine weitere nützliche Methode, um die Empfindungen aufzuwecken, ist es, sich in einer Haltung Ihrer Wahl für längere Zeit niederzulassen, so dass die tieferen Schichten in Ihrem Körper und Ihrer Psyche sich allmählich zeigen können.

Wenn Sie eine Asana für längere Zeit halten, rufen Sie Ihrem Körper nicht bloß flüchtig „Na, wie geht's?" zu. (Sie kennen ja diese Art von Unterhaltungen, die einzig akzeptable Antwort ist: „Ganz gut. Und

Woche 2: Den Körper in Bewegung erkunden

Dir?") Stattdessen lassen Sie sich nieder, wie um Zeit mit einem guten Freund zu verbringen. Sie fragen so, wie wenn Sie es wirklich wissen wollen: „Wie geht es Dir?" Dann bleiben Sie da, um die Antwort zu hören, auch wenn es eine Weile dauert.

Das ist eine andere Art der Praxis als die spontane Erkundung in der Bewegung. Sie fügen sich bewusst einem bestimmten strukturellen und zeitlichen Rahmen, um zu sehen, was sich zeigen mag. Wie es in einem Zen-Sprichwort heißt: *Stecke eine Schlange in einen Bambusstock, und sie wird ihre wahre Natur entdecken.*

Die Yin-Yogapraxis ist eine wunderbare Möglichkeit zu dieser Art von Erkundung. Im Yin-Yoga bringt man den Körper in lange gehaltene, passive Posen, die Druck auf die Muskeln, das Bindegewebe und die hindurch verlaufenden subtilen Energiekanäle ausüben. Auf der körperlichen Ebene erlaubt Yin-Yoga den tieferen Schichten des Körpers – den dichteren, festeren Geweben der Bänder und des Bindegewebes – sich auf eine Weise zu entspannen, für die sie nicht genügend Zeit haben, wenn man sich schneller bewegt. Im Hinblick auf den subtilen Körper sagt man vom Yin-Yoga, es rege die Lebenskraft, das Prana oder Qi, dazu an, sich durch die energetischen Bahnen zu bewegen und die Bänder und Gelenke zu nähren.

Yin-Yoga ist eine sehr gute Möglichkeit, um den Körper auf die Sitzmeditation vorzubereiten; unter anderem öffnet es die Hüften und erhält die Flexibilität im Iliosakralgelenk. Aber es ist auch eine Meditation, in der die auftauchende Erfahrung durch den Filter der beständigen Aufmerksamkeit sickert. Wenn die tiefen Gewebe des Körpers loslassen, setzen sie Erinnerungen, Emotionen und Träume frei. Während Sie in den Yin-Haltungen verweilen, stimmen Sie Ihre inneren Ohren auf eine Symphonie ein, die von Ihrem ganzen Sein gespielt wird.

Es ist ebenfalls gut, das lange Halten in dynamischen Haltungen zu erkunden, etwa in stehenden Haltungen wie dem Dreieck oder dem Krieger, auch wenn Sie wahrscheinlich nicht allzu lange darin bleiben können. Betrachten Sie das Ganze nicht als einen Ausdauertest und erstarren Sie nicht, um länger in der Haltung zu bleiben. Stattdessen können Sie die Haltung eher so „halten", wie Sie ein Baby in den Armen halten würden.

Wenn Sie das lange Halten in dynamischen Haltungen üben, fördern Sie sowohl Ausdauer als auch Entspannung, also die Fähigkeit, eine längere Zeit auf sanfte und doch beharrliche Weise bei einer herausfordernden Aufgabe zu bleiben. So viele Dinge im Leben erfordern diese Art flüssiger Beharrlichkeit, ob nun die Gründung eines Unternehmens, die Erziehung eines Kindes, das Aufnehmen eines Liedes oder die Rettung eines Regenwaldes. Daher ist es gut, sie an etwas zu üben, bei dem nicht so schrecklich viel auf dem Spiel steht.

ANNIE MAHON

Geerdet bleiben

Annie Mahon ist die Leiterin des Circle Yoga Center in Washington, D.C.

Die Yogapraxis hat wirklich dazu beigetragen, die Achtsamkeitspraxis zu einem Teil von mir zu machen, statt bloß zu einem weiteren Thema, über das man sich beim Abendessen unterhalten kann.

Meine Tochter machte sehr schwere Zeiten durch, als sie im College war. Ich musste hinfahren, um ihr zu helfen, als sie es mit der Polizei zu tun bekam. Wenn ich nicht in der Lage gewesen wäre, für sie da zu sein und in meinem Körper geerdet zu bleiben, wäre ich die Wände hoch gegangen, da bin ich mir sicher. Stattdessen konnte ich mit ihr dort hin gehen, wohin sie emotional gehen musste, und sie bei der Entscheidung unterstützen, was zu tun war. Wenn ich zurückdenke, fühlt sich diese Zeit nicht wie eine Krise an. Es fühlt sich an wie: „Oh, es war wirklich schwer, aber ich war da." Es war sehr unerfreulich für alle, aber es fühlt sich nicht so an, als hätte es die Art von Narbe hinterlassen, die es sicherlich getan hätte, wenn ich mich in Angst und Panik verloren hätte.

WOCHE 2 ÜBUNGEN

Übung 2.6:	Die Hände in Bewegung spüren (2 – 3 Minuten)	(Seite 103)
Übung 2.7:	Die Arme in Bewegung spüren (5 – 10 Minuten)	(Seite 104)
Übung 2.8:	Den Körper in Bewegung erkunden / Katze – Kuh (5 Minuten)	(Seite 105)
Übung 2.9:	Der Weg in den herabblickenden Hund (5 Minuten)	(Seite 107)
Übung 2.10:	Den Aufmerksamkeitsfokus in Bewegung verändern – Halbe Sonnengrüße (15 Minuten)	(Seite 110)
Übung 2.11:	Einen konstanten Anker halten (15 – 30 Minuten)	(Seite 112)
Übung 2.12:	Langes Halten einer Yin-Haltung (3 – 5 Minuten)	(Seite 114)
Übung 2.13:	Langes Halten einer Standhaltung (3 – 5 Minuten)	(Seite 116)
Übung 2.14:	Öffnung von eingeklemmten oder tauben Bereichen (45 Minuten)	(Seite 118)

Beginnen Sie in dieser Woche jede Praxiszeit mit der Übung *Im Körper ankommen* (Seite 73) oder *Den gesamten Körper erkunden* (Seite 83) aus der letzten Woche. Entscheiden Sie dann, ob Sie sich in der heutigen Asana-Praxis mehr auf die Erkundung von Bewegung, die Entwicklung von beständiger Aufmerksamkeit durch das lange Halten einer Asana oder den Beginn eines Dialogs mit schwerer zugänglichen Teilen Ihres Körpers konzentrieren wollen. Hier sind einige mögliche Sequenzen:

Zwölf Wochen

Tag 1, Bewegungserkundung: Beginnen Sie mit der Übung *Die Hände in Bewegung spüren* (Seite 103), *Die Arme in Bewegung spüren* (Seite 104), *Den Körper in Bewegung erkunden* (Seite 105) und *Der Weg in den herabblickenden Hund* (Seite 107). Gehen Sie dann dazu über, andere Haltungen in freier Form zu erkunden und verweilen Sie dabei mindestens fünf Minuten in jeder Haltung.

Tag 2, Bewegungserkundung: Beginnen Sie mit der Übung *Den Aufmerksamkeitsfokus in Bewegung verändern – Halbe Sonnengrüße* (Seite 110), und fahren Sie mit dieser Praxis in verschiedenen Vinyasa Flows fort. Das ist eine gute Möglichkeit, um in ein dynamischeres Training einzusteigen, während Sie dabei weiterhin achtsame Präsenz üben.

Tag 3, langes Halten: Begeben Sie sich nach Ihrem anfänglichen Check-In direkt in die Übung *Langes Halten einer Yin-Haltung* (Seite 114). Machen Sie dann 30 bis 90 Minuten lang eine komplette Yin-Sequenz, während der Sie jede Position vier bis acht Minuten halten.

Tag 4, langes Halten: Für eine mehr auf Kraft ausgerichtete Praxis beginnen Sie mit der Übung *Langes Halten einer Standhaltung* (Seite 116), gefolgt von einer 30 bis 40 minütigen Sequenz aus Standhaltungen, die sie jeweils für drei bis fünf Minuten halten.

Tag 5, eingeklemmte Bereiche öffnen: Konzentrieren Sie sich nach dem anfänglichen Check-In darauf, mit jenen Teilen Ihres Körpers in Kontakt zu kommen, die für Sie schwieriger zu spüren sind, indem Sie die Übung *Öffnung von eingeklemmten oder tauben Bereichen* (Seite 118) machen.

Tag 6 und 7: Nachdem Sie verschiedene Herangehensweisen an die Praxis erkundet haben, können Sie nun die Kombination wählen, die Ihren Bedürfnissen an diesem Tag am ehesten entspricht.

Sorgen Sie dafür, nach jeder Asana-Praxis noch mindestens 15 Minuten Zeit für die Sitzmeditation zu haben (die entsprechenden Anleitungen für diese Woche finden Sie auf Seite 120). Nehmen Sie wahr, wie Ihre sich vertiefende Beziehung zu Ihrem Körper sich auf Ihre Sitzmeditation auswirkt.

ÜBUNG 2.6
Die Hände in Bewegung spüren (2 – 3 Minuten)

In dieser Übung werden Sie die Fähigkeit, den Körper in Stille zu spüren, die Sie in der letzten Woche geübt haben, durch einfache, explorative Bewegungen stärken. Es ist einfach, den Körper zu spüren, wenn Sie durch dynamische Bewegungen intensive Empfindungen produzieren. Hier allerdings üben Sie sich in der subtileren Kunst, intime Präsenz auch in Routinehandlungen aufrechtzuhalten.

Begeben Sie sich in eine bequeme Sitzhaltung und legen Sie Ihre Hände mit den Handflächen nach oben in den Schoß. Genau wie in der Übung *Beide Hände spüren* (Seite 78) aus der letzten Woche lassen Sie Ihre Aufmerksamkeit nun in der gefühlten Wahrnehmung Ihrer Hände ruhen.

Nachdem Ihre Hände in Ihr Gewahrsein getreten sind, beginnen Sie damit, die Finger beider Hände zu Fäusten zu ballen. Nehmen Sie wahr, wie sich die Bewegung auf die Empfindungen auswirkt. Vielleicht spüren Sie eine Gefühlsexplosion. Oder vielleicht stellen Sie auch fest, dass Ihre Aufmerksamkeit verblasst und sich zerstreut, sobald Sie anfangen, sich zu bewegen. Bleiben Sie in jedem Fall mit den sich verändernden Empfindungen präsent. Wenn Ihre Hände vollständig geschlossen sind, pausieren Sie für einen Moment und fangen Sie dann an, die Finger allmählich wieder zu öffnen, bis die Hände vollständig geöffnet sind wie eine Blüte. Pausieren Sie dann nochmals einen Herzschlag lang.

Fahren Sie damit fort, die Hände langsam zu schließen und zu öffnen. Spüren Sie sie am genauesten, wenn sie ganz geschlossen oder ganz geöffnet sind? Was geschieht mit Ihrem Atem, während sich die Hände öffnen und schließen?

Nachdem Sie die Bewegung beendet haben, halten Sie einen Moment inne und spüren Sie Ihre Hände in Stille.

ÜBUNG 2.7
Die Arme in Bewegung spüren (5 – 10 Minuten)

Das Heben und Senken der Arme ist eine Bewegung, die sehr oft im Yoga vorkommt, von daher passiert es leicht, dabei in den Autopilotmodus zu verfallen. Nehmen Sie wahr, wie es ist, sich in eine vertraute Geste zu vertiefen und somit Ihre Praxis nicht durch mehr körperliche Komplexität, sondern durch höhere Sensibilität weiterzuentwickeln.

Beginnen Sie wie in der vorangegangenen Übung *Die Hände in Bewegung spüren*. Nachdem Sie die Hände einige Male zu Fäusten geballt und wieder geöffnet haben, erlauben Sie dieses Mal der öffnenden Bewegung der Hände, sich bis in die Arme auszubreiten, so dass die Arme anfangen, sich seitlich vom Körpers zu heben und nach oben zu schweben. Lassen Sie sie einige Male pulsieren, indem Sie sie fallen lassen und wieder vom Körper weg bewegen. Lassen Sie die Bewegung dabei jedes Mal ein wenig größer werden. Die Arme können sich zu den Seiten und über den Kopf strecken, vor Ihrem Körper in die Höhe schweben oder sich seitlich öffnen wie in einer Umarmung – auf die genaue Form kommt es nicht an. Wichtig ist eher, wie sehr Sie mit der Geste des Öffnen und Schließens in Kontakt sind. Wo spüren Sie den Ausgangspunkt der Bewegung? Was geschieht mit Ihrer Atmung, während die Arme steigen und sinken?

Nehmen Sie wahr, wohin Ihre Aufmerksamkeit geht, wenn Sie die Arme auf eine eher strukturierte, lineare Weise bewegen, zum Beispiel seitlich auf und ab. Fangen Sie dann an, die Bewegung frei spiralisieren zu lassen, in einer spielerischen Erkundung von nicht-linearem Raum. Lassen Sie die Arme wogen wie Algen auf den Wellen im Meer. Wie verändert sich die Qualität Ihrer Aufmerksamkeit? Wo sammelt sich Ihre Aufmerksamkeit am leichtesten: in der Gegend, in der die Empfindung am stärksten ist? In der Gegend, in der die Bewegung am größten ist?

Woche 2: Den Körper in Bewegung erkunden

Was ist das für eine Sache, die wir „Aufmerksamkeit" nennen, die hierhin und dorthin wandert, manchmal von selbst fließt und manchmal unter unserer Regie? Wer ist aufmerksam? Wer bestimmt, was geschieht?

ÜBUNG 2.8
Den Körper in Bewegung erkunden / Katze – Kuh (5 Minuten)

Unsere Energie fließt dorthin, wohin wir unsere Aufmerksamkeit lenken. Indem Sie lernen, Ihre Aufmerksamkeit zu lenken, während Sie in Bewegung sind, ohne etwas zu erzwingen, entwickeln Sie eine wirkungsvolle und heilsame Präsenz, die Sie in Ihr Leben und Ihre Beziehungen übertragen können.

Begeben Sie sich auf alle viere und platzieren Sie die Hände unter den Schultern und die Knie unter den Hüften. Bevor Sie gleich anfangen, sich zu bewegen, spüren Sie in das Gewicht und die Dichte Ihrer Knochen hinein. Verbinden Sie sich mit dem Windstoß Ihres Atems, der durch den Wald von Organen, Knochen und Haut weht.

Beginnen Sie damit, einfach zwischen der Katzen- und der Kuhhaltung hin und her zu rollen. Lassen Sie die Bewegung am Steißbein beginnen. Ziehen Sie das Steißbein ein und lassen Sie die Bewegung sich über die Wirbelsäule nach oben ausbreiten, bis sie den Kopf erreicht hat, der Bauch eingezogen und die Wirbelsäule gerundet ist. Dann lassen Sie die Bewegung sich vom Steißbein aus in die andere Richtung ausbreiten. Stellen Sie sich Ihre Wirbelsäule als eine sich windende Schlange vor, deren Kopf sich an Ihrem Steißbein befindet.

Körperlich betrachtet ist dies eine einfache Bewegung. Ihr Aufgabe ist es, sich währenddessen folgende Fragen zu stellen: Wie viel können Sie spüren? Können Sie sich selbst das Geschenk Ihrer eigenen hingebungsvollen Aufmerksamkeit machen?

Wiederholen Sie das einige Male und nehmen Sie wahr, worauf Ihre Aufmerksamkeit sich von selbst fokussiert: Auf den Bereich, der sich am meisten bewegt? Auf den Bereich, in dem die Empfindung am stärksten ist? Halten Sie den gesamten Körper in einem weiten, weichen Fokus oder konzentrieren Sie sich auf eine bestimmte Stelle? Bleibt diese Stelle gleich oder bewegt sich Ihre Aufmerksamkeit von einem Ort zum nächsten?

Fokussieren Sie Ihre Aufmerksamkeit dann einige Runden lang auf die Wirbelsäule. Bringen Sie mit jeder Welle Ihre Aufmerksamkeit tiefer und tiefer in die Muskeln, die die Wirbelsäule umgeben, die einzelnen Wirbel und das Rückenmark. In welchem Ausmaß ist das größere Feld Ihres Körpers noch in Ihrem Gewahrsein vorhanden, während die Wirbelsäule im Vordergrund Ihrer Aufmerksamkeit ist? Wie viel verbleibt noch in den Händen, den Füßen, der Haut?

Öffnen Sie die Bewegung nun in eine spielerische Erkundung hinein. Zeichnen Sie mit dem Steißbein Kreise in die Luft. Beugen Sie die Arme, so dass sich die Brust Richtung Boden senkt und wieder hebt. Nehmen Sie wieder wahr, wohin Ihre Aufmerksamkeit geht. Weiten Sie Ihren Fokus und betrachten Sie die Empfindungsfunken, die vom Feuer Ihrer Bewegung aus nach oben fliegen. Werden Sie dann noch präziser: die Spitze des Steißbeins, der Druck, der von den Fingerwurzeln in den Boden geht, der Raum zwischen den Wirbeln. Können Sie weiter fließen und atmen, während Ihr Fokus sich verengt?

Es gibt keine richtigen Antworten auf diese Fragen. Sie lassen sich auf eine sich immer weiter vertiefende Beziehung mit dem Wesen der Empfindung ein.

Wenn Sie Ihre Erkundung beendet haben, lassen Sie sich wieder in der Haltung des Kindes nieder. Nehmen Sie wahr, wo Ihre Aufmerksamkeit landet. Nehmen Sie wahr, wie die Bewegung sogar in der Stille weitergeht.

Versuchen Sie Folgendes: Praktizieren Sie diese Art Erkundung in einer beliebigen repetitiven, schwingenden Bewegung. Aus dem herabblickenden Hund in den aufblickenden Hund. Das Knie in einem Ausfallschritt oder einer Kriegerhaltung beugen und strecken. Probieren Sie diese

Varianten aus oder lassen Sie sich weitere einfallen. Wird Ihre Fähigkeit, bei der Empfindung zu bleiben, stabiler oder schwächer, wenn die Haltungen körperlich herausfordernder werden? Manchen Menschen fällt es leichter, die damit einhergehenden stärkeren Empfindungen zu spüren. Andere stellen fest, dass Sie dann trotz größter Bemühungen mehr auf die Ausführung der Haltung konzentriert sind als auf die innere Empfindung.

ÜBUNG 2.9
Der Weg in den herabblickenden Hund (5 Minuten)

Wir erkunden, wie wir mit der Form einer vertrauten Haltung spielen und dabei den Fluss der Lebendigkeit wecken können. Der Einfachheit wegen nehmen wir dazu den herabblickenden Hund, eine der beliebtesten Yogahaltungen, doch Sie können diese Erkundung auch in jeder anderen Haltung machen. Wenn es Ihnen schwer fällt, sich im herabblickenden Hund zu halten, können Sie die Hände gegen eine Wand oder auf einer Stuhlkante abstützen.

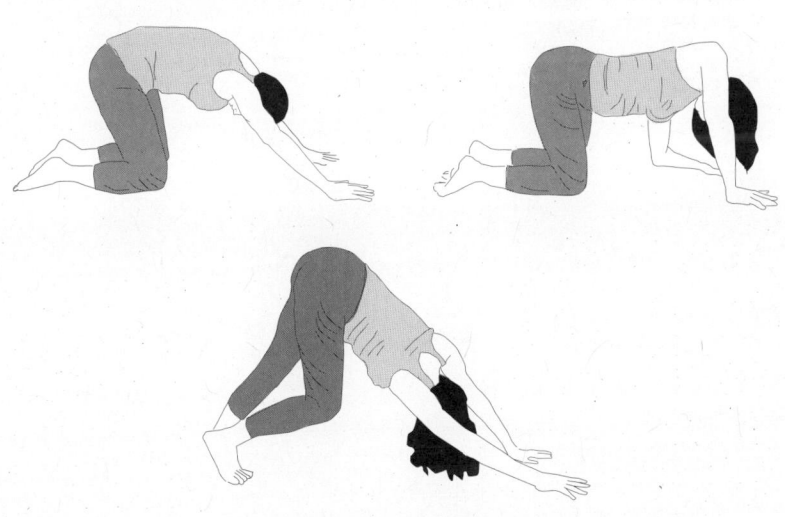

Zwölf Wochen

Beginnen Sie auf allen vieren wie bei der Katze-Kuh-Übung. Verwurzeln Sie die Hände und spüren Sie den Kontakt zur Erde. Rollen Sie Ihre Wirbelsäule einige Male hin und her wie bei der Katze-Kuh-Übung. Fangen Sie dann an, Ihr Becken allmählich Richtung Himmel zu heben, so als ob ein Ballon in Ihrem Bauch ihm Auftrieb geben würde. Kommen Sie im Laufe einiger Atemzüge langsam vollständig in die Haltung. Nehmen Sie wahr, ob Sie den Weg in die Haltung hinein als weniger Ihrer Aufmerksamkeit wert erachten als das Ziel. An welchem Punkt betrachten Sie sich als „angekommen"?

Wenn Sie meinen, dass Sie „da" sind, ruhen Sie sich einige Atemzüge lang in der Form aus, die wir als „herabblickenden Hund" etikettieren. Fangen Sie dann an, die Haltung in Bewegungen zu verflüssigen. Bewegen Sie sich langsam, lassen Sie die Bewegung tief unten in Ihrem Bauch beginnen und sich dann nach außen ausbreiten. Beugen Sie zunächst das eine Knie und dann das andere, erlauben Sie der Hüfte, zu sinken und den Oberschenkelknochen, locker zu hängen. Heben Sie ein Bein an und öffnen Sie das Hüftgelenk, wobei der Bauch etwas nach außen rotiert, und zeichnen Sie dann mit dem Oberschenkelknochen Spiralen in die Luft. Machen Sie vom Steißbein bis zum Scheitel Wellenbewegungen mit der Wirbelsäule. Nehmen Sie die Empfindungen wahr, die aufblühen, während Sie das tun. Fixieren Sie die Haltung nicht, sondern lassen Sie sie im Wind Ihres Atems wehen.

Lassen Sie die Yogahaltung zu einem Spalier werden, über und um das Sie sich winden und ranken, bevor Sie Ihre Blüten öffnen. In einem Garten streckt ein Weinstock sich von seinen Stäben und greift nach einer benachbarten Tomatenpflanze. Ein Kürbis schickt seine Ranken neugierig über die Erde. Möchten Sie das Spalier sein? Oder lieber die lebendige, Früchte tragende Weinpflanze?

Halten Sie die sich bewegende, atmende Form in einem weiten Aufmerksamkeitsfokus. Wo sind die Empfindungen am stärksten, und um was handelt es sich? Kribbeln? Pulsieren? Hitze? Pochen? Nehmen Sie wahr, ob Sie die Empfindung anatomisch benennen: *Schulter. Hüfte. Hals.* Lassen Sie dann die Benennung los und sinken Sie in die Empfindung an sich.

Machen Sie immer wieder Pausen, in denen Sie still werden, und suchen Sie nach der natürlichen Ausrichtung des Skeletts, die ein Gefühl von Gleichgewicht und Leichtigkeit am Besten fördert und zum Ausdruck bringt. Vielleicht ist das, was Sie als die Haltung betrachten, der ausbalancierteste und erholsamste Ort zum Pausieren, vielleicht aber auch nicht. Tasten Sie jetzt Ihren Körper mit der Aufmerksamkeit ab und schauen Sie nach, ob es Bereiche gibt, in denen Sie sich unnötig anspannen – Kiefer, Augen, Bauch, Beckenboden. Wirkt es sich auf die Empfindungsfähigkeit in anderen Bereichen Ihres Körpers aus, wenn Sie überflüssige Spannungen lösen?

Sie werden auf Bereiche stoßen, die sich zusammengezogen oder erstarrt anfühlen, die sich nicht auf die Art bewegen, wie Ihr Geist es gerne hätte. Begrüßen Sie diese Stellen freundlich: *Hallo, quengelige Hüfte. Hallo, verspannte Schulter. Hallo, eingeklemmter Wirbel.* Nehmen Sie wahr, ob Sie dazu neigen, diese Stellen als Probleme zu betrachten, die rasch behoben werden müssen. Verbringen Sie stattdessen ein wenig Zeit mit ihnen, so wie sie nun einmal gerade sind. Wie fühlen sie sich an? Bitten sie Sie vielleicht um etwas? Die Fähigkeit zu entwickeln, Teile Ihrer selbst genau zu betrachten und zu akzeptieren, ohne sofort Veränderungsmaßnahmen anzuordnen, ist wesentlich für die Kunst der Achtsamkeit.

Fahren Sie mit dieser Erkundung mindestens 15 Minuten lang fort. Wenn Ihre Arme ermüden, können Sie ruhig einige Male aus der Haltung hinaus und wieder hinein gehen. Ruhen Sie sich dazwischen in der Haltung des Kindes aus und nehmen Sie wahr, was mit der Qualität Ihrer Aufmerksamkeit geschieht. Können Sie in den Zeiten, die Sie als „zwischen" oder „nach" den Haltungen betrachten, gleichermaßen präsent sein? Falls der Impuls auftaucht, „endlich mit der nächsten Haltung weiterzumachen", nehmen Sie wahr, wo in Ihrem Körper Sie diesen Impuls spüren. Benutzen Sie ihn als Sprungbrett, um noch tiefer in Ihr Erleben dieses Augenblicks einzutauchen.

Versuchen Sie Folgendes: Machen Sie diese Art von Erkundung mit einer beliebigen anderen Haltung, die Ihnen relativ leicht fällt. Gehen Sie dabei nicht an Ihre Grenzen, so dass Ihnen genug Spielraum bleibt. Was geschieht mit Ihrer Fähigkeit, in einer Form und um sie herum zu experimentieren, wenn die Form schwieriger wird?

ÜBUNG 2.10
Den Aufmerksamkeitsfokus in Bewegung verändern –
Halbe Sonnengrüße (15 Minuten)

Durch die bewusste Verschiebung des Aufmerksamkeitsfokus während der Bewegung können wir die Erforschung unserer Aufmerksamkeit weiter vertiefen, ähnlich wie in der Übung **Den Aufmerksamkeitsfokus scharf stellen** *(1.3C auf Seite 79).*

Um es einfach zu halten, werden wir dazu den halben Sonnengruß nehmen, eine Sequenz, die den meisten Yoga-Praktizierenden vertraut ist.

Durch die Yogapraxis sind Sie bereits darin geübt, Ihre Aufmerksamkeit auf einen bestimmten Bereich zu richten, um präzise Korrekturen vorzunehmen. Hier jedoch werden wir diese Fähigkeit dazu verwenden, bloße, rezeptive Aufmerksamkeit zu kultivieren, während wir uns bewegen.

Begeben Sie sich in eine Standhaltung und richten Sie sich gleichmäßig aus. Lassen Sie dann, genau wie in der Übung *Die Hände in Bewegung spüren* (Seite 103), Ihre Aufmerksamkeit in Ihren Händen ruhen. Spüren Sie, wie sie lebendig werden. Laden Sie etwa 70 Prozent Ihrer

Aufmerksamkeit in Ihre Hände ein, während die anderen 30 Prozent das gesamte Feld Ihres Körpers und Atems halten.

Beginnen Sie nun mit langsamen Bewegungen die halben Sonnengrüße. Behalten Sie die Hände im Vordergrund Ihres Gewahrseins, während der Rest Ihres Körpers und Ihr Atem in den Hintergrund treten – so als ob Ihre Hände ein Solo im Orchester Ihrer körperlichen Empfindungen spielen würde, begleitet vom Rest des Körpers.

Lösen Sie nach einigen Runden halber Sonnengrüße Ihre Aufmerksamkeit von den Händen und kommen Sie ins Stehen. Lassen Sie Ihre Aufmerksamkeit direkt in Ihre Füße übergehen und machen Sie weitere Sonnengrüße, während nun die Füße ein Solo spielen. Wenn es Ihnen hilft, den Fokus aufrechtzuerhalten, können Sie innerlich sanft daran erinnern, während Sie sich bewegen: *Füße. Füße. Füße.*

Fahren Sie mit diesem Prozess einige Sonnengrüße lang fort und bewegen Sie Ihre Aufmerksamkeit dabei weiter in verschiedene Teile Ihres Körpers. Ich arbeite oft mit der folgenden Sequenz: Hände, Füße, drittes Auge (direkt oberhalb der und zwischen den Augenbrauen), Hals, Herz, Bauch, Beckenboden. Aber Sie können sich auch auf andere Bereiche konzentrieren, wie etwa die Spitze des Steißbeins, die Schädelbasis, die Zungenwurzel, den Kiefer oder die Schultern.

Beobachten Sie, mit welchen Bereichen Sie nur schwer in Kontakt kommen, während Sie sich bewegen und atmen, und mit welchen leicht. Nehmen Sie auch die Qualität wahr, mit der Sie den jeweiligen Bereich einladen, in den Vordergrund zu treten. Ziehen und zerren Sie an Ihrer Aufmerksamkeit? Verspannen sich andere Teile Ihres Körpers, wenn Sie sich um Konzentration bemühen?

Lassen Sie Ihren Fokus für die letzten paar Runden weit werden. Lauschen Sie der Symphonie, die entsteht, wenn all diese Körperteile gemeinsam singen. Entdecken Sie, welche Stimmen natürlicherweise in den Vordergrund treten. Kommen Sie dann im Stehen zur Ruhe und nehmen Sie wahr, was Sie spüren.

Versuchen Sie Folgendes: Üben Sie das Verschieben des Aufmerksamkeitsfokus in unterschiedlichen und auch längeren repetitiven Sequenzen, zum Beispiel in verschiedenen Variationen des ganzen Sonnengrußes oder einem anderen Vinyasa-Flow, den Sie gut kennen.

Nehmen Sie wahr, wie gut Sie Ihre Aufmerksamkeit noch lenken können, wenn die Sequenz komplexer und körperlich herausfordernder wird. Wird Ihre Aufmerksamkeit reflexartig zu den Bereichen mit den stärksten Empfindungen gezogen oder zu den vertrauten Korrekturen in der Ausrichtung?

Sie können sich auch einen Timer stellen, der alle fünf Minuten erklingt, während Sie sich durch Ihre normale Yogapraxis bewegen, worin auch immer diese besteht – aus einer kraftvollen Ashtanga-Serie, einem sanften Kripalu-Fluss oder einem heißen Bikram-Training. Jedes Mal, wenn der Timer erklingt, wechseln Sie mit Ihrem Fokus zu einem anderen Bereich über. Wann verfallen Sie wieder in den Autopilot-Modus? Wie ist es, Ihre Aufmerksamkeit in ungewohnter Weise durch Ihren Körper zu bewegen, während Sie zugleich einem gewohnten Muster folgen?

ÜBUNG 2.11
Einen konstanten Anker halten (15 – 30 Minuten)

Diese Übung ist nahezu die Umkehrung der Übung 2.10, **Den Aufmerksamkeitsfokus in Bewegung verändern.** *Statt den Fokuspunkt regelmäßig zu verschieben, wählen Sie einen Anker für Ihre Aufmerksamkeit und halten ihn konstant während der gesamten Übungsdauer. Wie die Übung 2.10 kann auch diese mit einer beliebigen Asana-Sequenz durchgeführt werden.*

Wählen Sie ein einfaches, aber dennoch präzises Detail Ihrer körperlichen Erfahrung, das Ihnen als Anker dienen soll. Das könnte zum Beispiel sein:

- das Dreieck auf Ihrer Fußsohle, das von der Ferse, dem Ballen des großen Zehs und dem Ballen des kleinen Zehs gebildet wird,
- die weiche Mitte Ihrer Handfläche, die von den Druckpunkten an der Basis der Finger umgeben ist,
- die Beziehung zwischen den Wölbungen des Beckenbodens, des Zwerchfells und des Gaumens,
- die zarte Stelle direkt über dem Hinterhauptbein, an der die Schädelbasis auf den Nacken trifft,
- das Kiefergelenk und die Zungenwurzel,
- der Raum zwischen dem Schambein und dem Brustbein sowie der entsprechende Bereich auf dem Rücken.

Kehren Sie, während Sie sich durch Ihre Praxis bewegen, in jeder Haltung immer wieder zu dem von Ihnen gewählten Anker zurück. Fühlt er sich in den verschiedenen Haltungen unterschiedlich an? Manchmal wird er sich zentral für eine Haltung anfühlen, andere Male eher nebensächlich. Wie wirkt sich das auf die Qualität der Aufmerksamkeit aus, die Sie ihm schenken? Nehmen Sie wahr, wie er in den Vordergrund Ihres Gewahrseins tritt und dann wieder verblasst.

Wenn Sie Ihre Praxis beendet haben, lassen Sie die bewusste Konzentration auf den Anker los und ruhen Sie sich mit weitem, offenem Fokus in Savasana liegend aus.

ÜBUNG 2.12
Langes Halten einer Yin-Haltung (3 – 5 Minuten)

*In dieser Übung praktizieren wir eine somatische Meditation, indem wir eine Haltung aus dem Yin-Yoga für längere Zeit halten. Erinnern Sie sich daran, dass sich eine Yin-Haltung dadurch auszeichnet, dass Sie sie für eine längere Zeitspanne entspannt halten können, ohne dass Sie Ihre Muskeln einsetzen müssen, und sie ausreichend Druck auf das Gewebe ausübt, um eine intensive Empfindung hervorzurufen. Gut für diese Praxis geeignet ist zum Beispiel die Haltung der Taube (siehe Abbildung; im Yin-Yoga ist sie auch als schlafender Schwan bekannt), die Haltung der Sphinx oder eine Vorwärtsbeuge mit gespreizten Beinen – aber Sie können auch jede andere Yin-Haltung oder Abfolge von Haltungen wählen, mit der Sie vertraut sind. (Siehe **Ressourcen** auf Seite 121, dort finden Sie Verweise auf weiterführende Informationen zur Praxis des Yin-Yoga).*

Ich empfehle, zu Beginn jede Haltung pro Seite 3 bis 5 Minuten zu halten und einen Timer einzusetzen, um für Gleichmäßigkeit zu sorgen. Entsprechend der Erweiterung Ihrer körperlichen Kapazitäten und Ihrer Präsenz können Sie die Dauer allmählich auf eine Ihnen praktikabel erscheinende Zeit steigern.

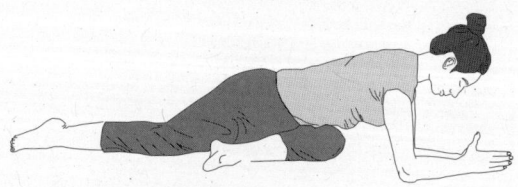

Richten Sie sich in der Haltung Ihrer Wahl ein. Achten Sie dabei auf eine sichere Ausrichtung; gehen Sie keinesfalls an Ihre körperlichen Grenzen. Stürzen Sie sich nicht in die Haltung, als ob Sie in ein kleines Land einfallen und es mit Ihrer yogischen Schocktaktik überwältigen wollten.

Woche 2: Den Körper in Bewegung erkunden

Falls Sie auf Widerstand stoßen, halten Sie inne, bis Sie die Einladung spüren, tiefer zu sinken.

Sie können durchaus starke Empfindungen im Muskelgewebe haben, falls Sie aber einen scharfen Schmerz in einem Gelenk spüren, gehen Sie zurück. Wenn die Empfindung so unangenehm wird, dass Ihr Körper anfängt, sich zu verspannen, Ihr Atem flattrig wird oder Sie nicht mehr auf entspannte Weise präsent sein können, gehen Sie zurück, bis die Empfindung leichter ist. Es geht nicht darum, Ihre physischen Grenzen auszuweiten, sondern darum, Ihr Gespür zu entwickeln.

Wenn Sie einmal die grundlegende Form der Haltung aufgebaut haben, lassen Sie Ihre Aufmerksamkeit sich in der gefühlten Wahrnehmung Ihres Körpers niederlassen. Beginnen Sie zunächst fünf bis zehn Atemzüge lang mit einem weiten Fokus und halten Sie Ihren gesamten Körper in Ihrer Aufmerksamkeit. Nehmen Sie dann wahr, welcher Bereich durch starke Empfindungen nach Ihnen ruft. Vielleicht Ihre äußere Hüfte, die brennt und kribbelt, vielleicht eine Empfindung von Wärme und Druck in Ihrem unteren Rücken oder vielleicht die Bewegung Ihres Körpers in Reaktion auf Ihren Atem. Lassen Sie Ihre Aufmerksamkeit langsam zu diesem Bereich hingezogen werden. Sammeln Sie etwa 70 Prozent Ihrer Aufmerksamkeit in dem Bereich mit der starken Empfindung.

Beginnen Sie dann, ihn zu erkunden. Lassen Sie alle Vorstellungen und Konzepte von anatomischen Strukturen los – „Hüften" oder „Schultern" oder „Knie" – und ruhen Sie in den reinen Empfindungen. Wie fühlt es sich von innen an? Spüren Sie Hitze? Druck? Kribbeln? Brennen? Hat die Empfindung eine Textur oder eine Farbe? Bleibt sie konstant oder pulsiert und pocht sie? Bleibt sie an Ort und Stelle oder bewegt sie sich weiter?

Schenken Sie nicht nur der Empfindung Aufmerksamkeit, sondern auch der inneren Haltung, mit der Sie ihr begegnen. Greifen Sie nach ihr? Schieben Sie sie weg? Begegnen Sie der Empfindung freundschaftlich oder verurteilen Sie sie subtil oder auch offensichtlich? Versuchen Sie, sie zu kontrollieren?

Falls Ihre Aufmerksamkeit zu Gedanken über Ihre Erfahrung abdriftet, bringen Sie sie sanft ins Spüren von innen heraus zurück.

Falls die intensive Empfindung in einen anderen Bereich wandert, folgen Sie ihr mit Ihrer Aufmerksamkeit. Beobachten Sie, wie viel Prozent Ihrer Aufmerksamkeit bei dem Bereich mit der intensiven Empfindung bleiben und wie viel Prozent zu anderen Aspekten Ihrer Erfahrung gehen – zu anderen Empfindungen in Ihrem Körper oder zur Bewegung Ihres Atems. Versuchen Sie, den Bereich mit der intensivsten Empfindung im Vordergrund zu halten.

Weiten Sie am Ende Ihrer Erkundung den Fokus wieder aus und spüren Sie ein paar Atemzüge lang den gesamten Körper, bevor Sie die Haltung lösen. Wenn Sie in einer asymmetrischen Haltung praktizieren, nehmen Sie sie auch auf der anderen Seite ein und achten Sie darauf, wie präsent Sie während des Übergangs sein können.

ÜBUNG 2.13
Langes Halten einer Standhaltung (3 – 5 Minuten)

In dieser Übung erforschen wir unsere Empfindungen, während wir längere Zeit in einer dynamischen Haltung bleiben. Das lange Halten von dynamischen Haltungen ist besonders gut geeignet, falls Sie kraftvolles körperliches Asana-Training gewohnt sind und die langsamen Erkundungen, die wir gemacht haben, in Ihnen Widerstände hervorrufen. Auf diese Weise können Sie achtsame Präsenz kultivieren und gleichzeitig intensiv mit Ihrem Körper arbeiten.

Langes Halten können Sie in jeder dynamischen Haltung üben, in denen Sie einige Minuten lang bleiben können, ohne sich zu überanstrengen. Stellen Sie einen Timer zunächst auf drei Minuten und steigern Sie die Dauer dann allmählich auf fünf Minuten oder mehr.

Woche 2: Den Körper in Bewegung erkunden

Zum Beginn schlage ich eine kraftvolle und zugleich stabile Haltung wie den Krieger I, den Krieger II oder das gestreckte Dreieck vor. Sinken Sie nicht sofort in die volle Ausführung der Haltung, sondern gehen Sie nur so weit, wie Sie die Haltung eine Weile halten können.

Betrachten Sie das „Halten" nicht als Einrasten der Gelenke und Anspannen der Muskeln, auch wenn muskuläre Aktivität natürlich notwendig ist. Halten Sie stattdessen mit entspannter Kraft. Lassen Sie die Haltung mit dem Atem pulsieren. Anstatt sich von dem Bereich mit der stärksten Empfindung abzuwenden, wenden Sie sich ihm zu. Falls Ihre Muskeln anfangen zu brennen, interessieren Sie sich für dieses Feuer.

Wenn Sie ermüden, halten Sie weiter, indem Sie die äußere Muskulatur nicht an- sondern entspannen. Lernen Sie, von einem tieferen Ort aus zu halten – so als ob Ihr energetischer Körper Ihre physische Form von innen stützen würde. Nehmen Sie wahr, ob es Teile des Körpers gibt, die Sie unnötigerweise in Ihre Anstrengungen einbeziehen, und ob Sie zum Beispiel den Kiefer oder den Bauch anspannen. Falls Ihre Arme beginnen zu schmerzen, können Sie die Nackenmuskeln entspannen statt anspannen?

Um eine dynamische Standhaltung auf diese Weise zu halten, muss Ihre Energie vom Kopf tief in den Bauch und die Beine sinken. Sie sind keine herrische, invasive Kriegerin. Sondern eine, die sich für Gerechtigkeit erhebt und für die Wahrheit eintritt.

Bleiben Sie nicht in der Haltung, wenn Ihre Kapazität, präsent bei den Empfindungen zu sein, erschöpft ist. Wenn Sie die Haltung verlassen müssen, bevor es klingelt, dann tun Sie das bitte. Sie wollen Freundlichkeit und entspannte Ausdauer in Ihr Nervensystem bringen, nicht Härte und Verspannung.

Wenn Sie feststellen, dass Sie regelmäßig früher aufhören, stellen Sie den Timer auf eine kürzere Zeit ein. Seien Sie realistisch, aber geben Sie sich auch eine Struktur. Auf diese Weise machen Sie geschickt Gebrauch von der Form – als etwas, an das Sie sich hingeben und von dem Sie lernen, wie die Schlange im Bambusstock.

Versuchen Sie Folgendes: Üben Sie das lange Halten mit einigen Ihrer liebsten dynamischen Haltungen. Probieren Sie es dann mit denen, die Sie am wenigsten mögen. Welche Unterschiede bemerken Sie?

ÜBUNG 2.14
Öffnung von eingeklemmten oder tauben Bereichen (45 Minuten)

Diese Übung schließt sehr gut an die anfängliche Übung **Den gesamten Körper erkunden** *(Seite 83) an.*

Legen Sie sich zu Beginn bequem hin und machen Sie die Übung *Den gesamten Körper erkunden*. Wenn Sie sie regelmäßig praktizieren, werden Sie feststellen, dass Sie Ihre Aufmerksamkeit in fünf bis zehn Minuten durch den ganzen Körper bewegen können. Nehmen Sie wahr, welche Bereiche für Sie am schwersten zu spüren sind.

Wählen Sie einen dieser Bereiche aus und teilen Sie ihm mit, dass Sie für ihn da sind und verstehen, dass er gute Gründe hat, sich zu verschließen.

Hallo oberer Rücken. Du fühlst dich heute verspannt an. Das ist in Ordnung. Ich verstehe, warum du dich vielleicht nicht öffnen möchtest. Sagen Sie ihm, dass Sie da sind, um zu helfen, und nicht, um Druck auszuüben. *Hallo Hüfte. Was könnte dir helfen, damit du dich sicher fühlst und loslassen kannst?*

Fangen Sie dann mit mitfühlendem Interesse an, sich in Yoga-Asanas hinein zu bewegen, die insbesondere in diesen Bereich Bewegung oder Empfindung bringen. Wenn beispielsweise Ihr Bauch schwer zugänglich ist, können Sie den liegenden Schmetterling oder eine Variante der gestützten Schulterbrücke üben. Wenn sich die Herzgegend zusammengezogen anfühlt, versuchen Sie es mit einer sanften Kobra- oder Kamelhaltung oder einer erholsamen Rückbeuge auf einem Polster. Wenn sich der Atem im hinteren Teil des Körpers nicht bewegt, machen Sie eine entspannte Vorwärtsbeuge, die Haltung des Kindes, oder eine Vorwärtsbeuge mit geöffneten Beinen, und laden Sie den Atem ein, sich in die Nieren und hinteren Rippen auszudehnen. Wenn Sie Ihren Beckenboden nicht spüren, können Sie Mula Bandha einige Male sanft anspannen und lösen, eine entspannte Happy-Baby-Haltung einnehmen und dabei in die Gegend zwischen den Sitzknochen atmen oder die Energie in den unteren Körper bewegen, indem Sie ein paar Hüftöffner, wie etwa Gomukhasana, die sogenannte Kuhgesichtshaltung, machen. Bringen Sie eine starre Wirbelsäule in Bewegung, indem Sie durch einige Runden der Katze-Kuh-Übung oder von dem herab- in den aufblickenden Hund schwingen. Wenn Ihr Kiefer eingerastet ist, versuchen Sie es mit ein paar Runden Löwenatem, oder atmen Sie einfach mit einem sanften *ahhh* durch den Mund aus.

Finden Sie für sich selbst heraus, wann es wirkungsvoller ist, eine Körperstelle durch Bewegung zu öffnen und wann durch längeres Halten. Erinnern Sie sich daran, dass die Absicht hierbei weniger ist, den Bereich körperlich zu öffnen oder etwas an Ihrem Körper zu „verbessern" (auch wenn die Praxis körperliche Öffnung bewirken wird). Die Absicht ist vielmehr, zu lernen, diesen Teil Ihres Körpers besser von innen heraus zu spüren.

Erinnern Sie sich an dieses grundlegende Prinzip: Empfindungen fließen am besten in einem entspannten Körper. Das bedeutet nicht, dass keinerlei muskuläre Aktivität stattfindet. Es bedeutet einfach, dass die Muskelaktivität eine gewisse Leichtigkeit haben sollte. Wenn Sie sich in eine Haltung hinein pressen, nehmen Sie vielleicht verstärkte Empfindungen wahr, während Sie darin sind. Aber das trägt nicht zu Ihrer Fähigkeit bei, sich für die subtilen Empfindungen und Gefühle zu öffnen, die diesem körperlichen Bereich innewohnen, wenn Sie ihn gerade nicht beanspruchen.

Versuchen Sie nicht, Empfindungen zu erzwingen, und lassen Sie sich nicht entmutigen, wenn sie nicht entstehen, während Sie die Haltungen ausführen. Sie sind dabei, einen sicheren Raum zu schaffen, in dem Ihr Körper beginnen kann, mit Ihnen zu sprechen – und manchmal Gefühlen Ausdruck zu verleihen, die jahrelang unter Verschluss waren. Foltern Sie also Ihren Körper nicht, um ein Geständnis aus einem verstummten Teil herauszupressen. Seien Sie ihm ein guter Freund, geduldig und präsent, so lange es eben dauert, bis Ihr Körper Ihnen seine Geheimnisse anvertraut.

In Ihrer Sitzmeditation in dieser Woche

Sorgen Sie dafür, nach Ihrer täglichen Bewegungsmeditation noch mindestens 15 Minuten für die Sitzmeditation freizuhalten. Verlängern Sie die Meditationszeit von letzter Woche um fünf Minuten. Mit anderen Worten, wenn Sie letzte Woche 15 Minuten täglich praktiziert haben, tun Sie das diese Woche 20 Minuten.

Schauen Sie sich noch einmal die Übungsanleitungen der letzten Woche an (Seite 71). In Woche 1 haben Sie eine Reihe verschiedener Fokuspunkte für Ihre Aufmerksamkeit in der Sitzmeditation erkundet. Wählen Sie nun einen der Fokuspunkte aus Woche 1 als Anker und bleiben Sie in Woche 2 dabei. Auf diese Weise entwickeln Sie eine Beziehung dazu. Fällen Sie keine schnellen Urteile darüber, ob dieser Ansatz funktioniert oder nicht. Lassen Sie sich einfach darin nieder und schauen Sie, was sich Ihnen im Verlauf der Woche zeigt. Sie können den Fokuspunkt nächste Woche wieder ändern, wenn Sie möchten.

Pflegen Sie in Ihrer Sitzmeditation die gleiche Qualität von entspannter, annehmender, interessierter Aufmerksamkeit, die Sie in Ihrer Asana-Praxis kultiviert haben. Nehmen Sie den Unterschied in der Qualität Ihrer Sitzmeditation nach einer bewussten, explorativen Asana-Praxis wahr. Erinnern Sie sich daran, dass es normal ist, wenn Ihre Aufmerksamkeit umherdriftet. Wenn Sie bemerken, dass Sie den Kontakt zu der gefühlten Wahrnehmung Ihres Körperankers verloren haben, seien Sie nicht hart mit sich. Bemerken Sie einfach, dass Sie weg waren – und dass Sie nun wieder da sind. Wie fühlt sich Ihr Körper jetzt an? Hat der

Sturm von Gedanken in seinem Windschatten eine Spur von Körperempfindungen hinterlassen? Sind Sie bereit, sich erneut mit dem Fluss Ihres körperlichen Lebens zu verbinden?

In Ihrem Alltag in dieser Woche

Eine achtsame Asana-Praxis ist ein wunderbares Training für den Alltag, in dem Sie ja die meiste Zeit nicht einfach still sitzen und Eindrücke in sich aufnehmen, sondern aktiv damit beschäftigt sind, sich durch Ihre physische Umgebung zu bewegen und sie zu beeinflussen. Spielen Sie während des Tages damit, den Fokus Ihrer Aufmerksamkeit zu verschieben, während Sie zum Auto oder zum Bus gehen, Einkäufe erledigen oder Wäsche zusammenlegen. Versuchen Sie, einen Teil Ihrer Aufmerksamkeit in Ihrem Körper zu halten, während Sie sich mit jemandem unterhalten oder sogar – eine Übung für sehr Fortgeschrittene – während Sie am Computer arbeiten. Erkunden Sie Ihre Bewegungen in verschiedenen Aktivitäten als eine Art erweitertes Vinyasa, eine Langzeitmeditation in Bewegung.

Ressourcen

Meine explorative, am Spüren orientierte Herangehensweise an die Asana-Praxis wurde maßgeblich durch die außergewöhnliche Yogalehrerin Angela Farmer geprägt, bei der ich in den frühen neunziger Jahren lernte. Ihre Videos und Retreats (in Zusammenarbeit mit ihrem Partner Victor van Kooten) finden Sie unter www.angela-victor.com. Weiteres zu der Praxis des Yin-Yoga und der Fusion von buddhistischem Dharma und Yoga finden Sie in dem Buch *Insight Yoga* (Dtsch. Titel: *Insight Yoga – Die Synthese von Yoga, Meditation und traditionellem chinesischem Heilwissen*) von Sarah Powers sowie ihre DVDs, Unterricht und Retreats unter www.sarahpowers.com

WOCHE 3

Den eigenen Atem kennenlernen

Vor ein paar Jahren, am fünften Tag eines zehntägigen Retreats, bat mich eine Yogalehrerin um einen Rat bezüglich ihrer Meditationspraxis. Es handelte sich um eine zierliche Frau Mitte dreißig mit einer recht athletischen Asana-Praxis; die ganze Woche schon waren mir während unserer täglichen Yogastunden ihre kalenderreifen Haltungen aufgefallen, die sie vollendete bis an die äußersten physischen Grenzen. Nun setzte sie sich mir gegenüber auf eine Stuhlkante, das Haar mit einem Band aus dem Gesicht gehalten, regungslos in perfekter Yoga-Mädchen-Haltung, die Schultern zurück und das Herz nach vorn geschwungen.

„Die Lehrer sagen uns immer wieder, dass wir unseren Atem nicht kontrollieren sollen – sondern nur dabei sein, wie er natürlich fließt," sagte sie, sichtlich aufgebracht. „Aber ich habe keine Ahnung, wie das gehen soll! Was meinen die mit ‚unserem natürlichen Atem'? Wie *soll* ich denn *atmen*?"

Sie ist nicht die einzige, die sich diese Frage stellt. Als Yoga-Praktizierende haben viele von uns jahrelang wieder und wieder Anleitungen zur „richtigen" Atemweise gehört. Uns wurde beigebracht, während der Asana-Praxis lange, langsame, kontrollierte Atemzüge zu nehmen, was oftmals auch die Technik des *ujjayi* (wörtlich der „siegreiche Atem") beinhaltete, in dem die Rückseite der Kehle leicht zusammengezogen wird, um ein leichtes Zischen zu erzeugen, ähnlich dem Geräusch einer ans Ohr gehaltenen Muschel. Wir haben Pranayama-Techniken gelernt, um die Länge des Atems, den Körperbereich, in den wir hinein atmen (Bauch, Brust, seitliche Rippen, Nieren) oder das Nasenloch, durch das wir hauptsächlich atmen, zu beeinflussen. Wir haben gelernt, das Verhältnis von Einatmung zu Ausatmung zu kalibrieren, und das mithilfe von Formeln, deren Kompliziertheit einen wünschen lässt, man hätte im Algebra-Unterricht besser aufgepasst.

Aber einfach nur still sitzen, Stunde um Stunde den Atem von selbst gehen lassen und ihm volle Aufmerksamkeit schenken, ohne sich einzumischen? Das kann schon sehr beängstigend sein.

Am anderen Ende des Spektrums finden sich die Anweisungen, die viele Praktizierende buddhistischer Meditationen erhalten haben, nämlich den Atem niemals durch irgendeine Art von bewusster Atemübung zu manipulieren, damit das fragile Bauwerk der Achtsamkeit nicht in sich zusammenbricht. Als ich vor über zehn Jahren das erste Mal Yoga in Meditations-Retreats lehrte, warnte man mich, keinesfalls Pranayama, die yogische Kunst der Atemkultivierung, zu unterrichten, weil es der Anleitung zuwiderlaufe, die Atmung zu beobachten, ohne in sie einzugreifen. Wenn man Pranayama in der Meditationshalle gemacht hätte, wäre das in etwa so schockierend gewesen wie aufzustehen und einen Striptease hinzulegen.

In diese Haltung des „nicht manipulierten Atems" eingesperrt, verbringen Achtsamkeitsmeditierende manchmal Stunde um Stunde, Tag um Tag, Jahr um Jahr in dem Versuch, einen Atem zu „beobachten", der durch lebenslange, unbewusste Muster deformiert ist – und dessen

Deformationen die ganze Zeit Hilferufe an das zentrale Nervensystem senden, die das Gehirn veranlassen, Pläne zur Abwendung des unbekannten Desasters zu schmieden und somit einen Sandsturm ängstlicher Gedanken aufwirbeln.

Welche Herangehensweise ist also die richtige? Kultivieren wir unsere Fähigkeit, mit dem Atem präsent zu sein, wie er in jedem Moment ist? Oder entwickeln wir besser einen bewussten Umgang mit ihm?

Meiner Erfahrung nach sind beide Ansätze das, was der Buddha *upaya*, also geschickte Mittel, nannte, und sie können zusammenwirken, um Bewusstheit, Frieden und Freude in der Meditation und im Leben zu vertiefen. Doch in beiden gibt es Fallstricke, die wir beachten müssen.

In diesem Kurs folgen wir einem Ansatz der meditativen Präsenz mit dem Atem, der drei praktische Dimensionen umfasst: (1) den Atem kennenlernen, (2) den Atem befreien und (3) den Atemfluss verbessern, um emotionales Gleichgewicht, Wohlbefinden und meditative Tiefe zu fördern. In dieser Woche konzentrieren wir uns darauf, die ersten beiden Aspekte zu erkunden. In der nächsten Woche fahren wir dann damit fort, den Atem zu befreien, indem wir mit dem Üben von Techniken zur Verbesserung des Atemflusses beginnen.

In jedem Fall ist es wichtig zu verstehen, dass es sich nicht um lineare, aufeinanderfolgende Schritte handelt, sondern einen dynamischen Tanz. Zu verschiedenen Zeitpunkten werden wir mal den einen, mal den anderen Aspekt betonen, doch sie alle gehören zu ein und derselben, fließenden Praxis, und wie in einem Hologramm beinhaltet ein jeder alle anderen.

Den natürlichen Atem finden

Die yogischen Atemübungen, Pranayama genannt, sind eine wirkungsvolle Möglichkeit, den energetischen Körper und das Nervensystem in Vorbereitung auf die Meditation ins Gleichgewicht und zur Ruhe zu bringen und somit Bedingungen zu schaffen, unter denen entspannte Aufmerksamkeit gedeihen kann. Wenn Sie ängstlich sind, kann Pranayama Sie beruhigen, sind Sie hingegen träge, kann es Sie aufwecken, ist Ihr Geist zerstreut, kann sich dadurch der Sandsturm Ihrer Gedanken legen.

Wenn Sie aber lediglich gelernt haben, den Atem zu manipulieren, entgehen Ihnen möglicherweise wichtige Informationen, die Ihnen die natürliche, ungehinderte Atmung zu geben hat. Vielleicht überlagern Sie durch das kontrollierte Atmen einen Atemfluss, der bereits deformiert oder verhalten ist. Wenn Sie das tun, verhindern Sie, dass er seine potentiell enorme Energie in Ihrem Leben und in Ihrer Praxis entfalten und freisetzen kann.

Wenn Yoga Praktizierende sich zur Meditation hinsetzen, beginnen sie oft sofort mit der *ujjayi* Atmung, ohne sich dessen überhaupt bewusst zu sein – sehr zum Leidwesen der Meditierenden auf den umliegenden Sitzkissen, denen es mitunter vorkommt, als säßen sie neben einem kaputten Ofen. Viele Yoga Praktizierende sind so an die Verengung des Atemflusses gewöhnt, dass sie sich ohne sie ganz verloren fühlen. Weil sie geradezu süchtig sind nach den Glücksgefühlen, die durch eine energische Manipulation des Atems hervorgerufen werden können, sind sie schnell gelangweilt von den subtilen Empfindungen, die mit dem gewöhnlichen Atem einhergehen, sofern sie sie überhaupt bemerken. Und wenn sie dann schließlich anfangen, die Atemkontrolle aufzugeben, können die hochkochenden Gefühle überwältigend sein, die vielleicht zuvor durch die Einschränkung des Atems, dem engsten Gefährten des Unbewussten, in Schach gehalten wurden, um den strengen Anordnungen des Verstandes zu folgen.

Bevor Sie also mit einer Pranayamapraxis beginnen, ist es sehr wichtig, sich mit der Atmung vertraut zu machen, ohne sie zu kontrollieren. Entwickeln Sie eine feinfühlige Beziehung zu Ihrem Atem, der mit den tiefsten Schichten Ihres Körpers und Ihrer Psyche verbunden ist, so dass er sich Ihnen zeigen kann, ohne verurteilt oder gezwungen zu werden.

Bei der Achtsamkeitsmeditation kommandieren wir den Atem nicht herum. Wir fordern ihn nicht dazu auf, lang, tief, langsam oder sanft zu sein. Wir verlangen nicht, dass er in seinen schönsten Gewändern vor uns auf und ab stolziert. Wir sind aufrichtig daran interessiert, wie er sich jetzt, in diesem Moment, zeigt.

Wenn Sie lernen, mit einem einzigen Atemzug präsent zu sein, so wie er gerade ist, ohne zu versuchen, ihn zu verändern, dann können Sie vielleicht allmählich lernen, auch mit Ihrem Herz präsent zu sein, wie es ist, oder auch mit Ihrem Kind, Partner oder besten Freund.

In seinen Lehren zu den vier Grundlagen der Achtsamkeit vergleicht der Buddha die Genauigkeit, mit der die Praktizierenden dem Atem Aufmerksamkeit schenken, mit einem Handwerker, der Holz auf einer Drechselbank dreht: „Genau wie ein geschickter Drechsler, wenn er eine lange Drehbewegung macht, weiß ‚Ich mache eine lange Drehbewegung', und wenn er eine kurze Drehbewegung macht, weiß ‚Ich mache eine kurze Drehbewegung', so weiß ein Praktizierender, wenn er lang einatmet ‚Ich atme lang ein', und wenn er kurz einatmet ‚Ich atme kurz ein'; wenn er lang ausatmet ‚Ich atme lang aus' und wenn er kurz ausatmet ‚Ich atme kurz aus.'" Beachten Sie, dass der Buddha nicht sagt, die eine Art zu Atmen sei besser als die andere. Was vielmehr entscheidend ist, ist die Sorgfalt, mit der der Praktizierende gegenwärtig ist.

Wenn Sie anfangen, Ihrem Atem auf diese Weise Aufmerksamkeit zu widmen, kann er zunächst zurückhaltend und befangen werden, insbesondere, wenn Sie angewiesen wurden, den „Atem einfach natürlich fließen zu lassen." Es ist ein bisschen so, wie wenn jemand eine Kamera zückt, sie mit den Worten „Nicht posieren, sei einfach du selbst" direkt auf Sie richtet und Ihr Gesicht augenblicklich zu einem unechten Lächeln oder einer angespannten, nonchalanten Maske erstarrt. Das ist in Ordnung. Lassen Sie den Atem unbeholfen sein. Nach einer Weile wird er vergessen, dass Sie da sind, so wie die Kandidaten einer Reality-Show im Fernsehen vergessen, dass sie auf Sendung sind. Sie hören auf, tolle Outfits und Make-Up zu tragen und laufen wieder im Pyjama und mit ungekämmtem Haar herum.

Auch Ihr Atem wird sich ein wenig entspannen, wenn Sie die Kunst erlernt haben, mit ihm befreundet zu sein, ohne etwas von ihm zu verlangen.

Den Atem befreien

Zugleich ist es wichtig, zu verstehen, dass der Atem, den Sie antreffen, wenn Sie sich zum ersten Mal hinsetzen, um sich mit ihm anzufreunden, bereits auf tausenderlei Weisen konditioniert wurde. Der Atem „so wie er ist", ist von zahllosen Faktoren geprägt, von unmittelbaren Umständen (Sie sind gerade die Treppen hochgerannt, weil das Telefon klingelte) bis hin zu Ereignissen, die tief in Ihrer Vergangenheit vergraben liegen (Sie wurden allein in der Wiege liegengelassen und haben sich in den Schlaf geweint). Vielleicht haben Sie jahrelang den Bauch eingezogen, um in den engen Jeans gut auszusehen. Vielleicht hat sich in Ihrem Hals Angst oder in Ihrem Beckenboden Kummer festgesetzt. Ihre Atmung kann erstarrt sein von einem Tag im Pendelverkehr, von einer aggressiven Besprechung im Komitee oder von einem zu engen Gürtel. Oder sie ist chronisch verengt, als Resultat jahrelangen Missbrauchs, heruntergeschluckter Geheimnisse und erstickter Ängste – Muster, die unter Umständen über Generationen weitergegeben wurden.

Dieser flache, deformierte Atem kann, ohne dass Sie sich dessen überhaupt bewusst sind, ständig rote Alarmsignale an Ihr Reptiliengehirn senden: *Hab Angst! Hab große Angst!* Das sorgt für noch mehr Unruhe und damit einhergehend für eine Kaskade an Meinungen, Plänen und Geschichten, mit denen Ihr Verstand nach Möglichkeiten sucht, für Sicherheit zu sorgen.

Ironischerweise erzeugt bei vielen von uns allein der Versuch, sich zu „konzentrieren" und den Geist durch Meditation zu kontrollieren – und die auf dem Fuß folgende Selbstverurteilung, wenn unser Geist stattdessen mit seiner eigenen Agenda weitermacht – Spannung im Körper und in der Atmung, die wiederum mehr Angst und Starre und einen

Woche 3: Den eigenen Atem kennenlernen

entsprechenden Flächenbrand an Gedanken hervorruft. Im Bemühen um ein illusorisches Ideal von Stille halten wir nicht nur unsere gewohnten Haltemuster aufrecht, sondern wir fügen dem Ganzen noch eine zusätzliche Schicht „meditativer Erstarrung" hinzu, indem wir versuchen, unseren Körper in der „stillen" Position zu halten, die uns angemessen für die Meditation erscheint. Dann kämpfen wir damit, von der erhabenen Position unseres Kopfes aus „den Atem zu beobachten" und sind dabei doch von der gefühlten Wahrnehmung seiner Gezeiten abgeschnitten.

Wenn der Atem auf diese Weise eingeengt ist, wird manchmal bloße Präsenz ihm erlauben, sich in seinem eigenen Tempo sanft zu entspannen. Doch manchmal ist etwas mehr Hilfe vonnöten. Wenn wir nicht eingreifen, um den Kreislauf sich selbsterhaltender Spannung zu durchbrechen, können wir Stunde um Stunde wie ein Häufchen Elend in der Meditation sitzen und niemals tiefe innere Ruhe erleben.

Insofern ist es geschickt, die bewusste Befreiung des Atems zu einem Teil der Meditationspraxis zu machen, genauso geschickt, wie das Radio nebenan abzuschalten oder das Fenster zu schließen, durch das eisige Luft hereinweht. An dieser Stelle können die yogischen Methoden von Asana und Pranayama von unschätzbarem Wert sein.

Es ist wichtig, die Atemkultivierung feinfühlig, vertraulich und sehr respektvoll anzugehen. Wenn Sie direkt in komplexe Pranayamatechniken springen oder auch nur simple Anweisungen wie „Nehmen Sie einen tiefen Atemzug" befolgen, können sich diese Muster auf eine bereits eingeengte Atmung legen und somit die zugrundeliegende körperliche und emotionale Anspannung überdecken, anstatt sie zu lösen.

Stattdessen können Sie sich darin unterstützen, Ihren echten, freien Atem zu finden – jenen Atem, der durch den Wald Ihrer Muskeln und Knochen weht und die Blätter zum Rauschen bringt. Es geht dabei weniger um *Tun* als um *Sein Lassen*. Durch sanfte Erforschungen werden Ihre individuellen Verengungsmuster sichtbar und können sich allmählich lösen.

Vielleicht entdecken Sie dabei eine ganz neue Weise, mit Ihrem Atem zu meditieren. Sie öffnen sich in Ihrem gesamten Körper einer gefühlten Wahrnehmung des pulsierenden Atems, anstatt ihn verbissen von außen zu beobachten, wie er in der Gefangenschaft Ihres Brustkorbs umherstreift. Sie entspannen sich in seine nährende, lebenspendende Unterstützung hinein. Möglicherweise fangen Sie an, ihn als Energiefeld zu spüren, das über die Grenzen des physischen Körpers hinaus reicht und in das hinein Sie loslassen können. Und wenn der Atem freier wird, öffnet er den Zugang zu einer Vitalität, die nicht nur Ihre Praxis, sondern Ihr ganzes Leben durchströmt.

Warum ist der Atem wichtig?

Wie Meditationslehrer gerne betonen, findet der Atem immer im Hier und Jetzt statt. Sich auf *diesen* Atemzug zu konzentrieren – auf die gefühlte Empfindung des Atems, nicht auf eine Vorstellung – vermag Ihre zerstreute Aufmerksamkeit in den gegenwärtigen Moment zu ziehen wie ein Magnet Eisenspäne anzieht.

Doch die Gründe, sich um den Atem zu kümmern, liegen noch tiefer. Der Atem ist die eine Funktion des Körpers, die sowohl willkürlich als auch unwillkürlich vonstatten geht, und die tief in die beiden entsprechenden Verzweigungen des zentralen Nervensystems hineinreicht.

Während Sie durch den Tag gehen, geht der Atem einfach von selbst, genau wie auch Ihr Herz weiter schlägt, Ihre Neuronen feuern, Ihr Lymphfluss zirkuliert und Ihr Magen Verdauungssäfte produziert.

Und doch ist diese unwillkürliche Funktion so einfach zu beeinflussen, indem man den Atem anhält, ihn verkürzt oder verlängert, beschleunigt oder verlangsamt – und somit auch andere Funktionen, von denen man normalerweise annimmt, sie seien unwillkürlich, wie etwa der Puls,

Woche 3: Den eigenen Atem kennenlernen

die Spannung der Haut, die Körpertemperatur und der Muskeltonus. Auf diese Weise stellt der Atem eine Brücke zwischen den bewussten und den unbewussten Aspekten unseres Seins dar.

Nach yogischer Auffassung ist der Atem eine der konkreten Erscheinungsformen von Prana, der Lebensenergie, die durch den gesamten Körper fließt. Obwohl *Pranayama* oft als Atempraxis verstanden wird, handelt es sich genauer betrachtet um eine energetische Praxis. Das yogische Wort für Atem, *prana* auf Sanskrit, *pana* auf Pali, umfasst sowohl die physischen als auch die energetischen Aspekte dieses Pulsierens von Energie, das uns vom Moment unserer Geburt an bis zu unserem Tod begleitet.

Da es sich bei diesen Schichten unseres Seins um sich gegenseitig durchdringende Felder handelt, bringen wir, wenn wir Gleichgewicht, Stetigkeit und Leichtigkeit im Atemfluss kultivieren, diese Qualitäten zugleich in den Körper, den Geist und das Herz. Der Atem ist untrennbar mit unseren physischen Aktivitäten verbunden; um das zu erfahren, brauchen Sie bloß wahrzunehmen, wie er sich verändert, wenn Sie die Treppen hinaufrennen oder gerade einschlafen. Aber er ist auch eng mit unseren Gefühlen, Träumen und tiefsten Wünschen verbunden. Er trägt unsere Ängste und unsere Leidenschaften in sich. Wir schnappen nach Luft, wenn wir Panik erleben, und seufzen, wenn wir uns lieben.

Der Umgang mit unserem Atem kann uns verdeutlichen, wie wir mit anderen Aspekten unseres Lebens umgehen. Tendieren wir dazu, ihn zu beherrschen und zu kontrollieren? Driften wir innerlich ab? Indem wir bewusst mit unserem Atem arbeiten, erschaffen wir eine innere Umgebung, die es dem Herzen und dem Geist erleichtert, sich zu beruhigen und zu konzentrieren. Und aus der Perspektive dieses klaren, ausgeglichenen Geistes und Herzens können wir klarer ins Dharma blicken – in die Wahrheit der Dinge, wie sie sind.

Zwölf Wochen

Die Anatomie des Atmens

Auf der körperlichen Ebene wird der Atem vor allem von der Bewegung des Zwerchfells initiiert, also von der schräg aufgespannten, kuppelförmigen Muskelplatte, die den Brustkorb vom Bauchraum trennt. Direkt über dem Zwerchfell liegen Herz und Lunge. Darunter befinden sich die Bauchorgane, einschließlich der Leber, der Milz, des Magens, der Eingeweide, der Blase und des Uterus. Wenn das Zwerchfell sich zusammenzieht, wird die Kuppel flach und erzeugt ein Vakuum in der Lunge, das die Luft nach innen zieht. Wenn das Zwerchfell sich entspannt, steigt es wieder nach oben und die Luft fließt aus der Lunge heraus.

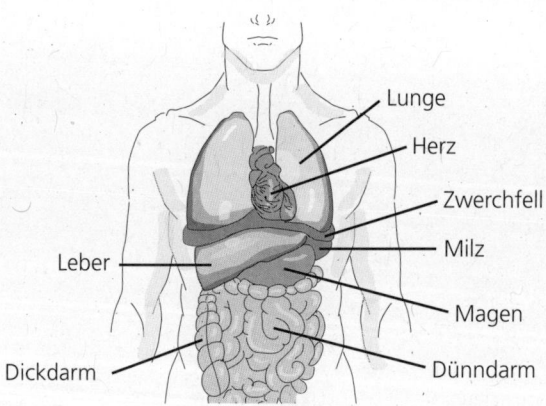

Wenn das Zwerchfell flach wird, drückt es den Bauchraum nach unten und verschiebt die sich darin befindlichen Organe. Sind die Bauchmuskeln entspannt, bewirkt die Verschiebung der Organe, dass der Bauch sich hebt und auch für das Zwerchfell mehr Platz entsteht, um sich zu entspannen. Ist der Bauch angespannt, kann das Zwerchfell sich nicht frei bewegen, der Atem ist eingeengt und der Atemvorgang wird über-

Woche 3: Den eigenen Atem kennenlernen

nommen von den kleineren und viel weniger effizienten sekundären Atemmuskeln im oberen Brustbereich, die vor allem dazu da sind, in Notfällen einzuspringen.

Aus diesem Grund wird das „in den Bauch hinein Atmen" oft als Methode genutzt, um Entspannungsreaktionen auszulösen. Der volle, entspannte Atem ist effizienter im Hinblick auf die Sauerstoffversorgung des Körpers und, was ebenso wichtig ist, er signalisiert dem zentralen Nervensystem, dass alles in Ordnung ist.

Aber nicht nur der Bauch bewegt sich in Reaktion auf den Atem. Die wogende Bewegung des Zwerchfells schickt Wellen durch den ganzen Körper wie ein in einen Teich geworfener Kieselstein. Das ganze Netzwerk des Körpers, zusammengehalten von Muskeln und Faszien, pulsiert in Reaktion auf jeden Ein- und jeden Ausatemzug: Der Beckenboden weitet und entspannt sich, das Kreuzbein neigt sich, die Wirbelsäule schwingt. Sogar die Schädelknochen tanzen ganz leicht mit.

Wir atmen mit dem ganzen Körper, insofern meditieren wir auch mit dem ganzen Körper.

Allerdings blockieren die meisten von uns trauriger weise diese Bewegung, da viele durch Traumata und gewohnheitsmäßige Taubheit erstarrt sind. Wir verhärten das Gewebe um die Gelenke herum, so dass sie sich nicht in Reaktion auf den Atem bewegen können.

Wenn wir uns nicht die Zeit nehmen, diese inneren Schichten zu entspannen, können wir nicht wirklich innerhalb unseres Körpers meditieren. Wir verharren, in den Verstand eingesperrt, und „beobachten", wie sich der Atem hinter den Mauern seines Gefängnisses abmüht.

Die Übungen in dieser Woche sind darauf angelegt, uns auf das delikate Pulsieren des Atems im gesamten Körper einzustimmen und die Bereiche, in denen es blockiert ist, zu spüren und zu befreien.

Zwölf Wochen

WOCHE 3 ÜBUNGEN

Übung 3.15:	Den Atem kennenlernen (10 – 15 Minuten)	(Seite 135)
Übung 3.16:	Wo bewegt sich der Atem? (15 Minuten)	(Seite 139)
Übung 3.17:	Den Körper mit dem Atemfluss öffnen und schließen (5 – 10 Minuten)	(Seite 142)
Übung 3.18:	Den Atem tiefer werden lassen (10 – 15 Minuten)	(Seite 145)

Achten Sie besonders bei den Übungen in dieser Woche darauf, lockere Kleidung zu tragen. Lösen Sie Ihren Gürtel und Ihren BH. Selbst Yoga-Kleidung ist oft zu eng. Vor allem sollten Sie keine Oberteile tragen, die den Brustkorb einengen.

Ich empfehle Ihnen, vor allen folgenden Atemübungen fünf bis zehn Minuten lang die Übung *Den gesamten Körper erkunden* (Seite 83) zu machen, um in der gefühlten Wahrnehmung Ihres Körpers anzukommen und den Atem nicht von außen zu beobachten, sondern ihn von innen heraus zu *spüren* – ein entscheidender Unterschied.

Falls Sie keine Zeit beziehungsweise keine Lust haben, zuerst einen Body Scan zu machen, können Sie natürlich auch direkt mit den Übungen zur Erkundung des Atems beginnen. So können Sie Ihre Atmung und die Qualität Ihrer Aufmerksamkeit erleben, wenn Sie sich nicht zuvor entspannt haben, und sich diese Informationen zunutze machen.

Achten Sie darauf, jeden Tag mindestens 15 Minuten für die Sitzmeditation freizuhalten. Wenn Sie bislang 15 Minuten praktiziert haben, verlängern Sie die Zeit auf 20 oder 25 Minuten.

Hier einige Beispiele für mögliche Abfolgen:

Tage 1 – 2: *Den gesamten Körper erkunden* (5 – 10 Minuten) und *Den Atem kennenlernen* (10 – 15 Minuten). Fahren Sie dann mit *Den Körper mit dem Atemfluss öffnen und schließen* fort. Erkunden Sie 15 bis 40 Minuten lang, wie Sie sich mithilfe einer achtsamen Yogapraxis öffnen und schließen können und wenden Sie dabei die Prinzipien des Erforschens an, die Sie in Woche 2 unter die Lupe genommen haben. Schließen Sie mit der Übung *Den Atem kennenlernen* ab und nehmen Sie wahr, was sich verändert hat.

Tage 3 – 5: Nehmen Sie durch die Übung *Den Atem kennenlernen* mit den Elementen Ihres Atems Kontakt auf (5 Minuten) und machen Sie mit *Wo bewegt sich der Atem?* weiter (10 – 15 Minuten). Gehen Sie dann zu einer 20 – 40 minütigen Asana-Praxis über, die insbesondere die Bereiche anspricht, in denen sich der Atem erstarrt anfühlt, und wenden Sie dabei die Tipps aus *In Ihrer Asana-Praxis in dieser Woche* an (Seite 148). Experimentieren Sie sowohl mit Yin- als auch mit dynamischen Sequenzen. Kehren Sie zum Schluss nochmals zu der Übung *Wo bewegt sich der Atem?* zurück, und nehmen Sie wahr, was sich verändert hat.

Tag 6 – 7: Nachdem Sie sich mittels der Spürmethode, die Ihnen am meisten liegt, mit Ihrem Atem verbunden haben, öffnen Sie eingeklemmte Bereiche durch Ihre Asana-Praxis. Machen Sie dann die Übung *Den Atem tiefer werden lassen*.

ÜBUNG 3.15
Den Atem kennenlernen (10 – 15 Minuten)

🔊 Eine angeleitete Audioversion dieser Übung finden Sie auf www.shambhala.com/movingintomeditation.

Sie können die Fähigkeit, den Atem zu spüren, vertiefen, indem Sie vier bestimmte Aspekte sehr fein beobachten: den Ort, die Länge, die Beschaffenheit und die Abstände zwischen den Atemzügen.

Zwölf Wochen

Legen Sie sich auf den Rücken, winkeln Sie die Knie an, und stellen Sie die Fußsohlen in etwa hüftbreiter Distanz zueinander auf dem Boden ab. Experimentieren Sie mit der Distanz zwischen den Füßen und der Distanz zwischen Fersen und Sitzknochen, bis Sie eine Position finden, in der die Beine mit minimaler Anstrengung ruhen. Lassen Sie das gesamte Gewicht Ihres Körpers los. Lösen Sie alle überflüssige Spannung im Kiefer, in den Muskeln um die Augen herum und in der Zungenwurzel. Lassen Sie die Haut von Gesicht und Bauch weich werden. Falls Sie bemerken, dass Sie Ihre Wirbelsäule vom Boden wegheben, überlassen Sie sie jetzt der Schwerkraft. Schließen Sie die Augen. (Wenn es Ihnen hilft, zu entspannen, legen Sie ein seidenes Augenkissen auf.) Ohne zu versuchen, irgendetwas am Atem zu verändern, stimmen Sie sich auf die Empfindung des Atems ein, während Sie mit der Erkundung beginnen.

Ort. Wenn wir atmen, bewegt sich die Luft in die Lungen hinein und wieder heraus, doch die *Bewegung* der Atmung kann durch das gesamte Körpergewebe hindurch gehen. Wo in Ihrem Körper spüren Sie die Atembewegung am stärksten? Wenn Sie möchten, können Sie eine Hand auf das Herz und die andere auf den Unterbauch legen und 5 bis 10 Atemzüge dort verweilen. Welche Hand bewegt sich mehr? Legen Sie die Hände dann mit nach oben gerichteten Handflächen seitlich neben dem Körper ab. Können Sie die Atembewegung immer noch im Herzen und im Bauch spüren? Wo spüren Sie sie deutlicher?

Konzentrieren Sie sich jetzt 5 bis 10 Atemzyklen lang vor allem auf die Ausatmung. Wo spüren Sie die Bewegung der Ausatmung zuerst? In Ihren Nasenlöchern? Ihrem Brustkorb? Ihrem Bauch? Ihrem Beckenboden? Vielleicht spüren Sie den Beginn der Ausatmung mit jedem neuen Atemzug an einem anderen Ort. Wo ist die tiefste Stelle in Ihrem Körper, an der Sie die beginnende Ausatmung spüren können?

Wenden Sie dann Ihre Aufmerksamkeit vor allem der Einatmung zu. Wo spüren Sie die Bewegung der Einatmung zuerst? Wohin geht die Bewegung weiter?

Woche 3: Den eigenen Atem kennenlernen

Stellen Sie sich vor, dass die Atembewegung einen Ausgangspunkt hat wie die Wellen, die ein Kiesel auslöst, der in einen Teich geworfener wird. Wo befindet sich in diesem Moment das Epizentrum Ihres Atems? Im Unterbauch? In der Mitte des Bauches? In der Herzgegend? Im oberen Brustraum?

Spüren Sie den Atem am stärksten an der Körpervorderseite? Oder auf der Rückseite des Körpers, die am Boden ruht? Bewegt sich Ihre Wirbelsäule in Reaktion auf den Atem? Wie ist es mit Ihrem Brustkorb? Ihrem Schlüsselbein? Ihren Fußsohlen?

Spüren Sie etwa 5 Minuten lang in die Stellen hinein, an denen Sie den Atem am deutlichsten wahrnehmen. Spüren Sie sie von innen, wie einen Fluss aus sich ständig verändernden Empfindungen, anstatt sie zu nur visualisieren. Stellen Sie sich nun vor, dass nicht der Atem sich in Ihnen bewegt, sondern dass Sie in einem Atem ruhen, der größer ist als Sie, der energetische Atem, der sich in alle Richtungen ausdehnt und über die Grenzen Ihrer Haut hinausreicht. Verändert sich dadurch die Art und Weise, wie Sie die Verortung des Atems spüren?

Länge. Beginnen Sie nun, Ihre Aufmerksamkeit der Länge der Atmung zu widmen. Zählen Sie die Länge jeder Ausatmung und jeder Einatmung: *Eins-Om. Zwei-Om. Drei-Om. Vier-Om.* Versuchen Sie nicht, die Atmung länger oder gleichförmiger zu machen. Nehmen Sie einfach nur wahr: Wie lang ist jede Ausatmung? Wie lang ist jede Einatmung?

Zählen Sie mindestens 20 vollständige Atemzyklen lang (oder stellen Sie einen Timer auf 4 oder 5 Minuten). Wie lange ist Ihre Einatmung üblicherweise? Ist die Länge meistens relativ gleich oder variiert sie deutlich? Wie lang ist Ihre Ausatmung? Was ist für gewöhnlich länger, die Ein- oder die Ausatmung?

Sie werden vermutlich feststellen, dass sich die Länge der Atemzüge allein dadurch verändert, dass Sie Ihre Aufmerksamkeit darauf richten. Vielleicht wird der Atem länger. Oder vielleicht verschwindet er fast. Machen Sie sich darum keine Sorgen: Seien Sie einfach weiterhin aufmerksam.

Für manche Menschen hat das Zählen etwas Bedrängendes. Wenn das auf Sie ebenfalls zutrifft, können Sie sich auch eher intuitiv auf die Länge des Atems einstimmen und mithilfe Ihrer inneren Uhr herausfinden, ob Ihre Einatmung kürzer oder länger als Ihre Ausatmung ist. Doch besonders zu Beginn ist das Zählen sehr hilfreich, und da wir im weiteren Verlauf noch expliziter mit der Kultivierung des Atems arbeiten, ist es gut, sich mit dieser nützlichen Methode vertraut zu machen.

Beschaffenheit. Richten Sie Ihre Aufmerksamkeit nun auf die Beschaffenheit des Atems. Ist er weich? Zackig? Gleichmäßig? Holprig? Ist er zu Beginn eines Atemzugs schneller als am Ende? Schnappt oder ruckelt er? Wenn Ihr Atem ein kalligraphischer Pinselstrich wäre, wäre er am Anfang breiter und würde sich dann ausdünnen? Oder umgekehrt? Wäre er wellig? Oder ein gleichförmiger Strich von Anfang bis Ende?

Abstände. Richten Sie Ihre Aufmerksamkeit zuletzt auf den Raum zwischen den Atemzügen, die kleinen, natürlichen Pausen an der Spitze der Einatmung und am Ende der Ausatmung. Wie groß sind diese Lücken? Haben Sie nach der Ausatmung die gleiche Länge wie nach der Einatmung? Sind Sie deutlich oder fast gar nicht spürbar? Bemerken Sie, dass Sie nach dem nächsten Atemzug greifen, bevor Sie den jetzigen zu Ende gebracht haben? Oder gibt es lange Pausen dazwischen? Falls die Pausen lang sind, können Sie versuchen zu zählen, wie lange sie dauern: *Eins-Om. Zwei-Om. …*

Nehmen Sie wahr, was mit den Räumen zwischen den Atemzügen geschieht, während Sie Ihre Aufmerksamkeit darauf richten. Nehmen Sie auch wahr, was mit Ihren Gedanken geschieht.

Falls Sie weiter gehen möchten. Wenn Sie diese Übung beendet und noch Zeit haben, bewegen Sie sich 15 bis 20 Minuten durch eine einfache, achtsame Asana-Praxis mit dem Ziel, die Verengungen in Ihrer Atmung zu lockern (siehe *In Ihrer Asana-Praxis in dieser Woche*, Seite 148). Denken Sie daran, die ganze Zeit über mit der gefühlten Wahrnehmung Ihres Körpers in Kontakt zu bleiben. Nehmen Sie die Wirkung eines jeden Asanas auf die Atmung wahr. Spüren Sie dann nochmals

Woche 3: Den eigenen Atem kennenlernen

in Ruhe Ihre Atmung und nehmen Sie sich ein paar Minuten, um alle Aspekte des Atems zu fühlen: den Ort, die Länge, die Beschaffenheit und die Abstände. Wie hat sich Ihre Praxis darauf ausgewirkt?

ÜBUNG 3.16
Wo bewegt sich der Atem? (15 Minuten)

In dieser Übung können Sie die Bewegung des Atems im Körper noch feiner spüren – die Bereiche, in denen er sich frei entfaltet, und auch jene, in denen er stecken bleibt. Durch diesen Prozess werden sich einige der unbewussten Einengungen allmählich von selbst lösen.

Diese Übungen zum Spüren des Atems sind ein subtiler Tanz dazwischen, den Atem einfach zu spüren, wie er gerade ist, und ihn einzuladen, sich zu befreien. Sie nähern sich dem Atem mit der freundlichen Einladung, genau so zu sein, wie er ist. Ohne etwas zu verlangen, entdecken Sie dann, wie Sie seinen freien Fluss möglicherweise unbewusst einengen. Das ist qualitativ etwas ganz anderes als eine Aufforderung zur Veränderung. Sie stellen sich nicht über Ihren Atem und verlangen von ihm, dass er hundert Liegestützen macht. Stattdessen halten Sie ihn in den Armen und lassen sich von ihm halten, während Sie miteinander tanzen.

---

1. Beginnen Sie mit der Haltung des Kindes, indem Sie sich auf den Boden knien und den Bauch auf den Oberschenkeln ablegen, während die Knie leicht auseinander gehen. Entspannen Sie sich in den Atem hinein. Spüren Sie die Bewegung Ihres Bauches auf Ihren Oberschenkeln, während Sie atmen. Können Sie spüren, wie sich der Bauch mit jeder Einatmung ausdehnt? Können Sie spüren, wie sich die Körperrückseite um das Kreuzbein herum weitet?

Spüren Sie nun die Bewegung des Beckenbodens. In einem entspannten Körper dehnt sich die Einatmung bis ins Perineum aus, das weiche Dreieck, das sich zwischen den Sitzknochen, dem Anus und den Genitalien aufspannt. Dieses „Zwerchfell im Becken" spiegelt die Bewegung des Zwerchfells wieder (Siehe *Anatomie der Atmung* auf Seite 132, dort finden Sie eine detaillierte Beschreibung dieser Bewegung; beachten Sie auch die anatomische Zeichnung in der Abbildung auf Seite 132). Können Sie spüren, wie der Beckenboden mit jeder Einatmung weicher und weiter wird und sich mit jeder Ausatmung nach innen zieht? Erzwingen Sie diese Bewegung nicht. Schaffen Sie stattdessen Raum für ein innerliches Loslassen, das die Bewegung von selbst geschehen lässt. Machen Sie sich keine Sorgen, falls Sie zunächst nichts spüren. Mit etwas Übung wird das Loslassen immer leichter. Ihre Absicht ist, herauszufinden, was ist, und nicht, etwas Bestimmtes zu erzeugen. Fragen Sie sich in dieser sowie in allen folgenden Haltungen zur Erkundung des Atems immer wieder: Was müsste ich loslassen, damit sich der Atem in diesem Bereich frei bewegen kann?

2. Drehen Sie sich jetzt, wie in der Übung *Den Atem kennenlernen* (Seite 135), auf den Rücken. Fahren Sie damit fort, die Bewegung des Atems im Bauch, im unteren Rücken und im Beckenboden zu spüren, genau wie in der Haltung des Kindes. Spüren Sie den Kontakt des Kreuzbeins mit dem Boden. In einem entspannten Körper kippt das Kreuzbein mit jeder Einatmung, so dass es sich Richtung Steißbein neigt. Die Ausatmung gibt es in die andere Richtung frei. Dieses Schaukeln ist eine sehr subtile, aber konstante Bewegung, ein sanftes Pulsieren, die das Zirkulieren der Rückenmarksflüssigkeit fördert, in der das Gehirn und das Nervensystem baden und genährt werden. Es kann sehr leicht durch ein Festhalten im Bauch, unteren Rücken und Becken blockiert werden. Was muss sich in Ihnen lösen, damit Sie dieses feine Schaukeln fühlen können?

Woche 3: Den eigenen Atem kennenlernen

Wenn Sie Ihre Hände leicht auf das Schambein legen, werden Sie hier vielleicht die gleiche Schaukelbewegung spüren. Sie können die Hände auch auf die äußeren Hüften und oberen Oberschenkel legen und spüren, wie der Atem die Hüften mit jeder Einatmung ganz leicht auseinander zieht.

Nehmen Sie sich Zeit für diese Erkundung. Seien Sie geduldig und warten Sie, bis sich etwas von alleine löst – versuchen Sie nicht, etwas zu machen. Wenn es Ihnen schwer fällt, das Schaukeln des Kreuzbeins zu spüren, kann es hilfreich sein, diese Bewegung zu erzeugen, wie wir es in der Asana-Praxis vielfach tun, indem Sie mit der Einatmung bewusst den unteren Rücken hohlen und ihn mit der Ausatmung gegen den Boden drücken. Die absichtliche Bewegung kann dabei helfen, die Muskelspannung zu lockern. Beachten Sie aber: Diese willentliche Handlung, die von muskulärer Aktivität im Bereich des unteren Rücken und des Kreuzbeins ausgeht, ist nicht das Gleiche wie die spontane Schaukelbewegung in einem entspannten Körper. Sie suchen nach dem natürlichen Schaukeln in Reaktion auf die Bewegung des Zwerchfells, die nur geschehen kann, wenn die Muskeln im unteren Rücken und Becken eher entspannt als aktiv sind. Nachdem Sie einige Atemzüge lang bewusst geschaukelt haben, lassen Sie also die willentliche Bewegung los und warten wieder auf die Reaktion des Kreuzbeins, die ohne muskuläre Aktivität von selbst geschieht.

3. Schlingen Sie nun die Arme um sich selbst und legen Sie die rechte Handfläche auf die Außenseite der linken Schulter, direkt oben auf den Knochen des Arms, und die andere Hand auf die andere Seite. Entspannen Sie sich weiter und atmen Sie. Können Sie spüren, wie sich die Schultern mit jeder Einatmung weiten und mit jeder Ausatmung zusammenziehen? Können Sie spüren, wie sich der obere Rücken zwischen den Schulterblättern weitet? (Eine Anmerkung: Das Zulassen dieser natürliche Bewegung im oberen Rücken durch die Atmung kann Ihnen viel Leid ersparen, wenn Sie für lange Zeit in Meditation sitzen.)

4. Halten Sie nun Ihren Kopf in den Händen. Lassen Sie die Handflächen fest auf den Schädelknochen ruhen. Der scheinbar feste Schädel besteht in Wirklichkeit aus mehreren Knochen, die durch starre Gelenke, die Suturen oder Knochennähte, zusammengehalten werden. Können Sie die subtile Bewegung der Schädelknochen, die mit dem Atem pulsieren, spüren oder sich vorstellen? Oder halten Sie Ihren Kopf wie in einem eisernen Band fest, während Sie versuchen, die Welt mit Ihren Gedanken zu kontrollieren?

Nehmen Sie wahr, wie Sie die Atmung innerhalb des Kopfes spüren, wenn Sie die Sinnesorgane bewusst entspannen – die Augen, die Innenohren, die Zungenwurzel, den Mund und den Kiefer (siehe die Übung *Die Sinnespforten spüren*, Seite 80). Verweilen Sie auch hier ein wenig, mindestens 3 bis 5 Minuten, und warten Sie. Tun sich nichts, sondern lassen Sie sein. Empfangen Sie, statt einer Empfindung nachzujagen.

ÜBUNG 3.17
Den Köper mit dem Atemfluss öffnen und schließen
(5 – 10 Minuten)

In dieser Serie von Übungen werden wir einige einfache Gesten des Öffnens und Schließens mit der Bewegung des Atems synchronisieren. Seien Sie sehr aufmerksam dafür, wie diese Bewegungen den Atem beeinflussen und auch dafür, wie der Atem seinerseits die Bewegung beeinflusst.

Hände. Sitzen oder liegen Sie in einer entspannten Position, die Handflächen zeigen dabei nach oben, die Handrücken liegen auf dem Boden oder auf den Oberschenkeln. Ballen Sie mit der Ausatmung langsam und kontinuierlich die Finger in Richtung der Handflächen zu einer festen

Faust. Mit der Einatmung entfalten Sie sie wieder, bis die Handfläche weit geöffnet ist. Lassen Sie die Bewegung über die gesamte Dauer der Atmung gehen, und pausieren Sie während der natürlichen Zwischenräume an der Spitze und am Boden der Atemwelle. Wie in den Übungen in der ersten Woche bleiben Sie mit der gefühlten Wahrnehmung der sich bewegenden Hände verbunden. Wiederholen Sie dies 15 bis 20 Atemzyklen lang und machen Sie dann eine Pause. Wie hat sich diese einfache Geste auf die Qualität Ihres Atems ausgewirkt, auf sein Tempo, seine Beschaffenheit, seine Verortung in Ihrem Körper?

Arme. Liegen Sie mit angewinkelten Beinen auf dem Rücken und stellen Sie die Füße flach auf dem Boden ab, während Sie die Arme mit nach oben zeigenden Handflächen neben sich ruhen lassen. Führen Sie die Arme mit der Einatmung über sich und über den Kopf, und lassen Sie sie mit der Ausatmung sinken. Lassen Sie auch diese Bewegung gleichmäßig und weich sein. Passen Sie die Bewegungen an die Atmung an. Lassen Sie den Atem jede Bewegung umschließen, indem Sie die Einatmung und die Ausatmung beginnen, kurz bevor der Körper beginnt, sich zu bewegen, und führen Sie sie fort bis kurz nachdem er wieder zur Ruhe gekommen ist. Zählen Sie: Wie lange dauert Ihre Einatmung, während Sie die Arme heben? Wie lange ist die Ausatmung, während Sie sie senken? Verwenden Sie die Bewegung als Möglichkeit, die Beschaffenheit des Atems weicher zu machen, so dass sich die Arme und der Atem in einer gleichmäßigen Geschwindigkeit miteinander bewegen und nicht an manchen Teilen des Bogens vorauseilen oder hinterherhinken. Diese Übung kann auch im Sitzen durchgeführt werden.

Brückenhaltung. Nehmen Sie jetzt eine Beckenbewegung hinzu. Wenn Sie einatmen und die Hände über den Kopf heben, schwebt das Becken in einer synchronen Bewegung nach oben Richtung Himmel. Wenn Sie ausatmen, sinken die Arme und das Becken wieder nach unten. Halten Sie den Atem sanft und gleichmäßig und die Bewegungen langsam.

Zwölf Wochen

Umschließen Sie die Bewegung mit dem Atem. Stellen Sie sich vor, dass die Energie Ihres Atems sich bis jenseits der Grenzen Ihres physischen Körpers erstreckt, mit jeder Einatmung in alle Richtungen ausstrahlt und sich mit jeder Ausatmung wieder im Zentrum Ihres Körpers sammelt.

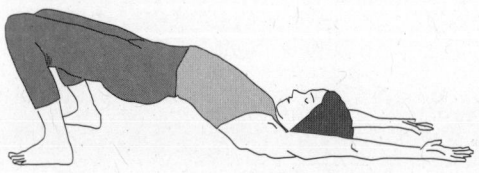

Diese scheinbar einfachen öffnenden und schließenden Bewegungen ziehen sich durch alle Yoga-Asanas. Sie können Sie in einfachen Bewegungen praktizieren, wie der Katze-Kuh, oder während Sie zwischen dem herab- und dem heraufblickenden Hund hin und her wechseln. Sie können Sie auch in dynamischeren Sequenzen wie halben oder ganzen Sonnengrüßen praktizieren, oder auch inmitten einer kraftvollen Vinyasa-Sequenz, indem Sie sich im Rhythmus des Atems öffnen und schließen, während Sie sich in immer anspruchsvollere Haltungen hinein und wieder hinaus begeben.

Verwechseln Sie jedoch spektakuläre Bewegungen nicht mit fortgeschrittener Praxis. Wir kultivieren die Fähigkeit, subtile innerliche Spannungen wahrzunehmen und die Atmung von innen nach außen zu entspannen. In körperlich herausfordernderen Haltungen sind Sie möglicherweise von der muskulären Anstrengung – oder dem Vergnügen an den athletischen Bewegungen – so abgelenkt, dass Sie gar nicht wahrnehmen, wo Sie etwas festhalten. Wählen Sie daher einfache äußere Formen, damit Sie tiefer in die innere Reise eintauchen können.

Versuchen Sie Folgendes: Nachdem Sie das Öffnen und Schließen mit dem Atem erforscht haben, gehen Sie zurück zu der grundlegenden

Woche 3: Den eigenen Atem kennenlernen

Übung, den Atem zu spüren (siehe *Den Atem kennenlernen*, Seite 135). Nehmen Sie wahr, wie diese Bewegungen sich auf die Länge, die Verortung und die Beschaffenheit der Atemzüge sowie die Pausen dazwischen ausgewirkt haben.

ÜBUNG 3.18
Den Atem tiefer werden lassen (10 – 15 Minuten)

> 🔊 Eine angeleitete Audioversion dieser Übung finden Sie auf www.shambhala.com/movingintomeditation.

Wir erforschen die Bewegungen des Atems im Körper weiter, indem wir ihn bewusst einladen, sich in verschiedenen Bereichen freier zu bewegen. Denken Sie daran, dass das nicht bedeutet, den Atem zu beherrschen. Vielmehr geht es darum, einengende Muster rückgängig zu machen, die den natürlichen Atemfluss blockieren. Fragen Sie sich, während Sie die jeweiligen Bereiche erkunden: Was könnte ich loslassen, um dem Atem zu erlauben, sich hier freier zu bewegen? Diese Praxis wird sich mit jeder Wiederholung vertiefen, während sich immer weitere Schichten im Körper entspannen.

1. Beginnen Sie auf dem Rücken liegend mit angewinkelten Beinen, wie in Übung 3.15, *Den Atem kennenlernen*. Nehmen Sie sich ein paar Minuten, um die Verortung, die Länge, die Beschaffenheit und die Abstände der Atmung zu spüren.
   Legen Sie nun Ihre Hände auf den Unterbauch zwischen das Schambein und den Nabel, die Finger gespreizt und einander zugewandt. Spüren Sie den Bauch unter den Händen. Wie groß ist die

Bewegung? Spüren Sie sie auf einer Seite des Bauches deutlicher als auf der anderen? Können Sie sie auf der Körperrückseite gegenüber Ihren Händen spüren?

Lassen Sie den Atem sich voller in diesen Bereich hineinbewegen. Spüren Sie, wie seine Bewegung sich vom Unterbauch, also von der Mitte zwischen Schambein und Nabel aus ausdehnt wie eine Kugel voller Energie und Empfindungen. Stellen Sie sich vor, dass Sie direkt durch den Bauch ein- und ausatmen. Erzwingen Sie die Bewegung nicht, lassen Sie stattdessen alles wegschmelzen, was ihr im Weg steht. Wie fühlt es sich an, Ihren Atem diesen Teil Ihres Körpers bewohnen zu lassen?

Achten Sie darauf, nicht nur die Vorderseite des Bauches auszudehnen. Auch der untere Rücken, die Nierengegend und die Seiten des Körpers werden weicher, um den Atemfluss aufzunehmen. Der Beckenboden weitet sich. Lassen Sie mit jedem Atemzug ein wenig mehr los und erlauben Sie dem Atem, sich zu weiten und sich nach außen und unten auszudehnen. (Sie können es sich auch als birnenförmigen Atem vorstellen.)

Sie brauchen sich nicht anstrengen und den Atem nach unten in den Bauch pressen. Bitten Sie eher Ihren Bauch, tief im Inneren loszulassen. Physiologisch betrachtet lädt diese Übung das Zwerchfell dazu ein, sich freier in der Bauchregion zu bewegen, und die Entspannung der Bauchmuskeln erlaubt den Organen, sich in Reaktion auf die Aktion des Zwerchfells zu bewegen. Dies regt die untersten Lungenlappen an, sich auszudehnen.

Energetisch betrachtet lädt das Atmen in den Unterbauch das Hara auf, das Kraftzentrum des Bauches. Und durch das Atmen in den Beckenboden leitet man der yogischen Anatomie zufolge den Energiefluss durch das Wurzelchakra, das muladhara, das für die Meditation förderlich ist, indem es verankernd und erdend wirkt.

Woche 3: Den eigenen Atem kennenlernen

2. Bringen Sie die Hände jetzt etwas weiter nach oben, so dass sie die untersten Rippen bedecken, die Finger zur unteren Spitze des Brustbeins weisen und die Daumen in Richtungen der Nieren abgespreizt sind. Ihre Hände zeichnen nun die Ränder des Zwerchfells nach, an denen es an den Brustkorb und an die Wirbelsäule anschließt. Erlauben Sie dem Atem, sich in diesen Bereich hinein zu öffnen. Atmen Sie ein und ermuntern Sie den Atem, sich nach außen zu öffnen und dabei den ganzen Kreis des unteren Brustkorbs auszudehnen und das Zwerchfell zu weiten. Erlauben Sie dem Atem, sich mit jeder Einatmung zu längen und dehnen Sie den Rand des Zwerchfells in alle Richtungen aus.

   Weiten sich die Rippen auf beiden Seiten gleichmäßig und sanft? Öffnen sich die Vorder- und die Rückseite des Brustkorbs gleichermaßen? Oder ist die Bewegung uneben? Die meisten Menschen entdecken überrascht, wie die Öffnung von Seite zu Seite rollt. Sie können die Absicht fassen, die Ausdehnung des Brustkorbs und die Weitung des Zwerchfells so gleichmäßig wie möglich sein zu lassen, während Sie den Atem dazu ermutigen, sich mit jeder Einatmung zu vertiefen.

3. Legen Sie abschließend Ihre Hände direkt unter die Schlüsselbeine, lassen Sie die Finger nach innen zeigen und verhaken Sie die Daumen in den Achselhöhlen, um die Bewegung der obersten Rippen zu spüren. Ermutigen Sie den Atem, sich in diese Gegend hineinzubewegen und dabei den oberen Brustbereich auszudehnen. Nehmen Sie genau wie beim unteren Brustkorb wahr, ob der oberste Brustkorb sich gleichmäßig ausdehnt, und falls er das, was wahrscheinlich ist, nicht tut, ermutigen Sie ihn dazu. Vergessen Sie nicht, auch in die Rückseite des Körpers hinein zu atmen. Können Sie spüren, wie der Schultergürtel sich mit jeder Einatmung leicht ausdehnt? Können Sie spüren, wie der Raum zwischen den Schulterblättern sich weitet?

Bleiben Sie mindestens 3 bis 5 Minuten bei jedem Bereich. Laden Sie den Atem ein, sich dort so voll wie möglich zu bewegen und tief aus dem Innenraum des Körpers durch die Haut nach außen zu strömen. Fragen Sie sich: Wie fühlt es sich an, von diesem Teil meines Körpers aus und in ihn hinein zu atmen? Ist es mir vertraut oder eher fremd? Gibt es eine emotionale Qualität, die mit der Empfindung der Atmung in den jeweiligen Bereichen zusammenhängt?

Wenn Sie die Sequenz abgeschlossen haben, nehmen Sie einige lange, volle Atemzüge, bei denen Sie bewusst einen Körperbereich nach dem anderen ausdehnen, zuerst den Unterbauch, dann den unteren Brustkorb, dann den oberen Brustraum. Lassen Sie ihn nach jeder Ausatmung vollständig leer werden.

Verweilen Sie dann in der natürlichen Atmung und nehmen Sie ihre Gezeiten in sich auf. Nehmen Sie nochmals die Verortung, die Länge, die Beschaffenheit und die Abstände wahr.

In Ihrer Asana-Praxis in dieser Woche

Yogahaltungen sind darauf ausgelegt, die körperlichen, energetischen und emotionalen Verengungen zu lösen, die den freien Atemfluss blockieren können. Wenn Ihre Asana-Praxis allerdings mechanisch oder sehr anstrengend ist, werden Sie daraus nicht den vollen Nutzen ziehen. Es ist durchaus möglich, fortgeschrittene Asanas auszuführen und den Körper dennoch gegen das natürliche Pulsieren des Atems zu verhärten.

Daher können Sie in Ihrer Asana-Praxis in dieser Woche in jene Stellen hineinspüren, in denen sich Spannungen verstecken: Hinter den Augen? Im zusammengebissenen Kiefer? Im verspannten Rücken, im zusammengezogenen Schließmuskel?

Energie fließt am besten durch einen entspannten Körper. Halten Sie die Muskeln geschmeidig, auch wenn Sie gerade dynamisch arbeiten. Vermeiden Sie es, die Gelenke zu verriegeln.

Woche 3: Den eigenen Atem kennenlernen

Öffnen Sie bewusst jene Teile des Körpers, in denen es Ihnen schwerer fällt, zu atmen. Gehen Sie nicht mit der Haltung daran, etwas reparieren zu wollen. Beginnen Sie eher einen Dialog: Wo möchte der Atem voller fließen können?

Wenn es sich zum Beispiel so anfühlt, als sei der Atem in den seitlichen Rippen beengt, können Sie es mit Seitbeugen und Drehungen versuchen. Wenn er im oberen Brustraum beengt ist, probieren Sie Rückbeugen, wie etwa das Kamel, das Rad, oder den Bogen. Wenn es Ihnen schwer fällt, in die Körperrückseite zu atmen, machen Sie ein paar lange gehaltene Vorbeugen im Yin-Stil, wie die Vorbeuge im Sitzen oder die Haltung des Kindes. Hüftöffner wie Baddha Konasana und die Taube können den Atem unterstützen, sich in den Beckenboden hineinzubewegen. Der Beckenboden hat auch mit dem Kiefer zu tun – entspannen Sie Ihren Kiefer und die Zungenwurzel und nehmen Sie wahr, ob sich das auf Ihre Empfindung des Atems im Becken auswirkt.

Sie vertiefen die Unterhaltung mit Ihrem Körper und beziehen nicht nur seine offensichtlicheren physischen Bewegungen mit ein, sondern auch das subtile Murmeln des Atems und des energetischen Körpers. Brechen Sie Ihren Körper nicht auf wie eine Walnuss im Nussknacker. Lassen Sie ihn langsam schmelzen wie Eis auf einer Fensterscheibe, das in der wärmenden Sonne Ihrer Aufmerksamkeit dahintaut.

In Ihrer Sitzmeditation in dieser Woche

Nehmen Sie sich in dieser Wochen jeden Tag mindestens 20 Minuten für die Sitzmeditation. (Falls Sie bereits regelmäßig 20 Minuten oder länger praktiziert haben, verlängern Sie die Zeit um 5 Minuten.) Wenn Sie mit den Atemübungen fertig sind, begeben Sie sich in Ihre Sitzposition. Spüren Sie, wie sich der Atem in die Bereiche, die Sie erkundet haben, bewegt: in den Beckenboden, den unteren Bauch, die Körperrückseite, den Kopf. Nehmen Sie die Länge, die Abstände und die Beschaffenheit der Atmung wahr. Verkrampfen Sie den Körper, um aufrecht zu sitzen?

Entspannen Sie sich stattdessen so weit wie möglich. Untersuchen Sie, wo der Atem sich bewegt und wo nicht. Können Sie noch immer das feine Schaukeln des Kreuzbeins spüren? Wie ist es mit der Weitung des oberen Rückens und der Schultern? Schwingt die Wirbelsäule mit der Ein- und Ausatmung mit?

Lassen Sie jetzt zu, dass Ihre Aufmerksamkeit ganz natürlich von einem Aspekt des Atems oder von einem Körperbereich angezogen wird: von der Bewegung des Bauchs nach innen und außen, während das Zwerchfell nach oben und unten wogt, vom Beckenboden, der sich synchron zu den Bewegungen des Zwerchfells sanft öffnet und schließt, vom Prickeln des Atems in den Nasengängen, den natürlichen Pausen an der Spitze der Einatmung und am Boden der Ausatmung, dem ganzen Körper, der geatmet wird.

Egal, was Sie gewählt haben, bleiben Sie dabei und machen Sie es zu Ihrem Anker – nicht als ein Konzept, sondern als eine Art Liebkosung dieses Bereiches oder Aspektes. Wenn Ihr Geist abschweift, laden Sie die Atemempfindung dazu ein, aufzusteigen und Ihre Aufmerksamkeit anzufüllen – sinnlich, lebendig und in ständiger Veränderung. Erinnern Sie sich daran, dass meditative Präsenz nichts ist, was Sie mühsam erzeugen müssen. Sie ist immer bereits da und erwartet Sie, unter der Oberfläche der hektischen Geschäftigkeit Ihrer Pläne und Projekte.

Gestatten Sie sich für diese kurze Zeit eine Ruhepause von dem Sturm Ihrer Planungen, von dem Geschrei und Gewirr Ihrer Sorgen. Lassen Sie sich von jeder Ausatmung erden und beruhigen, von jeder Einatmung nähren und beleben.

In Ihrem Alltag in dieser Woche

Machen Sie im Verlauf Ihrer täglichen Aktivitäten regelmäßig Pausen, um Ihren Atem wahrzunehmen. Stellen Sie sich einen Timer auf Ihrem Computer oder Telefon, der alle paar Stunden erklingt. Wenn er das tut, machen Sie eine Pause und spüren Sie in die vier Aspekte des Atems hinein – seine Verortung, Länge, Beschaffenheit und die Abstände. Gibt es eine Stelle, an der Sie Ihren Körper gegen den natürlichen Atemfluss versteifen? Gibt es einen Bereich, in dem Sie etwas loslassen können – sei es im Körper oder im Geist –, um Ihren Atem zu befreien?

Ressourcen

The Breathing Book von Donna Farhi ist gewissermaßen die Bibel für jeden, der die Freiheit des nicht konditionierten Atems kennenlernen will. Viele der Atemübungen in diesem Kapitel sind Variationen von Techniken, die ich ursprünglich aus in ihrem meisterhaften Unterricht lernte. Thich Nhat Hanhs Übersetzung der Anapanasati Sutra, *Breathe, You Are Alive: The Sutra on the Full Awareness of Breathing* (Dtsch. Titel: *Das Wunder des bewussten Atmens – Der Weg zu mehr Gelassenheit und innerem Frieden*) haucht dieser klassischen buddhistischen Anleitung zur Atmung und zur Praxis frisches Leben ein.

WOCHE 4

Den Atem kultivieren

Als mein Sohn Skye neun Jahre alt war, bekam er immer öfter Kopfschmerzen – und zwar nicht die normalen Kopfschmerzen, die auch ich kannte, sondern Monster, die ihn sich auf dem Boden wälzen und schreiend den Kopf halten ließen.

Wenn sie ihn erst einmal gepackt hatten, konnte rein gar nichts in meinem Medizinschränkchen – von homöopathischen Tinkturen bis hin zum guten, alten Ibuprofen – ihnen etwas anhaben. (Überdies, so stellte ich fest, brachte es nicht viel, wenn ich ebenfalls zu weinen begann.) Akupunktur, craniale Osteopathie, Visionstherapie, Fuß- und Kopfmassagen in abgedunkelten Räumen – nichts half. Natürlich wurde der Schmerz um so schlimmer, je mehr er schluchzte und sich dagegen wehrte. „Auf einer Skala von eins bis zehn – wie schlimm ist es?" fragte ich ihn einmal. „Elf" stöhnte er.

Nach den Kopfschmerzen mit der Elf auf der Skala vereinbarte ich einen Termin bei der pädiatrischen Kopfschmerzklinik in San Francisco. Ein Neurologe befragte Skye ausführlich (eine Erfahrung, die ihm erwartungsgemäß einen pochenden Schädel bereitete). Ich nahm an, dass der Arzt uns direkt zu einer MRT-Untersuchung schicken würde. Doch zu meiner Überraschung diagnostizierte er Migräne und verordnete Biofeedback.

In Skyes erster Sitzung schlag die Biofeedbacktrainerin einen Gürtel voller elektronischer Sensoren, die an einem Computermonitor hingen, um seinen Bauch. Sie zeigte ihm, wie er, indem er in seinen Bauch atmete, den Gürtel auf und absteigen lassen und damit schöne bunte Wellen auf den Computerbildschirm zeichnen konnte. Dann brachte sie ihm bei, wie er die Höhen und Tiefen der Wellen verstärken konnte, sowie den Abstand zwischen ihnen, indem er seine Atmung vertiefte und verlangsamte.

Im Verlauf der nächsten paar Stunden lernte Skye, seinen Blutdruck zu senken, seine Körpertemperatur absinken und ansteigen zu lassen, seinen Haut- und Muskeltonus zu entspannen, seinen Herzschlag zu verlangsamen und die Muster seiner Gehirnwellen zu verändern – all das, indem er bewusst seine Atemmuster regulierte.

Nach fünf oder sechs Stunden Biofeedback verringerte sich die Häufigkeit und Intensität seiner Kopfschmerzen. Skye lernte, die Frühwarnzeichen zu bemerken und einzugreifen, bevor sie in die Höhe schossen. Und, was noch besser war, er lernte, die Anzeichen von Stress in seiner Atmung und seinem Körper zu erkennen und sein Verhalten zu ändern.

Wenn er jetzt eine Migräne aufziehen spürt, macht er eine Pause, legt sich in einem dunklen, ruhigen Raum hin und bringt sein Nervensystem wieder ins Gleichgewicht, indem er die Techniken zum vertieften Atmen und zur Entspannung anwendet, die ihm inzwischen zur zweiten Natur geworden sind. Zwischen den Kopfschmerzen vergehen jetzt Monate. Und seine letzte Monstermigräne ist bereits Jahre her.

Skyes Geschichte ist lediglich ein Beispiel für die Kraft des bewussten Atmens. Die moderne Wissenschaft hat bestätigt, was Yogis bereits seit Jahrhunderten wissen – dass die Atmung den Zustand von Körper und Geist sowohl reflektiert als auch beeinflusst.

Woche 4: Den Atem kultivieren

Die Yogis haben beobachtet, dass der Atem eines Praktizierenden meist langsamer und feiner wird, wenn er sich in tiefer Meditation befindet, wie auch die Fähigkeit des Meditierenden zur Versenkung von selbst tiefer wird. Wenn der Geist zunehmend still wird, setzt der Atem manchmal für längere Zeit aus – ohne irgendein Bemühen darum. Und so haben die Yogis über die Jahrhunderte hinweg geforscht: Was geschieht mit meiner Meditation, wenn ich bewusst eingreife, um den Atem zu verlangsamen? Was ist, wenn ich ihn schneller und kräftiger werden lasse? Was, wenn ich ihn ganz aussetze?

Wie die Yogis schließlich entdeckten, ist es möglich, die Vertiefung von meditativer Präsenz geschickt zu fördern, indem man bewusst in die Atemmuster eingreift. In der letzten Woche haben wir daran gearbeitet, unseren Atem kennenzulernen und ihn zu befreien und damit die ersten beiden Elemente des dreigleisigen Ansatzes zur kontemplativen Atemarbeit erkundet. Sie haben erlebt, wie allein die Wahrnehmung der unbewussten Einengungen des Atems diese Muster aufbrechen kann.

In dieser Woche werden wir in Form von bewussten Atemmustern, die die Atmung weiter von gewohnheitsmäßigen Verengungen befreien können, darauf aufbauen – und ein drittes Element zur Kultivierung des Atems hinzufügen, um die Qualitäten von Energie und Entspannung, die uns auf unserem meditativen Weg unterstützen können, willentlich zu steigern.

Insbesondere werden wir erkunden, wie die bewusste Veränderung der vier Qualitäten des Atems, die wir im letzten Kapitel betrachtet haben – Verortung, Länge, Beschaffenheit und Abstände – unsere Meditation vertiefen können. Sie werden Gelegenheit haben, direkt von innen heraus zu spüren, wie die Kultivierung des Atems sich auf Ihren Zugang zu achtsamer Präsenz und innerem Erforschen auswirkt.

Zwölf Wochen

Die Kunst des Pranayama

Im modernen, westlichen Yogaunterricht nimmt Pranayama, also die Kunst, mit dem Atem zu arbeiten, um auf das Bewusstsein einzuwirken, meist eine zweitrangige Stellung hinter den spektakuläreren Asana-Praktiken ein. Selbst Lehrer, die die Kraft des Pranayama schätzen, sind durch die Begrenzungen der standardisierten, neunzigminütigen Yogastunden und die nachvollziehbaren Wünsche der Schüler nach einem Fitnesstraining gezwungen, Pranayama auf ein paar Minuten am Ende der Stunde zu reduzieren, wenn sie nicht die Mehrheit ihrer Klientel (und damit auch ihren Job im Studio) verlieren wollen.

Aber wenn Sie sich für Yoga als meditative Disziplin interessieren, ist es essentiell, Pranayama ins Zentrum Ihrer Praxis zu stellen und nicht nur die Häufigkeit, mit der Sie es praktizieren, zu steigern, sondern auch seinen Anteil an Ihrer gesamten Praxiszeit.

Sie können den Atem einfach als Anker für die Meditation verwenden und Ihre Fähigkeit zu beständiger Präsenz stärken, indem Sie mit Ihrer Aufmerksamkeit immer wieder zu ihm zurückkehren. Aber Sie werden auch entdecken, dass es sich direkt auf die Qualität Ihrer Aufmerksamkeit und auf Ihre Fähigkeit, sich in vertiefte Stadien der Versenkung zu begeben auswirken kann, *wie* sie atmen.

Auf der grundlegendsten Ebene haben wissenschaftliche Forschungen gezeigt, dass langsameres und tieferes Atmen das parasympathische Nervensystem aktiviert und eine Reihe von physiologischen und mentalen Phänomenen auslöst, die man zusammengenommen Entspannungsreaktion nennt. Der Herzschlag verlangsamt sich. Der Blutdruck sinkt. Muskel- und Hauttonus lassen nach. Rezeptoren in den Nerven und Organen koordinieren die Elemente des Körpers, die das autonome Nervensystem steuern – Herz, Lunge, limbisches System und Kortex – und bringen das Nervensystem ins Gleichgewicht. In seinen Lehren über die Vier Grundlagen der Achtsamkeit verweist der Buddha auf diese Kraft: „Einatmend beruhige ich die Aktivität meines Körpers. Ausatmend beruhige ich die Aktivität meines Körpers."

Eine Verringerung der Atemfrequenz fördert die Synchronisation der Gehirnwellen und verstärkt die Deltawellen, die während des Schlafes und der Meditation vorherrschen. Ein gleichmäßiger, tiefer Atem steht in Zusammenhang mit einem ruhigen, stabilen und konzentrationsfähigen Geist. Eine Erklärung dafür scheint darin zu liegen, dass langsames Atmen den Kohlendioxidspiegel im Blut drastisch erhöht und somit im Gehirn Gelassenheit induziert. Andere Studien weisen darauf hin, dass Rezeptoren im Atemgewebe dem zentralen Nervensystem signalisieren, einen Gang herunterzuschalten, wenn der Atem sich verlangsamt.

Am anderen Ende dieses Spektrums aktiviert schnelles Atmen das sympathische Nervensystem und bereitet den Körper auf „Kampf oder Flucht" vor. Das Herz schlägt schneller, die Muskeln spannen sich an und das Nervensystem begibt sich in den Alarmzustand. Alle Sinne suchen das Territorium nach sich nähernden Gefahren ab. (Diese Tendenz kann geschickt durch sehr kräftige und doch entspannte Atempraktiken genutzt werden, wie etwa *kapalabhati*, den yogischen „Feueratem". Studien haben gezeigt, dass dadurch der Verstand genauer arbeitet und die visuelle Wahrnehmung klarer wird.)

Mit der Zeit neigt der Atem dazu, sich in der Meditation von selbst zu verlangsamen, während sich der Körper und das Nervensystem entspannen und der Wechsel vom sympathischen zum parasympathischen Nervensystem natürlicherweise eingeleitet wird. Und indem der Atem sich verlangsamt, signalisiert er dem Körper, dass genug Sicherheit gegeben ist, um sich noch weiter zu entspannen; so entsteht eine positive Feedbackschleife.

Die bewusste Förderung dieses natürlichen Entspannungsprozesses mittels einfacher yogischer Pranayama-Übungen macht Sie in Ihrer Beziehung zu Ihrem Atem feinfühliger und sachkundiger. Zugleich eröffnet sich dem Atem dadurch ein neues Gebiet, in dem er sich bewegen kann, was wiederum ermöglicht, noch tiefer loszulassen.

Aus einer traditionell yogischen Perspektive sind die in diesem Kapitel beschriebenen Praktiken so wirkungsvoll, weil sie subtile Energien im Körper kanalisieren. Aus den Experimenten der letzten Jahrhunderte schlossen die Yogis, dass sich die Einatmung durch eine Energie auszeichnet, die sie *brahmana* nennen – erhitzend, ausdehnend und belebend. Moderne wissenschaftliche Forschung zeigt, dass mit jeder Einatmung der Puls leicht ansteigt. Mit jeder Ausatmung fällt der Puls leicht ab.

Wenn Sie sich in der Meditation träge fühlen, ist es also geschickt, Pranayama-Techniken anzuwenden, die die Einatmung sowie die darauf folgenden Pausen betonen.

Die Ausatmung bringt eine Energie, die *langhana* genannt wird, mit sich: beruhigend und erdend. Wenn Sie sich also ängstlich oder überreizt fühlen, machen Sie Übungen, die die Ausatmung und die darauf folgenden Pausen betonen. Längere Ausatmungen bedeuten auch eine längere Zeitspanne, in der Ihr Puls fällt.

Die Betonung der Pausen selbst durch das Aussetzen des Atems, *kumbhaka* genannt, wirkt ebenfalls stark auf Körper und Geist. Studien haben gezeigt, das beispielsweise das Einhalten des Atems nach der Einatmung die Dominanz der mit Glücksgefühlen einhergehenden Thetawellen im Gehirn verstärkt. Die Verlängerung der Pause nach der Ausatmung kann meiner Erfahrung nach sogar noch stärkere Wirkungen zeigen und bringt ein Gefühl der Ruhe und des innerlichen Loslassens mit sich.

Aber verlassen Sie sich nicht einfach auf das, was Yogis und Wissenschaftler behaupten. Experimentieren Sie mit diesen Praktiken im Labor Ihres eigenen Körpers und Geistes. Wenn Sie dann mit ihnen vertraut sind, können Sie sie geschickt einsetzen, um Ihre Meditationspraxis zu unterstützen.

Auf diese Weise unmittelbar mit dem Atem zu arbeiten kann ein guter Weg in die Meditation hinein sein. Für viele Menschen ist es leichter, auf den Atem konzentriert zu sein und zu bleiben, wenn sie etwas damit tun. Wenn aus diesem ersten Kontakt dann eine tiefere Beziehung entstanden ist, können Sie die Führung des Atems loslassen und sich stattdessen vom

Atem führen lassen, ohne abzudriften. Sie lassen das Tun los, behalten aber dennoch die Qualität wacher Aufmerksamkeit bei.

Die bewusste Arbeit mit dem Atem kann zudem ein wirkungsvolles Mittel sein, um den in der buddhistischer Tradition klassisch genannten Hindernissen in der Meditation zu begegnen. Dösen Sie in den Klauen einer Schläfrigkeitsattacke auf Ihrem Kissen weg? Geschickt eingesetztes Pranayama kann Ihre Energie wieder auffrischen. Tobt in Ihnen ein Flächenbrand von Gedanken, angefacht vom Wind der Angst? Pranayama in einer etwas anderen Form kann die Flammen löschen. (Wir werden diese Muster in Woche 10 genauer betrachten.)

Dabei sollten Sie allerdings darauf achten, den Atem nicht zu kontrollieren, sondern ihn einzuladen. Manchmal führen Sie den Atem bewusst, manchmal folgen Sie ihm, wo auch immer er hingeht – wichtig ist, das Sie wählen können, wann Sie führen und wann Sie folgen. Achten Sie nach jeder Phase bewusster Atemarbeit darauf, zum nichtkontrollierten Atem zurückzukehren. Spüren Sie von innen, welchen Unterschied es macht, den Atem zu führen und ihn sich einfach von selbst bewegen zu lassen. Entdecken Sie, welche neuen Freiheiten der Atem hat, in Ihrem Inneren herumzuwirbeln, während er sich seinen Weg in neue Gebiete erflüstert.

Halten Sie die Zügel mit leichter Hand. Ihr Atem ist kein Mietpony, das immerzu den gleichen staubigen Weg entlang trottet. Er ist ein Vollblüter – lebhaft, kraftvoll und sensibel. Machen Sie ihm respektvoll Vorschläge, und spüren Sie Ihrerseits die Signale, die er Ihnen sendet.

Lassen Sie am Ende einer Praxisphase die Zügel ganz los und lassen Sie ihn von selbst nach Hause finden.

Zwölf Wochen

WOCHE 4 ÜBUNGEN

Übung 4.19:	Die Pause nach der Ausatmung verlängern (5 – 10 Minuten)	(Seite 162)
Übung 4.20:	Die Pause nach der Einatmung verlängern (5 – 10 Minuten)	(Seite 165)
Übung 4.21:	Die volle und die leere Pause verlängern (15 Minuten)	(Seite 166)
Übung 4.22:	Der Schlangenatem (5 Minuten)	(Seite 168)
Übung 4.23:	Den Atem in Bewegung länger werden lassen (5 Minuten)	(Seite 169)
Übung 4.24:	Die Ausatmung verlängern (5 – 10 Minuten)	(Seite 170)
Übung 4.25:	Die Einatmung verlängern (5 – 10 Minuten)	(Seite 171)
Übung 4.26:	Ein- und Ausatmung einander angleichen (15 Minuten)	(Seite 173)
Übung 4.27:	Den Atem weich werden lassen (5 – 10 Minuten)	(Seite 176)

Das yogische Pranayama ist eine umfangreiche Kunst, auf deren Erforschung man ohne weiteres Jahre verwenden kann. Aus der immensen Bandbreite habe ich einige einfache und doch wirkungsvolle Übungen ausgewählt, die ich persönlich besonders hilfreich und unterstützend zur Vertiefung der meditativen Praxis finde. Die Wirkung der Atempraxis auf die Meditation steigt nicht mit der Komplexität; im Hinblick auf die Meditation ist Ihnen mehr damit gedient, in ein paar Formen tiefer einzutauchen, anstatt Ihren Einkaufswagen mit Atemtricks vollzuladen.

Probieren Sie nicht zu viele verschiedene Übungen innerhalb einer Praxiszeit aus. Wählen Sie einfach ein oder zwei aus, die Sie vertiefen wollen, und lassen Sie sie dann in der Meditation auf sich wirken. Zu versuchen, mehrere Pranayama-Praktiken mit verschiedensten energetischen Effekten auf einmal zu kombinieren, wäre wie der Versuch, eine fade Suppe aufzupeppen, indem Sie zuerst Salz, dann Currypulver und Ingwer, dann Basilikum und Oregano, dann Soyasauce und Wasabi und schließlich einen Schluck Rotwein hinzufügen. Besser ist es, ein oder zwei Gewürze hineinzugeben, zu kosten und den Effekt zu schmecken. Am nächsten Tag können Sie eine andere Kombination ausprobieren.

Richten Sie sich ein. Probieren Sie alle Atempraktiken in einer bequemen Haltung im Liegen aus, in der die Wirbelsäule ihren natürlichen Kurven folgen kann. Die Beine können ausgestreckt oder die Knie angewinkelt sein, die Fußsohlen sind dabei flach auf dem Boden aufgestellt. Polster können beim Pranayama zwar hilfreich sein, um das Zwerchfell und den Brustkorb zu weiten, für unsere Zwecke in dieser Woche ist es aber nützlicher, die Wirbelsäule in ihrer natürlichen Ausrichtung zu belassen. Wenn Sie erst einmal mit der Durchführung der Übungen in einer liegenden Haltung vertraut sind, können Sie sie auch im Sitzen durchführen – für die meisten Menschen ist das herausfordernder, da oft unbewusste muskuläre Verspannungen aktiviert werden, wenn wir aufrecht sitzen.

Bevor Sie anfangen: Beginnen Sie jede Praxiszeit mit der grundlegenden, im Liegen durchgeführten Übung *Im Körper ankommen* (Seite 73). Nehmen Sie sich 2 oder 3 Minuten Zeit, um sich durch Ihren Körper hindurch zu spüren und Ihre Sensibilität zu steigern. Verwenden Sie dann nochmals 2 oder 3 Minuten auf eine Einschätzung der vier Aspekte des Atems, die wir in Woche 3 erkundet haben: Verortung, Länge, Beschaffenheit und Abstände (*Den Atem kennenlernen*, Seite 135). Auf diese Weise bekommen Sie einen besseren Kontakt zu dem momentanen, natürlichen Ausdruck Ihres Atems.

Zwölf Wochen

Beispielhafter Ablauf: Die Übungen sind nach den vier Aspekten des Atems angeordnet. Eine Möglichkeit, sie zu erkunden ist es, jeden Tag mit einem anderen Aspekt zu arbeiten.

Achten Sie darauf, jeden Tag mindestens 20 bis 25 Minuten für die Sitzmeditation einzuplanen. Hier ein Vorschlag für eine mögliche Abfolge:

Tag 1: *Die Pause nach der Ausatmung verlängern, Die Pause nach der Einatmung verlängern* und *Die volle und die leere Pause verlängern.*

Tag 2: *Der Schlangenatem, Die Ausatmung verlängern* und *Die Einatmung verlängern.*

Tag 3: *Ein- und Ausatmung einander angleichen*

Tag 4: Wiederholen Sie zwei oder drei der vorangegangenen Übungen und experimentieren Sie zudem mit der Übung *Den Atem weich werden lassen.*

Tag 5 – 7: Wählen Sie die Übungen Ihrem Energieniveau entsprechend aus. Wenn Sie sich etwas träge fühlen, nehmen Sie Übungen, die die Einatmung und die Pause danach betonen. Wenn Sie aufgedreht oder ängstlich sind, wählen Sie Übungen, die die Ausatmung und die Pause danach betonen. Experimentieren Sie damit, an einem Tag Pranayama vor Ihrer Asana-Praxis zu machen und an einem anderen Tag danach. Nehmen Sie die Unterschiede wahr.

Wie Sie in den folgenden Übungen feststellen werden, wirkt sich die Ausweitung der Pause zwischen den Atemzügen intensiv auf das ganze Nervensystem aus.

ÜBUNG 4.19
Die Pause nach der Ausatmung verlängern (5 – 15 Minuten)

Dies ist eine der besten Möglichkeiten, die ich kenne, um Nervensystem und Geist zu beruhigen, wenn Sie aufgewühlt und in Gedanken sind.

Ruhen Sie in Ihrem natürlichen Atemfluss und fangen Sie an, der kurzen Pause nach der Ausatmung besondere Aufmerksamkeit zu schenken. Lassen Sie sich in die Pause fallen, so als ob Sie die Ausatmung wie eine lange Rutschbahn hinunterrutschen und dann ins tiefe Wasser der Pause sinken würden. Nehmen Sie die leere Pause wahr, bevor Sie wieder an die Oberfläche kommen und einatmen. Was geschieht in dieser Pause mit den Gedanken? Was geschieht mit Ihrem Selbstgefühl?

Beginnen Sie nun, diese Pause leicht zu verlängern, zunächst nur um zwei Takte: *Eins-Om. Zwei-Om.* Während Sie das tun, stellen Sie vielleicht fest, dass Sie noch gar nicht ganz mit dem Ausatmen fertig waren. Falls das der Fall ist, lassen Sie die restliche Atemluft hinausfließen und pausieren Sie wieder. Möglicherweise müssen Sie diesen Prozess mehrmals wiederholen, bevor Sie wirklich vollständig ausgeatmet haben. Lassen Sie dann die Einatmung von allein einfließen, ohne Sie in irgendeiner Weise zu kontrollieren.

Nehmen Sie wahr, *wie* Sie innehalten. Verkrampfen Sie Ihren Körper, um ihn zu bremsen und den Atem draußen zu „halten"? Möglicherweise nehmen Sie eine Spannung im Hals und im Zwerchfell wahr, so als ob Sie den Atem mit aller Kraft draußen hielten, und vielleicht wird das nicht während der Pause spürbar, sondern in dem Moment, nachdem Sie wieder mit der Einatmung begonnen haben, so als ob Sie in den nächsten Atemzug hinein taumeln oder nach ihm schnappen würden. Ziehen Sie stattdessen den Vorgang, der zur Einatmung führt, auseinander – *lassen* Sie die Pause *sein*, anstatt sie zu *machen*.

Entspannen Sie während der Pause den Kiefer, die Rückseiten der Augen und den Beckenboden. Wo sonst halten Sie noch etwas fest?

Diese Praxis bringt die Tendenz ans Licht, nach dem nächsten Atemzug zu schnappen, bevor Sie den letzten ganz losgelassen haben – sie beleuchtet, wie wir uns permanent in den nächsten Moment hinein lehnen. Wenn wir jeder Ausatmung erlauben, sich ganz zu vollenden und in der Pause vor der nächsten Einatmung ruhen, können wir spüren, wie wir uns wieder in der Gegenwart niederlassen.

Sobald Sie die Pause nach der Ausatmung bewusst verlängern, werden Sie wahrscheinlich bemerken, dass die Einatmung von selbst länger wird. Auch die Ausatmung kann sich längen und weicher werden. Versuchen Sie nicht, dies zu erzeugen, aber verhindern Sie es auch nicht.

Dehnen Sie die Pause nach einigen Runden noch weiter aus, zunächst auf drei Takte, dann auf vier. Dann fünf. Dann sechs. Praktizieren Sie jeweils ein paar Runden, bevor Sie weitergehen. Nehmen Sie wahr, ob Sie sich mit der Ausatmung subtil beeilen, weil Ihnen die Pause als der „springende Punkt" dieser Übung erscheint, Ihre Gelegenheit, „etwas zu tun." Es geht nicht darum, dass Sie sich antreiben, die Pause möglichst lang zu machen, zumal die Absicht der Übung darin liegt, Erwachen zu fördern, und nicht darin, die Lungenkapazität zu vergrößern. Es geht darum, einen meditativen Rhythmus zu erschaffen, der Ihre Aufmerksamkeit tiefer und tiefer in nach innen zieht, um im stillen Raum zwischen den Atemzügen zu ruhen.

Nehmen Sie wahr, wie sich der Atem wieder und wieder in die Stille entleert und aus ihr hervorgeht. Was geschieht in diesem Raum mit den Gedanken? Was geschieht mit den Gefühlen?

Lassen Sie den Atem jetzt wieder normal werden. Achten Sie darauf, ein paar Minuten lang im natürlichen Atem zu ruhen, damit der Unterschied zwischen der Führung des Atems und dem bloßen Spüren für Sie wirklich fühlbar wird. Wenden Sie sich weiterhin dem Raum zwischen der Einatmung und der Ausatmung zu: Ist er länger als zuvor? Kürzer? Gleich lang? Welche Wirkungen auf Ihr Energieniveau und Ihre Stimmung bemerken Sie?

Falls Sie weiter gehen möchten. Wenn Sie erst einmal mit dieser Praxis vertraut sind, beginnen Sie, weitere Details wahrzunehmen: zum Beispiel den Moment, wenn Sie erneut mit der Einatmung beginnen. Greifen Sie gierig nach dem Atem, um ihn einzusaugen? Oder erlauben Sie der Einatmung, einfach von selbst zu geschehen?

Wenn Sie sich damit wohlfühlen, den Atem nach der Ausatmung sechs Takte lang anzuhalten, versuchen Sie, das Aussetzen noch weiter auszudehnen. Anstatt zu zählen, erweitern Sie einfach die Pause, aber lassen Sie dabei jegliche Anstrengung los – warten Sie einfach, bis der Atem hinein rollt, wann immer er soweit ist, wie eine sanfte, unaufhaltsame Flutwelle.

Nehmen Sie wahr, welche Qualität Ihr Sein in diesem leeren Raum des Nicht-Tuns hat. Wenn Sie feststellen, dass Sie nach der Einatmung schnappen, haben Sie sich gezwungen, zu lange auszusetzen.

Lassen Sie nach einigen Minuten Praxis die Führung des Atems los. Lassen Sie ihn zu seinen natürlichen Rhythmen zurückkehren. Warten Sie jedoch weiterhin ab, bis der Atem zu Ihnen kommt, anstatt ihm nachzujagen.

ÜBUNG 4.20
Die Pause nach der Einatmung verlängern (5 – 10 Minuten)

Diese Übung kann Ihre Aufmerksamkeit erfrischen, wenn Sie sich vor der Meditation träge fühlen.

Fangen Sie damit an, Ihre Aufmerksamkeit auf die natürliche Pause nach der Einatmung zu richten, ähnlich wie auf eine Welle, die im nächsten Moment brechen wird.

Verlängern Sie diese Pause um jeweils ein oder zwei Takte, genau wie Sie es zuvor mit der Pause nach der Ausatmung getan haben. Halten Sie die Atmung nicht an, sondern verlängern Sie sie ganz sanft. Stellen Sie sich in der „vollen" Pause vor, wie die Energie der Einatmung, das Prana, Ihren gesamten Körper durchströmt. Lassen Sie nach jedem Einhalten die Ausatmung hinausfließen.

Falls Sie den Kiefer oder den Nacken anspannen, um den Atem „festzuhalten", lassen Sie diese Anstrengung los. Falls Sie ein Schwindelgefühl, Druck im Kopf oder in den Augen oder Benommenheit verspüren, verkürzen Sie die Pause sofort wieder oder beenden Sie die Übung.

Zwölf Wochen

Wenn Sie die Einatmung auf etwa sechs Takte ausgedehnt haben, ruhen Sie sich einige Minuten im natürlichen Atemfluss aus und lassen Sie die Effekte der Übung auf sich wirken. Nehmen Sie wahr, ob sich die Länge Ihrer natürlichen Ein- oder Ausatmung verändert hat. Nehmen Sie wahr, ob die Pausen zwischen den Atemzügen länger geworden sind.

Falls Sie weiter gehen möchten. Wenn Sie sich daran gewöhnt haben, den Atem auszusetzen, erforschen Sie: Was geschieht in dem Moment, in dem Sie beschließen, auszuatmen, in Ihrem Inneren? Gibt es um diesen Moment herum irgendein unnötiges Drängen oder Schnappen, etwas, wodurch Sie die Ausatmung unnötig erzwingen?

Wenn Ihnen eine Pause von sechs Takten leicht fällt, probieren Sie aus, was geschieht, wenn Sie den Atem aussetzen und einfach warten, bis die Ausatmung spontan geschieht.

ÜBUNG 4.21
Die volle und die leere Pause verlängern (15 Minuten)

Wenn Sie die Übungen 4.19 und 4.20 ausprobiert haben und sich mit den Pausen vor und nach der Einatmung wohlfühlen, spielen Sie damit, beide Pausen in ein und derselben Übung auszudehnen. Diese Form von Pranayama, die zugleich erdend und belebend wirkt, kann für ein Gefühl von innerer Weite sorgen und Ihr Gewahrsein für den Raum, der jeden Atemzug umgibt, steigern.

Stimmen Sie sich auf den vierteiligen Rhythmus der Atmung ein – die Einatmung und die volle Pause auf ihren Gipfel, die Ausatmung samt der leeren Pause auf ihrem Boden. Beginnen Sie dann, beide Pausen wie in den Übungen 4.19 und 4.20 schrittweise zu verlängern und fügen Sie jeweils einen Takt hinzu, bis Sie bei fünf oder sechs Takten angelangt sind. Halten Sie die Ein- und die Ausatmung weich, versuchen Sie jedoch jetzt noch nicht, ihre Länge zu kontrollieren. Wenn der Atem anfängt zu ruckeln, kehren Sie zu einem kürzeren Takt zurück. Sie kontrollieren den Atem weniger, als dass Sie mit ihm tanzen und ihn einladen, sich zu dem gleichmäßigen Puls Ihres inneren Metronoms zu bewegen.

Während Sie mit den Pausen arbeiten, bemerken Sie wahrscheinlich, dass die Ausatmung und die Einatmung langsam länger werden und sich einander von selbst angleichen. Lassen Sie es zu, falls das geschieht, aber versuchen Sie nicht, es zu erzeugen.

Lassen Sie sich vom Rhythmus des Atems beruhigen, nähren und tragen. Nehmen Sie wahr, wie der Atem immer wieder aus dem Nichts heraus entsteht und ins Nichts hinein entschwindet.

Falls Sie weiter gehen möchten. Um Ihre Arbeit mit den Pausen zwischen den Atemzügen zu vertiefen, fangen Sie damit an, die Pausen zwischen den Gedanken, Empfindungen und Gefühlen wahrzunehmen. Auch sie entstehen aus dem Nichts und lösen sich wieder ins Nirgendwo auf. Schenken Sie den Zwischenräumen mehr Aufmerksamkeit als den Gedanken, Gefühlen und Empfindungen selbst.

Vielleicht denken Sie, dass in Ihrem Geist viel los ist. Doch wenn Sie noch aufmerksamer werden, sehen Sie, dass zwischen den Gedanken gar nichts los ist. Vielleicht ist Ihr Herz voller Kummer. Doch wie geht es Ihrem Herzen in dem Moment, in dem der Kummer verschwunden und noch kein neues Gefühl aufgetaucht ist?

Entwickeln Sie Interesse für diesen Raum.

Möglicherweise haben Sie in den vorangegangenen Übungen bemerkt, dass die Einatmung länger wurde, wenn Sie die Pause nach der Ausatmung ausgedehnt haben, und dass die Ausatmung länger wurde, wenn Sie die Pause nach der Einatmung ausgedehnt haben. In den folgenden Übungen werden wir damit beginnen, die Ein- und die Ausatmung direkt und bewusst auszudehnen.

ÜBUNG 4.22
Der Schlangenatem (5 Minuten)

In dieser effektvollen Übung wird die Ausatmung betont und ausgeweitet – eine beruhigende, zentrierende und erdende Übung, die sich hervorragend eignet, um eine Asana-Praxis oder Meditation zu beginnen, besonders, wenn Sie sich ängstlich oder aufgewühlt fühlen. Das ist viel effektiver, als sich einfach zu befehlen, einen tiefen Atemzug zu nehmen – auch wenn es, wie alle Übungen, in denen Ausatmung verlängert wird, auch eine unmittelbare Wirkung auf die Tiefe Ihrer Einatmung hat.

Begeben Sie sich in eine liegende Haltung, atmen Sie durch die Nase ein, dann wie eine Schlange mit einem zischenden Geräusch durch den Mund aus und lassen Sie dabei den Atem über die Zungenspitze entweichen. Zischen Sie Ihren ganzen Atem aus, stoßen Sie auch noch das letzte bisschen Luft aus Ihren Lungen – nicht, indem Sie die Brust zusammenpressen, sondern indem Sie den untersten Teil des Bauches direkt oberhalb des Schambeins einziehen, so als ob Sie Zahnpasta aus dem untersten Teil einer Tube drücken würden.

Wenn Sie die Ausatmung beendet haben, lassen Sie die Einatmung natürlich nach innen fließen. Wiederholen Sie das ganze fünf bis zehn Zyklen lang und achten Sie dabei darauf, den Unterbauch Richtung Wirbelsäule zu ziehen. Das Zischen verlangsamt und reguliert den Atem auf natürliche Weise und macht seine Beschaffenheit hörbar. Können Sie das Geräusch beständig und weich halten?

Wenn Sie damit fertig sind, lassen Sie Ihre Atmung wieder normal werden. Spüren Sie den Effekt der Übung auf den Atem, den Geist und den energetischen Körper und achten Sie dabei besonders auf ein Gefühl von Wärme oder Prickeln im Unterbauch.

ÜBUNG 4.23
Den Atem in Bewegung länger werden lassen (5 Minuten)

Vielen Menschen fällt es leichter, die Ein- und Ausatmung zu verlängern, wenn sie dabei einfache Bewegungen machen, als wenn sie sich lediglich auf den Atem konzentrieren. In dieser Übung laden Sie mit repetitiven Bewegungen der Arme den Atem dazu ein, sich zu längen. Die Bewegungen der Arme schaffen auf natürliche Weise mehr Bewegungsfreiraum für den Atem im Brustkorb. Sie dienen zudem dem Atemrhythmus als ein konkreter äußerer Bezugspunkt.

Legen Sie sich flach auf den Rücken, winkeln Sie die Knie an und halten Sie sie hüftweit von einander entfernt. Nachdem Sie Ihrem Atem, so wie er gerade ist, einen Moment Aufmerksamkeit geschenkt haben, fangen Sie an, mit den Armen einen Bogen zu beschreiben, nach oben über den Kopf und wieder zurück nach unten, so wie in der Übung *Den Körper mit dem Atemfluss öffnen und schließen* in Woche 3.

Führen Sie die Arme mit der Einatmung nach vorn und über den Kopf und lassen Sie sie mit der Ausatmung seitlich sinken. Passen Sie diese weichen, stetigen Bewegungen an den Atemfluss an. Umschließen Sie jede Bewegung mit dem Atem, indem Sie mit der Ein- beziehungsweise Ausatmung beginnen, kurz bevor der Körper anfängt, sich zu bewegen, und führen Sie sie noch ein klein wenig weiter, nachdem der Körper wieder ruht.

Zählen Sie: Wie lange dauern Ihre Einatmungen, während Sie die Arme heben? Wie lange dauern Ihre Ausatmungen, während Sie sie sinken lassen? Gleichen Sie die Länge der Ein- und Ausatemzüge entsprechend des kürzeren Takts einander an: Wenn Sie natürlicherweise vier Takte ein- und sechs Takte ausatmen, stabilisieren Sie sowohl die Ein- als auch die Ausatmung auf vier Takte. Nutzen Sie die Bewegung dazu, die Beschaffenheit des Atems weicher werden zu lassen, so dass die Arme und der Atem sich in gleichbleibendem Tempo bewegen und bei keinem Teil des Bogens vorauseilen oder hinterherhinken.

Verlängern Sie nun sowohl die Ein- als auch die Ausatmung um zwei Takte. Wenn Ihnen dies leicht fällt, verlängern Sie sie nach ein oder zwei Atemzügen um zwei weitere Takte. Fahren Sie damit fort, solange Sie keine Anstrengung oder sonstiges Unwohlsein empfinden; falls dies der Fall ist, reduzieren Sie um einen oder zwei Takte. Atmen Sie zwei weitere Zyklen lang auf diese Weise, hören Sie dann auf und nehmen Sie die Wirkung auf den Atem wahr.

ÜBUNG 4.24
Die Ausatmung verlängern (5 – 10 Minuten)

Die Verlängerung der Ausatmung beruhigt das Nervensystem und den geschäftigen Geist.

Legen Sie sich hin und zählen Sie die Länge Ihrer natürlichen Ein- und Ausatmung. Beginnen Sie dann, die Länge Ihrer Ausatmung allmählich um jeweils ein oder zwei Takte zu steigern.

Stellen Sie sich vor, dass Sie den Strom aus einem Wasserhahn regulieren, indem Sie die Leitung langsam verengen und das Wasser langsamer herausfließt. Richten Sie Ihre Aufmerksamkeit insbesondere auf die Beschaffenheit des Atems, während Sie die Ausatmung ausdehnen. Stoppen und starten Sie die Ausatmung in etwa so, wie ein Fahranfänger die Bremse bedient?

Lassen Sie die Einatmung von selbst einströmen, ohne zu zählen (da Sie sie damit automatisch regulieren würden). Auch ohne zu zählen werden Sie wahrscheinlich wahrnehmen, dass die Einatmung länger wird, wenn Sie die Ausatmung verlangsamen – und dass es mit vertiefter Einatmung natürlich einfacher wird, die Ausatmung zu verlängern, da Sie mehr Luft auszuatmen haben. Vielleicht spüren Sie nach einigen

Atemzyklen, dass die Luft mit der Einatmung voller hineinströmt und dabei die seitlichen Rippen und den oberen Brustraum weitet, während das Zwerchfell sich nach unten wölbt.

Lassen Sie sich vom Rhythmus der Ausatmung aus den Klauen Ihrer Pläne und Erinnerungen befreien. Entspannen Sie mit jedem Leeren Ihrer Lungen Ihren Körper ein wenig tiefer in die Erde hinein. Fragen Sie sich mit jeder Ausatmung: Was kann ich loslassen?

Dehnen Sie die Ausatmung über einen Zeitraum von etwa 5 Minuten langsam ein wenig weiter aus. Wenn Sie bei der für Sie maximalen angenehmen Länge angelangt sind, beenden Sie die Übung. Nehmen Sie wahr, was mit dem Atem geschieht. Wie bewegt er sich in dem Raum, den Sie geschaffen haben? Welche Qualitäten finden Sie in Ihrem Herzen und in Ihrem Geist vor?

ÜBUNG 4.25
Die Einatmung verlängern (5 – 10 Minuten)

Viele Menschen spannen sofort den Körper an und beginnen, den Atem in die Brust hochzuziehen, wenn sie dazu angeleitet werden, die Einatmung zu verlängern – sie verlängern den Atem vertikal, als würden sie mehr Wasser in eine dünne Röhre schütten. Doch wir interessieren uns hier dafür, dem Atem zu erlauben, sich zu vertiefen, indem er sich ausdehnt und sich in den Bauch, die Körperseiten und den Rücken hinein weitet und vertieft und auch die Brust weiter nach oben ausfüllt.

Bevor Sie also damit beginnen, die Einatmung zu verlängern, denken Sie bitte noch einmal an die Übung, die Sie in der letzten Woche gemacht haben, **Den Atem tiefer werden lassen** *(Seite 145). Wenn Sie sich an die vielfältigen Möglichkeiten erinnert haben, die Ihr Atem hat, um sich innerhalb des Körpers auszudehnen, können Sie nun die Länge Ihrer Einatmung bewusst ausdehnen.*

Beginnen Sie damit, in einer bequemen Haltung im Liegen die natürliche Länge Ihrer Einatmung zu zählen. Fangen Sie dann an, sie um jeweils ein oder zwei Takte zu verlängern, genau wie Sie es in der vorangegangenen Übung mit der Ausatmung getan haben.

Nehmen Sie wahr, was Sie reflexartig tun, um den Atem länger zu machen. Können Sie stattdessen den Atem dazu ermutigen, sich zu vertiefen, indem Sie weniger tun?

Vielleicht sind Sie verleitet, den Atem zu verlängern, indem Sie sofort den Brustkorb aufblasen. Lassen Sie jedoch stattdessen den Atem sich in den Bauch und den unteren Rücken ausdehnen. Probieren Sie aus, auf wie viele Takte Sie kommen, während sich der Atem vor allem in diese Bereiche hinein bewegt.

Wenn der Atem länger wird, dehnt er sich natürlicherweise im oberen Körper aus. Das Zentrum des Atems verschiebt sich nach oben. Wie viele Takte zählen Sie, bis Sie spüren, wie er sich verschiebt? Vier? Fünf? Sechs? Sieben? Es wird sich mit der Zeit verändern. Strengen Sie sich nicht an. Wenn es sich natürlich anfühlt, erlauben Sie dem Brustkorb, sich nach außen zu wölben, während der Atem sich in die Körpermitte hinein ausdehnt. Nach einer Weile wird er sich vom Beckenboden bis ganz nach oben in die Spitzen der Schlüsselbeine ausbreiten.

Möglicherweise fühlt sich der Übergang zunächst ruckartig an, wenn sich der Atem vom unteren Körper nach oben und außen in den Brustkorb ausdehnt. Nehmen Sie es einfach wahr und entspannen Sie sich. Wenn der Körper mit der Zeit weicher und gelöster wird, wird der Übergang immer sanfter.

Halten Sie den Kiefer und die Augen entspannt. Kontrollieren Sie die Ausatmung nicht. Falls Sie sich sehr angestrengt oder benommen fühlen, beenden Sie die Übung.

Wenn Sie Ihre maximale Kapazität erreicht haben, atmen Sie einige Runden auf diese Weise. Kehren Sie dann zu Ihrem natürlichen Atem zurück. Beobachten Sie die Auswirkungen. Ist die Einatmung jetzt von selbst länger? Haben Sie das Gefühl von mehr innerem Raum, in dem der Atem sich bewegen kann? Lassen Sie jegliche unterschwelligen Impulse los, ihn zu kontrollieren.

Variation. Für manche Menschen ist es schwierig und unter Umständen auch beängstigend, den Atem in bestimmte Bereiche zu führen und sich zugleich darauf zu konzentrieren, ihn zu verlängern. Für sie fühlt sich die Atmung dann mechanisch und gezwungen an. Falls es auch Ihnen so ergeht, lassen Sie diesen Aspekt der Erkundung weg. Er ist als nützliche Unterstützung gedacht, nicht als ein weiterer Versuch, etwas richtig zu machen.

Stattdessen können Sie, während Sie die Dauer der Einatmung verlängern, spüren, wie der Atem sich in alle Richtungen ausdehnt. Anstatt sich vorzustellen, dass der Atem Sie von unten nach oben ausfüllt wie Wasser, das in ein Glas gegossen wird, stellen Sie sich vor, wie er sich vom Zentrum her ausdehnt, wie wenn man einen Ballon aufbläst, und dabei über die Grenzen der Haut hinaus ausstrahlt in ein sich permanent erweiterndes Energiefeld. Spüren Sie weniger, wie der Atem sich in Ihrem Inneren bewegt, sondern mehr, wie Sie selbst in dem weiter werdenden Atem ruhen.

ÜBUNG 4.26
Ein- und Ausatmung einander angleichen (15 Minuten)

Nachdem Sie sich daran gewöhnt haben, die Ein- und die Ausatmung zu verlängern, können Sie dazu übergehen, beide zugleich länger werden zu lassen.

Ziel dieser Übung ist nicht, herauszufinden, wie lang Sie die Atemzüge machen können, sondern einen gleichmäßigen Rhythmus von Einatmung und Ausatmung aufzubauen und ihn einige Minuten lang aufrechtzuhalten, bevor Sie zu einem längeren Rhythmus übergehen.

Zwölf Wochen

Beginnen Sie wie üblich damit, den natürlichen Rhythmus und die natürliche Dauer Ihres Atems zu beobachten. Wählen Sie dann eine Ihnen angenehme Länge, um damit zu arbeiten. Für die meisten Menschen ist eine Länge zwischen 4 und 6 Takten ein guter Anfang, aber vielleicht ist für Sie auch eine längere Dauer gut, insbesondere, falls Sie seit langem Yoga praktizieren. Lassen Sie Ihren Atem einen konstanten Rhythmus von etwa dieser Länge finden. Auch wenn Sie bequem noch länger ein- und ausatmen könnten, ist es gut, mit einer kürzeren Dauer anzufangen, so dass Sie sich auf das Zentrum des Atems im Bauch, beziehungsweise im *hara*, konzentrieren können. Praktizieren Sie den „birnenförmigen" Atem: Spüren Sie den Atem als Energie, die in das Hara ein- und ausströmt und sich über Ihre Haut hinaus in alle Richtungen ausdehnt. Atmen Sie 3 oder 4 Minuten in diesem konstanten Rhythmus, lange genug, um sich hinein zu entspannen.

Überlassen Sie sich dem Rhythmus des Atems und finden Sie Freiheiten darin. Sie erobern ganz bewusst neue Gebiete in sich selbst. Betrachten Sie den Rhythmus nicht als einen Käfig, in den Sie Ihren Atem sperren, sondern eher als als einen Trommelschlag, zu dem die Musik Ihres Atems spielen kann.

Fügen Sie nach 3 oder 4 Minuten zur Einatmung und zur Ausatmung jeweils einen Takt hinzu und fahren Sie fort.

Praktizieren Sie etwa 12 bis 15 Minuten lang auf diese Weise, lassen Sie dann die Kontrolle über den Atem los und lassen Sie ihn seinen eigenen, natürlichen Rhythmus finden. Beobachten Sie, wie sich der Atem in dem neuen Gebiet, das Sie erobert haben, bewegt. Folgen Sie dem Atem noch genauso nah und konzentriert, wenn Sie nicht mehr versuchen, etwas mit ihm zu tun?

Versuchen Sie, bei dieser Übung jeden Tag mit einer etwas längeren Atmung zu beginnen. Wenn Sie also am ersten Tag 5, 6 und 7 Takte zählen, versuchen Sie es am nächsten Tag mit 6, 7 und 8, dann mit 7, 8 und 9. Wenn Sie Anstrengung empfinden, verkürzen Sie den Takt wieder. Beginnen Sie die Sequenz am nächsten Tag mit einer um einen Takt kürzeren Atemlänge und üben Sie einige Wochen auf diese Weise, bis Sie bereit sind, die Dauer zu verlängern.

Noch eine Anmerkung: Diese Übung eignet sich gut zu Beginn einer Meditation. Nachdem Sie 10 bis 12 Minuten geübt haben, vertiefen Sie sich mindestens ebenso lange, wie Sie den regulierten Atem praktiziert haben, in Ihrer Meditation in das Spüren des natürlichen, unkontrollierten Atems. Nehmen Sie den Unterschied in der Qualität Ihrer Aufmerksamkeit wahr, wenn Sie Ihren Atem führen und wenn Sie ihn einfach sein lassen. Was fällt Ihnen leichter?

Variation. Beim Zählen der Atemdauer besteht eine der Herausforderungen darin, dass es so subjektiv ist: Die Geschwindigkeit des Zählens kann von Atemzug zu Atemzug beträchtlich variieren oder langsamer werden, wenn Ihr Atem sich verlangsamt. Aus diesem Grund kann es hilfreich sein, einen Timer zu verwenden, der wie ein Metronom in regelmäßigen Intervallen erklingt. Solche Timer sind in verschiedenen Ausführungen erhältlich, manche sogar als Smartphone-Apps.

> 🔊 Um meinen Lieblings-Atem-Timer mit verschiedenen zu diesem Zweck entworfenen Meditationsglocken herunterzuladen, gehen Sie auf qigong-dharma.com/breathintervals. Dort finden Sie auch Anleitungen zur Arbeit mit festgelegten Atemintervallen.

Der letzte Aspekt der Atmung, mit dem wir in dieser Woche arbeiten, ist seine Beschaffenheit – die Gleichmäßigkeit der Einatmung und der Ausatmung.

ÜBUNG 4.27
Den Atem weich werden lassen (5 – 10 Minuten)

Wenn Sie den Atem hörbar machen, ist es einfacher, seine Beschaffenheit wahrzunehmen.

Die Beschaffenheit des Atems ist eng mit seiner Länge verbunden. Begeben Sie sich also zu Beginn in die Ruhehaltung auf dem Rücken und nehmen Sie sich einige Minuten Zeit, um in einen gleichmäßigen Atemrhythmus zu finden, bei dem die Ein- und die Ausatmung in etwa die gleiche Länge haben (zählen müssen Sie allerdings nicht) und den Sie 5 bis 10 Minuten lang bequem beibehalten können. Nehmen Sie nun die Praxis des *ujjayi* hinzu: Verschließen Sie die Rückseite der Kehle leicht, so dass Sie das Geräusch des Atems hören können, das dem Meeresrauschen ähnelt, während er ein- und ausströmt.

Beginnen Sie nun, sich genauer auf die Beschaffenheit des Atems zu konzentrieren, die sich so schön im Atemgeräusch spiegelt. Ist er von Anfang bis Ende gleichmäßig? Oder ruckelt und flattert er?

Um die Beschaffenheit des Atems besser zu spüren, verschließen Sie die Ohren mit den Fingern oder mit Ohrenstöpseln, während Sie den Ujjayi-Atem praktizieren. Das Geräusch wird sich augenblicklich zu einem Ozeanrauschen steigern, das nicht nur in Ihren Ohren zu tosen scheint, sondern auch im Zentrum des Kopfes. Sie werden jede scharfe Kante und jedes Holpern hören.

Während Sie sich nun in dieses ozeanische Geräusch vertiefen, lassen Sie es sanft werden. Spüren Sie, wie auch Ihr Geist sanfter wird.

Wenn Sie geendet haben, befreien Sie Ihre Ohren. Lassen Sie den Ujjayi und jegliche Atemregulation los. Kann mit dem feiner werdenden Geräusch des Atems entsprechend auch Ihre Aufmerksamkeit feiner werden?

Woche 4: Den Atem kultivieren

In Ihrer Asana-Praxis in dieser Woche

Erkunden Sie in Ihrer Asana-Praxis in dieser Woche weiterhin die Fähigkeit, bewusst die Beschaffenheit, Länge und Verortung des Atems zu regulieren. Nehmen Sie wahr, was geschieht, wenn Sie die Pause zwischen den Atemzügen ausweiten, während Sie in einer Haltung verweilen oder sich durch eine einfache Vinyasa-Sequenz bewegen. Einen rhythmischen Takt zu etablieren und ihn während relativ einfacher Sequenzen beizubehalten, ist ein wirksames Mittel, um das Nervensystem zu regulieren.

Bei Vinyasa-Flows hört man oft die Anweisung, den Atem auf eine etwa fünfsekündige Ein- und Ausatmung einzustellen. Allerdings ist unser subjektives Gefühl für diese Zeitspanne oft verzerrt, insbesondere, wenn der Körper sich aufwärmt, wir uns schneller bewegen und herausforderndere Haltungen einnehmen. Diese „Fortschritte" gehen oft mit einem beschleunigten oder zackigen Atem einher. Sie können einen Timer verwenden, um den Atem in einer objektiv gleichmäßigen Geschwindigkeit zu regulieren, während Sie sich bewegen, und um die meditative Versenkung in Ihre Vinyasa-Praxis zu vertiefen.

In Ihrer Sitzmeditation in dieser Woche

Alle Atemübungen, die wir in dieser Woche behandelt haben, sind am einfachsten im Liegen zu erlernen. Wenn Sie erst einmal in einer liegenden Haltung damit vertraut sind, probieren Sie sie in einer bequemen Sitzhaltung aus.

Nehmen Sie den Unterschied in Ihrem Erleben wahr, wenn Sie die Übung sitzend machen. Was ist daran schwieriger? Was ist leichter? Nehmen Sie wahr, ob sich im Vergleich zum Liegen der Atem in anderen Körperbereichen eingeengt anfühlt. Nehmen Sie wahr, ob Sie sich auf eine andere Art anspannen oder ob sich Überanstrengung in die Atmung einschleicht.

Achten Sie nach jeder Phase der Atemarbeit, egal ob liegend oder sitzend, darauf, Zeit für eine Sitzmeditation zu haben, in der Sie den Atem in sich aufnehmen, ohne ihn in irgendeiner Weise zu führen.

Steigern Sie diese Woche die Dauer der Sitzmeditation auf mindestens 20 bis 25 Minuten. Welche Unterschiede bemerken Sie zwischen der gefühlten Wahrnehmung in Ihrem Körper und Atem, wenn Sie den Atem führen, statt wenn Sie ihn einfach nur in sich aufnehmen? Fällt es Ihnen leichter, dem Atem Aufmerksamkeit zu schenken, wenn Sie ihn führen oder wenn Sie ihn einfach nur in sich aufnehmen? Aus welchem Grund?

Lassen Sie die Stelle, an der Sie den Atem am deutlichsten spüren, zum Anker für Ihre Aufmerksamkeit werden. Ruhen Sie darin. Kehren Sie immer wieder zu ihm nach Hause zurück.

In Ihrem Alltag in dieser Woche

Achten Sie während des Tages auf die Pausen zwischen den Atemzügen, insbesondere auf die Pause nach der Ausatmung. Wenn Sie einen vollen Tag haben, achten Sie darauf, ob Sie von einem Atemzug zum nächsten galoppieren, ohne vollständig auszuatmen. Nehmen Sie sich ein paar Minuten, um zu üben, die Pause zu verlängern, bevor Sie zu Ihrer nächsten Aktivität übergehen.

Nehmen Sie auch wahr, wie sich Ihr Atem anfühlt, wenn Sie zwischen Veranstaltungen, Gesprächen oder Punkten auf Ihrer Aufgabenliste Pausen machen. Schaffen Sie etwas Raum in Ihrem Tagesablauf, anstatt jeden Augenblick mit Aufgaben zu füllen. Nehmen Sie auch wahr, wie sich das auf Ihren Atem auswirkt.

Ressourcen

Eine feinfühlige, durchdachte und unterhaltsame Darstellung traditioneller yogischer Atemübungen finden Sie in Richard Rosens Buch *The Yoga of Breath* und *Pranayama beyond the Fundamentals*. Ich lerne stets etwas Neues, wenn ich eine dieser Übungen ausprobiere.

WOCHE 5

Den eigenen Platz einnehmen

Bevor Sie mit dem Lesen dieses Kapitels beginnen, habe ich schlechte Neuigkeiten für Sie: Wenn Sie mit dem Meditieren warten, bis Sie genügend Zeit haben, werden Sie es wahrscheinlich niemals tun.

Vielleicht glauben Sie, dass Sie genug Zeit haben werden, nachdem Sie den letzten Punkt auf Ihrer Aufgabenliste abgehakt haben: Nachdem Sie das Katzenstreu gewechselt, im Internet die neuesten Schlagzeilen überflogen, die globale Erwärmung aufgehalten, die Profile von allen, die Ihnen auf Ihrer Dating-Seite zugezwinkert haben, angesehen, die Präsentation für die Besprechung am nächsten Tag vorbereitet, die Erbsensuppe gekocht und den Kindern bei den Mathehausaufgaben geholfen haben (und für letzteres neu lernen mussten, wie man Brüche multipliziert, etwas, wovor Sie sich eigentlich nach Ihrem Abschluss in Kunstgeschichte für immer in Sicherheit wähnten).

Unglücklicherweise werden Ihrer Liste wie der Medusa für jeden abgeschlagenen Kopf immerzu neue sprießen. Aber nun zu den guten Neuigkeiten: Sie können trotzdem meditieren. Wie einer meiner Zen-Lehrer,

Zwölf Wochen

Fu Schroeder, zu mir sagte, als ich als gestresste junge Mutter verzweifelt versuchte, Zeit zum Meditieren zu finden: „Wie kannst Du für irgendetwas anderes Zeit haben?"

In dieser Woche werden wir tiefer in die Kunst der Sitzmeditation eintauchen – jene klassische und wirkungsvolle Form der Meditation, die seit Jahrhunderten das Herzstück der yogischen Praxis darstellt. Das älteste bekannte Bild des Yoga ist ein fünftausend Jahre altes Lehmsiegel, ausgegraben aus den Ruinen der historischen Stadt Harappa im Industal, das einen mit überkreuzten Beinen sitzenden Yogi darstellt. Wie die meisten modernen Yogis inzwischen wissen, meinte Patanjali diese Sitzhaltung, wenn er in seinen Yoga-Sutren von *asana* sprach, nicht den Pantheon athletischer Posen, die wir heutzutage praktizieren. Das Wort *asana* stammt in der Tat von dem Sanskrit-Verb *as* ab, „sitzen".

Natürlich waren all die Erforschungen des Körpers und des Atems, die wir in den letzten vier Wochen unternommen haben, nicht lediglich eine Vorbereitung für die Meditation – es handelt sich dabei um eigenständige Formen der Meditation. Zusätzlich haben Sie sich die ganze Zeit über täglich der Sitzpraxis gewidmet. In dieser Woche werden wir uns der Verfeinerung von Haltung und Technik zuwenden, damit es Ihnen leichter fällt, längere Zeit zu sitzen und Präsenz und Einsicht zu entwickeln. Dazu werden wir an all die Methoden zur Förderung von Bewusstheit im Körper und der Atmung anknüpfen, die Sie im Verlauf des letzten Monats erarbeitet und vertieft haben.

Aus diesem Grund achten Sie in den verbleibenden Wochen des Kurses bitte darauf, mindestens 30 bis 45 Minuten täglich für die Sitzpraxis zusätzlich zu der Asana- oder Pranayamapraxis, die Sie vielleicht machen möchten, freizuhalten. Es ist es wert, sich diese Zeit zu *nehmen*, auch wenn Sie sie im Moment noch nicht haben. Schreiben Sie es sich in den Kalender. Stehen Sie früher auf, falls nötig, oder gehen Sie etwas später zu Bett. Und es gibt noch mehr gute Neuigkeiten: Wenn Sie meditieren, betreten Sie das Reich der Zeitlosigkeit. Sie springen von Ihrer Aufgabenliste ins Nichtstun. Sie geben sich dem Raum zwischen den Atemzügen hin, aus dem heraus alles entsteht und in den hinein alles vergeht: Ihre Pläne für den Tag, das Lachen Ihres Kindes, das Omelette, das Sie zum Frühstück gegessen haben, die Galaxien, die spiralförmig durch den Weltraum ziehen.

Wie man einfach nur da sitzt

Wie alle Künste des Yoga ist auch die Sitzmeditation ein Prozess, bei dem man mit der Unendlichkeit in Berührung kommt, indem man das ganz Gewöhnliche ehrt. Lassen Sie uns unsere Reise in dieser Woche damit beginnen, die grundlegende Körpermechanik in der Haltung in der Sitzmeditation ein wenig genauer zu betrachten.

Über die Jahre habe ich unzählige Yogis dabei beobachtet, wie sie ein Meditationskissen als eine Art Gerät zur Selbstfolter benutzten. Ehrgeizige Praktizierende verdrehen ihre Beine in Sitzmarathons in die volle oder halbe Lotushaltung und glauben anscheinend, mit den Knöcheln an den inneren Oberschenkeln blaue Flecken zu verursachen, sei essentiell für spirituelles Erwachen. Erfahrene Meditierende verharren zusammengesackt und verbissen in erhabener Missachtung grundlegendster Körpermechanik zwischen den Glockenschlägen und fragen sich dabei, warum sie schon wieder ein Retreat damit zubringen, sich vor allem auf den quälenden Schmerz zwischen den Schulterblättern zu konzentrieren. Ich habe Leute sagen hören, sie könnten nicht meditieren, weil sie nicht mit gekreuzten Beinen auf dem Boden sitzen können.

Es ist wenig überraschend, dass wir uns so darauf fixieren können, die „perfekte" Meditationshaltung zu erlangen und dann verbissen daran festhalten, selbst wenn es uns schier umbringt. Denn für die meisten Menschen, und insbesondere für hingebungsvolle Yoga-Praktizierende, ist das Sitzen auf einem niedrigen Kissen mit gekreuzten Beinen synonym mit Meditation. Hat man jemals einen Altar gesehen, auf dem ein Buddha auf einem Stuhl sitzt?

Zwölf Wochen

Aus diesem Grund möchte ich die Praxis in dieser Woche, in der wir uns in erster Linie auf die Haltungen und Praktiken der Sitzmeditation konzentrieren werden, mit einer befreienden Erkenntnis einläuten, die zunächst vielleicht etwas widersprüchlich erscheinen mag: Sie brauchen keine besonderen Haltung zum Meditieren, weil Meditation keine Körperhaltung ist. Es ist noch nicht einmal wirklich etwas, was man *tut*. Es ist eine Art zu sein, entspannt und präsent, für alles offen, nichts hinterherjagend.

Nach dieser Feststellung bleibt dennoch zu sagen, dass es sehr wohl hilfreich ist, eine formale Methode zu haben, um diese sanfte, weiträumige Aufmerksamkeitshaltung zu kultivieren. Und es ist nützlich, ein äußeres und inneres Umfeld zum Praktizieren dieser Methode zu schaffen, das das Nervensystem erdet und entspannt und an das Stammhirn die Botschaft schickt: „Du bist in Sicherheit. Du musst dich nicht in Acht nehmen." Aus diesem Grund liegen so wenige Ashrams auf einem Autobahnmeridian zwischen einer Feuerwehrstation und einer Disco. Wir bemühen uns um eine Meditationshaltung, die ein Äquivalent darstellt zu einem Tempel auf einer ruhigen Wiese mit plätscherndem Bach, und die Sie dazu einlädt, sich niederzulassen und eine Weile zu entspannen. Während Sie sich im Tempel ausruhen, werden sich die scheuen Waldtiere in Ihrem inneren Wesen zeigen, Rehe und Waschbären, Berglöwen und Klapperschlangen, die aufkreuzen, um einen Schluck zu trinken.

Um diese stille, innere Zeugenschaft zu entwickeln, brauchen Sie ein Asana, das in den Worten der Sutren des Patanjali *sthira* und *sukkha* ist, also eine stabile und bequeme Haltung, die Sie für eine beträchtliche Zeitspanne aufrechthalten können, ohne allzu sehr herumzuzappeln, sich zu verspannen oder darüber nachzudenken, was Sie als nächstes tun sollen. Vermutlich möchten Sie nicht unbedingt 30 bis 40 Minuten am Stück im Handstand, im nach unten schauenden Hund oder in einer vollen Rückbeuge verbringen. Und sich in Savasana niederzulegen ist zwar zweifelsohne stabil und bequem, birgt aber eine recht hohe Wahrscheinlichkeit, dass Sie einschlafen, wenn Sie zu lange liegen, insbesondere wenn Sie gerade zu Mittag gegessen haben.

Woche 5: Den eigenen Platz einnehmen

Das also ist es, was am Sitzen so großartig ist – es ist einfach und unkompliziert. Es ist solide. Es ist erholsam. Und sollten Sie dabei eindösen, werden Sie früher oder später nach vorne kippen und sich dadurch selbst aufwecken.

Dennoch ist nichts Magisches an der Lotushaltung mit gekreuzten Beinen, in der Yogis traditionellerweise abgebildet sind. Im historischen Indien gab es keine Stühle; jedermann saß mit gekreuzten Beinen auf dem Boden oder auf niedrigen Kissen, daher waren die Hüften und unteren Rücken der Menschen von frühester Kindheit an diese Position gewöhnt. Im Kontrast dazu lassen sich die modernen, industrialisierten Menschen im Allgemeinen von Kindesbeinen an in Autositze und auf hohe Stühle plumpsen, und ab dem zarten Alter von sechs Jahren sitzen wir den Großteil des Tages an Schreibtischen. Auch wenn das Sitzen mit gekreuzten Beinen auf einem Kissen für viele Menschen bequem sein mag, machen Sie sich bitte keine Sorgen, wenn es das für Sie nicht ist.

Was hingegen durchaus wichtig ist, wenn Sie eine formale Meditationspraxis für eine bestimmte Zeitspanne ausüben möchten, ist die Ausrichtung von Kopf, Nacken, Wirbelsäule und Becken. Eine Wirbelsäule, die in Balance und locker ist, fördert die Entspannung des gesamten Nervensystems. Unausgeglichenheiten und falsche Ausrichtung dieser wichtigen Strukturen hingegen rufen Spannungen und Schmerzen hervor und senden Alarmsignale ans Gehirn, die wiederum noch mehr Ängstlichkeit generieren. Es ist schwer, sich zu entspannen und präsent zu sein, wenn der ganze Körper *Notfall!* schreit. Natürlich ist es möglich, sich durch Meditation dem Schmerz zu öffnen, zu lernen, mit Freundlichkeit dabei zu sein, wenn er entsteht und vergeht. Aber warum ihn unnötig erzeugen?

Wenn der Kopf, der Brustkorb und das Becken richtig ausgerichtet sind, kann die Cerebrospinalflüssigkeit, die das Gehirn und das Rückenmark badet und nährt, frei zirkulieren, während die craniosacralen Rhythmen ungehindert pulsieren. In der Sprache der Yogis kann das Prana, also die Lebenskraft – mit Leichtigkeit durch *sushumna nadi* fließen, den zentralen Energiestrom, der durch die vertikale Körperachse verläuft. Die balancierte Ausrichtung der Skelettstruktur erlaubt der Muskulatur, sich zu entspannen. Sie müssen sich nicht (subtil oder auch weniger subtil) verspannen, um aufrecht zu bleiben. Auch das Zwerchfell kann sich weiten und entspannen, so dass der Atem durch den ganzen Körper wogen kann.

Variationen im Sitzen

Eine Vielzahl an gestützten und nicht gestützten Sitzhaltungen – im Wesentlichen einfach verschiedene Arrangements von Hüfte, Becken und Beinen – begünstigen die richtige Ausrichtung der Wirbelsäule und des Oberkörpers. In diesem Kapitel werden wir drei davon erkunden: die einfache Haltung mit gekreuzten Beinen, die im Hatha-Yoga als Sukhasana (die leichte Haltung) bekannt ist, eine gestützte kniende Haltung, die eine Variation der Virasana-Haltung (der Helden-Pose) aus dem Hatha-Yoga darstellt, und eine Haltung, bei der man auf einem Stuhl sitzt.

In Ihrer eigenen Sitzpraxis können Sie diejenige Haltung wählen, die für Sie am besten funktioniert oder regelmäßig durch verschiedene Haltungen rotieren, um den Körper nicht auf die immer gleiche Weise zu belasten. Probieren Sie in jedem Fall alle aus, so dass Sie sich daran gewöhnen, Sitzmeditation in verschiedenen Haltungen zu machen. Das wird es Ihnen erleichtern, falls Verletzungen, Krankheiten, Alter oder andere körperliche Veränderungen es erforderlich machen, dass Sie die Form Ihrer Praxis verändern. Es ist einfach zu ärgerlich, Ihr spirituelles Wohl von, sagen wir mal, den Knorpeln in Ihren Knien abhängig zu machen.

Und welche Form Sie auch wählen, erinnern Sie sich an dieses wichtige Prinzip: Ihre Meditationshaltung ist keine Yoga-Dehnung. Es gibt viele wunderbare Asanas, die Sie machen können, um Hüften, Becken und Schultern zu öffnen und Ihre Mitte zu kräftigen. Ihr Meditationshaltung sollte allerdings nicht dazugehören. Wenn Sie sich für eine längere Zeit in die Meditation setzen, gehen Sie nicht an Ihre körperlichen Grenzen. Damit würden Sie körperliche Überanstrengung und Verletzungen riskieren und das Wohlbefinden, das die meditative Öffnung fördert, untergraben.

Woche 5: Den eigenen Platz einnehmen

Grundlegendes zur Sitzmeditation

Beachten Sie, dass in allen folgenden Haltungen die grundlegende Ausrichtung von Kopf, Nacken, Schultern und Wirbelsäule gleich bleibt. Suchen Sie nach einer Sitzhaltung, in der Ihre Wirbelsäule mit Leichtigkeit in ihren natürlichen Kurven ruhen kann, der Kopf über dem Schultergürtel balanciert und der Schultergürtel über dem Becken. Um die natürliche Kurve der Lendenwirbelsäule zu erhalten, ist es wichtig, das Becken leicht nach vorn neigen zu können, so dass Sie auf dem vorderen Teil Ihrer Sitzknochen sitzen und nicht nach hinten in sich zusammensinken.

Die folgenden Anweisungen konzentrieren sich daher darauf, den Unterkörper als unterstützende Basis zu nutzen, die diese Neigung des Beckens und die Ausrichtung der Wirbelsäule erleichtert. Allen drei hier beschriebenen Sitzhaltungen sind zwei wichtige Elemente gemeinsam:

1. Eine solide Basis, gestützt durch ein Kissen, einen Stuhl, oder den Boden. Wenn Teile Ihres Unterkörpers unverbunden im Raum schweben, werden Sie sich instabil fühlen und in Ihrem Geist wird subtile oder auch weniger subtile Nervosität herrschen. Egal, welche Haltung Sie wählen, achten Sie also darauf, eine breite und stabile Basis zu haben, bei der Ihre Sitzknochen auf dem Sitzkissen oder dem Stuhl und Ihre Füße beziehungsweise Knie gegengewichtig auf dem Boden geerdet sind.

2. Ein offener Winkel zwischen dem Oberkörper und den Oberschenkeln, so dass die Leisten, also die Bereiche, in denen Oberschenkel und Oberkörper zusammentreffen, weich und geöffnet sind. Um das zu erreichen, sollten sich die Knie ein wenig tiefer als die Hüftknochen befinden, und dieser Winkel sollte mindestens 90 Grad betragen. Die Weite in den Leisten erlaubt dem Becken, sich leicht nach vorn zu neigen, so dass Sie leicht auf den vorderen Sitzknochen sitzen und die Wirbelsäule sich in ihren natürlichen Kurven aufrichten kann.

> ▶ Ein Video mit einer Einführung zur Meditationshaltung finden Sie unter annecushman.com/practices.

Einfache Haltung mit gekreuzten Beinen
(Sukhasana)

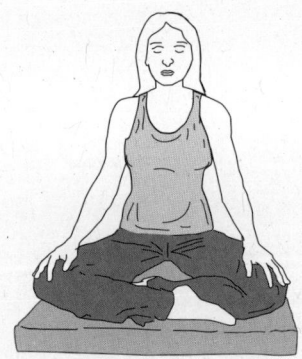

Falls Sie sich für eine Meditationshaltung mit gekreuzten Beinen entscheiden, empfehle ich die unter den Yogis als Sukhasana (einfache Haltung) bekannte, bei der Sie ein Schienbein vor das andere und parallel dazu legen. Wechseln Sie jedes Mal, wenn Sie sitzen, das vordere Bein, um strukturellen Ungleichheiten über die Zeit vorzubeugen. Auch wenn es für Sie bequem ist, flach auf dem Boden zu sitzen, schaffen Sie sich durch ein festes Kissen eine Unterstützung unter den Sitzknochen, damit sich die die Wirbelsäule umgebenden Muskeln entspannen können. Achten Sie darauf, hoch genug zu sitzen, so dass die Knie tiefer liegen als die Hüftknochen.

Falls Ihre Knie nach oben ragen, versuchen Sie es mit einem zusätzlichen Kissen. Falls Ihre Knie noch immer schweben, egal, wie hoch Sie die Kissen stapeln, prüfen Sie, ob Ihr Becken sich genügend nach vorne neigen kann, damit Sie mit aufrechter Wirbelsäule auf den Sitzknochen sitzen können. Falls ja, können Sie mit gekreuzten Beinen sitzen bleiben und als Unterstützung eine zusammengefaltete Decke oder etwas ähnliches unter jedes Knie legen. Falls das Becken aber nach hinten kippt und der Rücken sich rundet, sind Ihre Hüften für die Haltung mit den gekreuzten Beinen noch nicht genügend geöffnet. Falls das so sein sollte, probieren Sie es mit der knienden Meditationshaltung (siehe unten).

Im Allgemeinen empfehle ich den vollen oder halben Lotussitz nicht, da sich die meisten Menschen darin die Knie verdrehen. Selbst wenn Sie den vollen oder halben Lotussitz regelmäßig beim Yoga praktizieren, vermeiden Sie diese Asanas in langen Meditationsperioden (also länger als 5 oder 10 Minuten am Stück).

Auch wenn Sie leicht in diese Haltung hineinkommen, kann die langsame, sich wiederholende Belastung im Kniegelenk mit der Zeit Verletzungen verursachen.

Knieende Meditationshaltung

(Virasana oder *Seiza*)

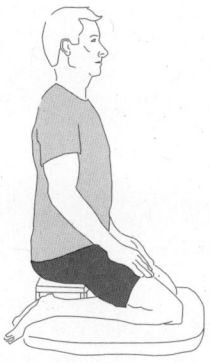

Falls die Verfassung Ihrer Hüftgelenke oder die Verspannung in den umliegenden Muskeln es Ihnen nicht erlaubt, bequem mit gekreuzten Beinen zu sitzen, versuchen Sie stattdessen zu knien. (Diese Haltung entspricht der Yogahaltung Virasana oder der japanischen Sitzhaltung Seiza; manchmal wird sie auch burmesische Sitzhaltung genannt.) In vielen Geschäften für Meditationsbedarf findet man speziell zu diesem Zweck kleine hölzerne Meditationsbänkchen (und auch zusammenklappbare Bänkchen für Reisen). Sie können aber auch Ihr Meditationskissen einfach auf die Seite drehen und sich darauf setzen wie auf einen Sattel. (Sich auf diese Weise auf das Kissen zu setzen, ohne es auf die Seite zu drehen, drückt die Beine meistens unangenehm und zu weit auseinander.)

Die kniende Haltung bietet mehrere Vorteile. Die Knie befinden sich natürlicherweise tiefer als die Hüften, so entsteht ein offener Winkel in den Leisten und auch das Becken hat es leicht, in den richtigen Winkel zu kippen. Sie haben zudem dadurch, dass die Schienbeine und die Fußrücken in ihrer vollen Länge auf dem Boden liegen, eine gut abgestützte Basis. Achten Sie darauf, auf einer weichen Oberfläche zu knien, um Schmerzen in der empfindlichen Vorderseite der Knie zu vermeiden. Bei manchen Menschen verursacht der Druck auf den Fußrücken Schmerzen im Knöchel oder Spann. Falls das bei Ihnen der Fall ist, rutschen Sie ein wenig zurück, so dass die Knie und Schienbeine durch die Unterlage (ein Zabuton oder eine gefaltete Decke) gestützt sind und die Füße und Knöchel nach hinten auf eine niedrigere Unterlage wie etwa eine Yogamatte herabhängen.

Sitzhaltung auf einem Stuhl

Das Sitzen auf einem Stuhl ist eine durchaus respektable Haltung für die Meditation. Auf langen Retreats wechseln selbst erfahrene Meditierende oft zeitweise ins Sitzen auf einem Stuhl über, um die Belastung von Knien, Schultern und Rücken zu mindern. Wenn Sie sich dazu entscheiden, auf einem Stuhl zu sitzen, achten Sie darauf, einen mit fester Sitzfläche und gerader Rückenlehne zu wählen. Die Sitzflächen der meisten Stühle fallen ganz leicht nach hinten hin ab und begünstigen somit genau das Gegenteil der gewünschten Beckenbewegung. Wenn das auch bei Ihrem Stuhl

Woche 5: Den eigenen Platz einnehmen

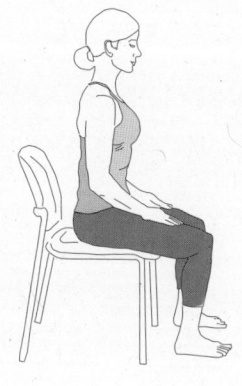

so ist, ebnen Sie die Sitzfläche, indem Sie ein Polster oder eine Yogamatte darauf platzieren.

Lehnen Sie sich nicht an die Rückenlehne des Stuhls. Der Stuhl ist vor allem dazu da, die Belastung der Hüften und Knie zu verringern und das Becken in die richtige Position zu bringen – er ist nicht als Stütze für den Rücken gedacht.

Sitzen Sie also nahe der Vorderkante des Stuhls auf Ihren Sitzknochen und stellen Sie die Füße flach auf den Boden. Achten Sie nun auf den Winkel zwischen Ihren Oberschenkeln und Ihrem Oberkörper. Wenn er kleiner als 90 Grad ist, also in anderen Worten, wenn Ihre Knie höher als Ihre Hüfte sind, erhöhen Sie Ihren Sitz. Dazu eignet sich eine gefaltete Yogamatte sehr gut. Wenn Ihre Füße hingegen in der Luft baumeln, legen Sie ein Polster oder ein Zafu darunter.

Falls Sie unbedingt Unterstützung für Ihre Wirbelsäule benötigen, lehnen Sie sich nicht an den Stuhlrücken an, denn dadurch kippt das Becken in die falsche Richtung und die natürliche Kurve in der Lendenwirbelsäule verflacht. Versuchen Sie stattdessen, ein Zafu zwischen Ihren Rücken und die Stuhllehne zu platzieren, dadurch wird die Wirbelsäule gestützt, während Sie zugleich aufrecht bleiben.

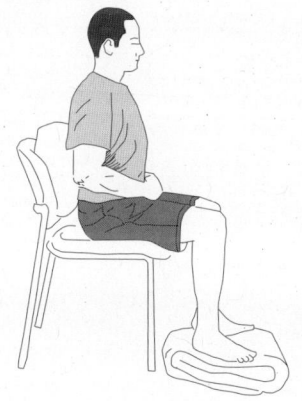

Zwölf Wochen

Ausrichtung des Oberkörpers in der Sitzmeditation
Wenn Sie sich in einer dieser drei Positionen oder einer anderen Sitzhaltung Ihrer Wahl eingerichtet haben, stimmen Sie sich auf die Ausrichtung Ihres Oberkörpers ein. Runden und hohlen Sie den unteren Rücken einige Male, indem Sie die Beckenschale vor und zurück kippen, bis Ihr Oberkörper auf Ihren Sitzknochen zentriert ist. Schwingen Sie vor und zurück, dann von Seite zu Seite, bis Sie spüren, dass der Kopf mit Leichtigkeit über dem Becken balanciert. Ihr Kopf wiegt etwa fünf bis sechs Kilogramm, daher trägt bereits der Zug, der durch eine leichte Verschiebung nach vorn ausgelöst wird, zu dem stechenden Schmerz zwischen den Schulterblättern bei, den viele Langzeitmeditierende nur allzu gut kennen. Wenn Sie sich nicht sicher sind, lassen Sie einen Freund von der Seite einen Blick auf Ihre Haltung werfen. Die Mittelpunkte Ihrer Ohren sollten sich in einer Linie mit den Schulterdächern befinden.

Wann immer ich bemerke, dass ich von einem Tsunami an Gedanken davongetragen wurde, überprüfe ich meine Haltung, während ich mich in den gegenwärtigen Moment zurückbringe. Oft stelle ich fest, dass mein Kopf unwillkürlich nach vorne gereckt ist, so als würde ich den Gedanken mit meiner Nase nachjagen, wie ein Hund, der die Spur eines Kaninchens im Unterholz verfolgt.

Arrangieren Sie die Struktur Ihres Skeletts so, dass Sie die maximale Balance finden, die Knochen sich selbst unter minimaler Muskelaktivität aufrecht halten und Ihr ganzes Nervensystem die Möglichkeit hat, sich zu entspannen.

Meditierende werden manchmal dazu angeleitet, „den Rücken gerade zu halten." Denken Sie aber daran, dass die Wirbelsäule in Wirklichkeit nicht gerade ist. Eine gesunde Wirbelsäule schlängelt sich in natürlichen Kurven; im Nacken zieht sie leicht nach innen (in der Halswirbelsäule), im Bereich des oberen Rückens nach außen (in der Brustwirbelsäule), am unteren Rücken wieder nach innen (in der Lendenwirbelsäule), am Kreuzbein nach außen und am Steißbein wieder nach innen. Anstatt den Rücken zu begradigen, stellen Sie sich vor, dass Sie die Wirbelsäule nach oben hin lang werden lassen, so als ob Sie am Scheitel angehoben würden, während Sie das Becken weiter in Richtung Boden loslassen. Das erlaubt der Wirbelsäule, sich in ihren natürlichen Kurven um die zentrale vertikale Achse herum zu entspannen. Senken Sie das Kinn leicht und heben Sie den Hinterkopf, um an der Basis des Hinterhaupts, also dort, wo der Kopf auf den Nacken trifft, Platz zu schaffen. Durch diese Geste wird Ihr Vorderhirn ein wenig nach vorne geneigt und gesenkt, was, wie die Yogis sagen, dabei hilft, den Geist zu „kühlen".

Lassen Sie Ihre Hände leicht auf den Oberschenkeln oder den Knien ruhen. Wenn die Handflächen nach unten zeigen, werden Sie sich eher geerdet fühlen, wenn sie nach oben zeigen, hingegen eher energetisiert. Experimentieren Sie, um selbst herauszufinden, was für Sie entsprechend Ihrer Tagesverfassung am besten ist. Schließen Sie die Augen oder lassen Sie Ihren Blick entspannt auf einem Punkt auf dem Boden vor sich ruhen. Entspannen Sie die Pforten Ihrer Sinne – die Innenohren, die Zungenwurzel, die Muskeln um die Augen herum.

Stellen Sie sich einen Energiestrom vor, der aus dem Himmel hinab und durch Ihren Scheitel strömt, durch die Mitte Ihres Kopfes, durch die Mitte Ihres Herzraums, durch den Beckenboden nach außen und nach unten in die Erde. Dieser Energiestrom fließt zugleich auch in die entgegengesetzte Richtung: aus dem Zentrum der Erde nach oben, durch den Körper, und durch den Scheitel nach außen. Lassen Sie Ihren Körper kleine Mikrobewegungen machen, um sich um diese zentrale Säule herum auszurichten und seine eigene, sich ständig verändernde Balance zu finden.

Laden Sie nun, so wie Sie es in den letzten Wochen geübt haben, Ihren Körper dazu ein, den Atem in sich aufzunehmen, so dass Ihre Sitzhaltung wachsam und dennoch entspannt ist.

Umgang mit bei der Meditation verbreiteten Schmerzen

Wenn Sie eine beliebige Position 30 bis 40 Minuten lang halten, ist ein gewisses Maß an Unbehagen unvermeidlich. Strukturelle Unausgewogenheiten und lange gehaltene Spannungen werden sich zeigen, und das ist mitunter unangenehm. Eine der Künste der Meditation ist es, zu lernen, bei unangenehmen Empfindungen zu bleiben, ohne reflexartig davor auszureißen (wir werden das in Woche 8 weiter vertiefen). Dennoch gibt es keinen Grund, Schmerz unnötig zu erzeugen. Dabei ist es wichtig, dass wir zu unterscheiden lernen zwischen harmloser Unruhe oder Unbehagen, mit denen man einen geduldigen Umgang erlernen kann, und dringlichen Warnsignalen des Körpers.

In diesem Sinne sind dies einige der verbreiteten Beschwerden bei der Meditation, die auch Ihnen möglicherweise begegnen:

Knieschmerzen. Da es in unserer Kultur normal ist, auf Stühlen zu sitzen, lassen sich die Hüften der meisten Menschen nicht so leicht nach außen rotieren. Um in einer Sitzhaltung mit gekreuzten Beinen diese Einschränkung in den Hüftgelenken zu kompensieren, verdrehen viele Praktizierende die Knie, so dass das untere Schienbein nicht mehr in einer Linie mit dem Oberschenkelknochen ausgerichtet ist. Diese Haltung mag zuerst angenehm sein, doch gegen Ende des Sitzens fühlen sich Ihre Knie möglicherweise an, als schlüge ein Presslufthammer auf sie ein. An dieser Stelle eine Warnung: Bleiben Sie nicht mit gekreuzten Beinen sitzen, wenn Sie einen scharfen, stechenden Schmerz im Knie haben, Sie können dem Gelenk damit dauerhaft schaden. Wechseln Sie stattdessen auf einen Stuhl oder eine Bank über.

Wenn Schienbeine und Oberschenkel korrekt ausgerichtet sind, aber sich das Knie noch immer zusammengedrückt anfühlt, versuchen Sie es mit einem dünnen Polster, zum Beispiel in Form eines gefalteten Waschlappens, das Sie in die Kniekehle schieben. Falls auch das nicht hilft, ändern Sie die Haltung.

Woche 5: Den eigenen Platz einnehmen

Schmerzen zwischen den Schulterblättern. Überprüfen Sie zuerst die Ausrichtung Ihres Kopfes. Jeder Zentimeter, den sich der Schädel von der Mittelachse aus nach vorn schiebt, bedeutet für Ihren Nacken und oberen Rücken mehrere Kilo zusätzliches Gewicht, das sie tragen müssen. Versuchen Sie, den Kopf in die Ausrichtung zurückgleiten zu lassen. Achten Sie zudem darauf, der Wirbelsäule zu erlauben, sich leicht mit dem Atem zu wiegen, so wie Sie es in Woche 3 geübt haben (Übung 3.16 auf Seite 139.) Spannung in den die Wirbelsäule umgebenden Muskeln erzeugt Starre und Schmerzen im oberen Brustbereich. Im Gegensatz dazu können feine Mikrobewegungen in Reaktion auf die Atmung fortwährend Spannungen lösen und für Leichtigkeit im gesamten Körper sorgen.

Spannungen im Nacken und in den Schulterblättern. Verwandeln sich Ihre Trapezmuskeln, die breiten Bänder zu beiden Seiten des Nackens, nach und nach in Eisenstangen? Versuchen Sie, die Basis, auf der Ihre Hände ruhen, zu erhöhen, indem Sie eine gefaltete Decke auf Ihre Knie legen oder Ihre Hände mittig vor dem Körper auf einem Zafu platzieren, das Sie seitlich gedreht auf den Schoß oder zwischen die Beine legen. Bei vielen Menschen bringt die Entlastung des Nackens und der Schultern vom Gewicht der Arme mehr Leichtigkeit in die Sitzhaltung.

Wenn Sie sich dann niedergelassen und es ausreichend bequem haben, widerstehen Sie dem Impuls, herumzuzappeln. Wenn Ihre Haltung so unbequem wird, dass sie Ihre gesamte Aufmerksamkeit beansprucht, können Sie sie achtsam korrigieren. Einmal hörte ich, wie Thich Nhat Hanh von einem Meditierenden gefragt wurde: „Sollte ich nicht den Schmerz in meiner Meditationshaltung als Gelegenheit nutzen und üben, mit dem Leiden präsent zu sein?" Mit einem sanften Lächeln fragte Thich Nhat Hanh zurück: „Hast du nicht genug Leid in deinem Leben, mit dem du üben kannst? Musst du es durch deine Meditation erzeugen?"

Zwölf Wochen

Und jetzt? Konzentration kultivieren

Nun sitzen Sie also auf Ihrem Kissen, Stuhl, Bänkchen oder Yogapolster. Sie haben jedes Detail Ihrer Haltung justiert. Sie haben einen Meditationscampingplatz eingerichtet und Ihre Grundausrüstung ist griffbereit: Kissen, Bank, Stuhl, Zabuton, Schal, Wasserflasche, Kerze, Buddhastatue – vielleicht auch noch Steigeisen, Kompass und Eisaxt, da man ja nie weiß, was passieren könnte. Und jetzt?

Wie alles im Yoga ist die Sitzmeditation ein Schnittpunkt von mindestens zweierlei Dingen: das, was Sie mit Ihrem Körper tun, und das, worauf Sie Ihre Aufmerksamkeit richten. Es gibt hunderte von wunderbaren Übungen, die Sie machen können, während Sie in der Meditation sitzen, von der Rezitation von Mantren und dem Schauen in eine Kerzenflamme bis hin zur Übung von liebender Güte und der Konzentration auf den Atem.

Fast alle dieser Übungen fallen in eine von drei Kategorien:

Konzentrationsübungen sammeln und vereinigen das Herz und den Geist, so dass Sie Ihre Aufmerksamkeit konzentrieren können, ohne abgelenkt zu werden.

Achtsamkeitsübungen ermöglichen es, sich mit nichturteilendem, liebevollem Gewahrsein der Natur dessen zu öffnen, was auch immer in uns oder um uns herum entsteht und vergeht, und dies zu erforschen.

Herzensübungen dienen der systematischen Kultivierung von Qualitäten wie Freundlichkeit, Freude, Mitgefühl, Großzügigkeit und Gleichmut.

Es handelt sich nicht um streng voneinander getrennte Kategorien – eine jede enthält Elemente von allen anderen. Wenn Sie Meditation praktizieren, verlassen Sie sich immer darauf, dass Konzentration und Achtsamkeit zusammenwirken und dabei vom Herzen durchdrungen sind.

Woche 5: Den eigenen Platz einnehmen

Achtsamkeit zu praktizieren erfordert ein gewisses Maß an Sammlung und Vereinigung von Herz und Geist. Eine Achtsamkeitspraxis, die eine Zeitlang auf das gleiche Objekt gerichtet und aufrechterhalten wird, wird zu tieferer Konzentration. Und um effektiv zu sein, müssen diese beiden Praktiken von Qualitäten wie Freundlichkeit und Mitgefühl durchdrungen sein, die wiederum durch achtsame Präsenz gefördert werden und auch spontan aus ihr entstehen. Die Kunst der Meditation beinhaltet es, all diese Elemente ins Gleichgewicht zu bringen – und dabei das passende Gewürz in Ihrem meditativen Eintopf zu geben, je nach dem, welchen Geschmack Sie hervorheben wollen.

So beginnen Sie Ihre tägliche Meditationspraxis zum Beispiel mit einem kurzen Achtsamkeits-Check-in und tasten Körper, Herz und Geist mit Ihrer Aufmerksamkeit ab, um herauszufinden, wie es Ihnen in diesem Moment geht und was Sie heute in die Praxis mitbringen. (Ein Beispiel für eine solche Übung finden Sie auf Seite 288: *Check-In mit Körper, Herz und Geist*.) Dann lassen Sie sich vielleicht in einer Konzentrationsübung nieder, um die zerstreuten, umherfliegenden Funken Ihrer Aufmerksamkeit zu sammeln und zu vereinen, damit Sie vollständiger präsent sein können. Sie machen einen Body-Scan zum Spüren des Körpers oder nutzen Ihren Atem als Anker, zu dem Sie Ihre Aufmerksamkeit wieder und wieder zurück bringen.

Ist Ihre Aufmerksamkeit erst einmal relativ stabil geworden, können Sie wählen: Sie können entweder Konzentration oder Achtsamkeit betonen. Um Ihre Konzentration zu stärken, kehren Sie wieder und wieder zu dem selben Fokus zurück, etwa der Atemempfindung in einem bestimmten Körperteil oder einem systematischen Body-Scan, wie Sie ihn in Woche 1 kennengelernt haben (siehe die Übung *Den ganzen Körper erkunden*). Um Achtsamkeit zu betonen, halten Sie den Fokus Ihrer Aufmerksamkeit weit und nehmen einfach wahr, was im Feld Ihres Gewahrseins auftaucht.

Wenn wir mit der Meditationspraxis beginnen, ist unser Geist im Allgemeinen so zerstreut, dass es für die meisten Menschen nützlich ist, die Fähigkeit zu trainieren, wieder und wieder zu dem selben Objekt zurück zu kehren. Versuchen wir, reine Achtsamkeit zu praktizieren, werden wir allzu leicht fortgerissen und verlieren uns in den Inhalten unserer Erfahrung. Im Rahmen eines langen Retreats in Stille kann diese täglich für viele Stunden aufrechterhaltene Konzentrationsübung den Meditierenden in tiefe Zustände glückseliger Versenkung führen (auf Pali als *jhana* und in Sanskrit als *dhyana* bezeichnet, das siebte Glied des klassischen achtgliedrigen Yogasystems von Patanjali).

Wie in Kapitel 2 beschrieben praktizierte der Buddha mit den bedeutendsten Yogis seiner Zeit sehr tiefe Formen der Konzentrationsmeditation. Allerdings entdeckte er etwas sehr Wichtiges: Diese glückseligen Zustände lassen die tief in Handeln und Denken eingeprägten Muster, die zu Leiden führen, unberührt. So manch eine Meditierende ist von einem intensiven Retreat zurück gekehrt und fand sich binnen Minuten in einen Streit mit dem Lebenspartner verwickelt. Der Buddha stellte fest, dass es nützlicher ist, diese konzentrierte Aufmerksamkeit darauf zu verwenden, die wahre Natur unseres verkörperten menschlichen Lebens zu erkunden. Das ist die Praxis der Achtsamkeit. Um Achtsamkeit zu praktizieren, brauchen Sie keine tiefen Versenkungszustände. Sie brauchen lediglich einen Geist, der gesammelt genug ist, um in Ihrer Erfahrung gegenwärtig zu sein – und um es zu bemerken, wenn Sie es nicht sind.

Von diesem stabilen Platz aus ist es möglich, Qualitäten des Herzens wie Freude und Frieden bewusst zu entwickeln, die nicht nur Ihre Meditationspraxis erhellen, sondern Ihr gesamtes Leben.

KATE JOHNSON

Vom Schein zum Sein

Kate Johnson unterrichtet Yoga in Schulen in New York City.

Während meiner Yoga-Ausbildung sollten wir ein Meditationstagebuch führen und einen Monat lang täglich zehn Minuten meditieren. Ich habe mir das Tagebuch komplett ausgedacht. Ich habe überhaupt nicht meditiert und am Tag, bevor wir es abgeben mussten, das ganze Tagebuch einfach erfunden: „Tag eins – 10 Minuten gesessen. Habe mich wirklich ruhig gefühlt..."

Ich verspürte Widerstand beim Gedanken daran, nichts zu tun. Ich war professionelle Tänzerin. Mein Geist kam nicht zur Ruhe, außer wenn ich mich bewegte. Meine Herangehensweise bestand darin, mich ganz in die Bewegung zu vertiefen oder mich bis zur Erschöpfung zu bewegen, so dass ich zu müde war, um noch zu denken. Es drehte sich alles darum, meine Erfahrung zu kontrollieren. Ich wollte mich nicht hinsetzen, mir meine Erfahrung ansehen und dann einfach damit sein.

Dann, etwa vier Monate nach meiner Ausbildung, fiel ich durch eine Falltür in einem Restaurant. Ich zerriss mir dabei das vordere Kreuzband im Knie und brach mir die linke Hand. Ich musste dreimal operiert werden. Ich konnte meine linke Hand drei Monate lang nicht benutzen, und fast ein Jahr lang ging ich auf Krücken. Ich langweilte mich, ich hatte Schmerzen und ich wusste nicht, ob ich je wieder würde tanzen können.

Ich begann, mich ernsthaft für diese Sache mit der Meditation zu interessieren, nämlich als eine Möglichkeit, mit dem umzugehen, was ich zuvor vermieden hatte. So viele Dinge lagen außerhalb meiner Kontrolle. Und hier war eine Praxis, die mir helfen konnte, diesen Mangel an Kontrolle auszuhalten.

Mir war nicht bewusst, wie viel Energie ich darin investiert hatte, mich meiner tatsächlichen Erfahrung zu widersetzen. Es war eine Erleichterung, diesen Kampf aufgeben zu können und mich dem zu öffnen, was tatsächlich passierte, ohne zu versuchen, etwas anderes geschehen zu lassen. Davor hatte ich große Angst gehabt.

Zwölf Wochen

In der Zeit der verschiedenen Operationen und der Physiotherapie bekam ich Meditationsanleitungen, um mit meinem körperlichen Schmerz umzugehen. Ich bemerkte, dass er nicht immer gleich da war. Er kam in Wellen: Es gab Phasen, in denen sich der Schmerz aufbaute, dann einen Höhepunkt, dann verging er. Wenn er schlimm wurde, hatte ich nun nicht länger das Gefühl, dass es für immer so bleiben würde. Ich war in der Lage, mich an den Ort in meinem Körper zu begeben, der eine Zeit lang nicht schmerzte, der nicht weh tat. Als Profitänzerin hatte ich viel Angst um meine Zukunft. Die Meditation half mir, bei meinem Genesungsprozess zu bleiben, ohne zu wissen, was dabei heraus kommen würde, sie half mir, mit dieser Ungewissheit zu leben.

Jetzt unterrichte ich in Vollzeit Yoga in öffentlichen High Schools in New York. Meine Schüler sind fast alle farbig, Schwarze oder Latinos, die meisten kommen aus Familien mit geringem Einkommen. Die meisten von ihnen haben viele Traumata erlebt – das Trauma, in den Vereinigten Staaten arm zu sein, Rassismus oder körperlichen Missbrauch. Meine Meditationspraxis hat das Lehren unter diesen Umständen für mich tragbarer gemacht. Die durchschnittliche Fluktuation unter den Lehrern liegt bei fünf Jahren – sie brennen schlichtweg aus. Meine Meditationspraxis hat mir geholfen, die Dinge ein wenig mehr so hinzunehmen, wie sie sind. Ich habe das Gefühl, dass meine Praxis wie eine Art Salbe ist, wie ein Balsam für meine trockenen, kratzenden Nerven. Sie hilft mir, Flexibilität und etwas mehr innere Weite zu spüren. Ich habe eine stabile Präsenz und die Schüler wissen, dass ich auf vorhersehbare Weise auf ihr Verhalten reagiere. Ich fühle mich ruhiger. Alles mögliche kann passieren, und alles wird in Ordnung sein.

Woche 5: Den eigenen Platz einnehmen

WOCHE 5 ÜBUNGEN

Übung 5.28:   Check-in mit Körper, Herz und Geist
              (5 – 10 Minuten)   (Seite 202)

Übung 5.29:   Sitzmeditation – Body Scan
              (30 – 40 Minuten)   (Seite 203)

Übung 5.30:   Sitzmeditation – Den Atem spüren
              (30 – 40 Minuten)   (Seite 206)

Nehmen Sie sich in dieser Woche jeden Tag mindestens 30 Minuten Zeit für die Sitzmeditation. Praktizieren Sie nach der Meditation Asanas und Pranayama, solange Sie Zeit haben, idealerweise mindestens 30 Minuten, damit Sie erleben können, wie sich die Übungen gegenseitig befördern und vertiefen.

Wie in den Wochen 1 – 4 liegt in den Meditationsanleitungen in dieser Woche weiterhin der Schwerpunkt darauf, den Geist zu sammeln und zu vereinen, indem Sie Ihre Aufmerksamkeit wieder und wieder zu Ihrem Atem und Ihrem Körper als Anker zurückbringen. In den folgenden Wochen werden Sie dann anfangen, den Fokus Ihrer Aufmerksamkeit zu weiten, um weitere Aspekte Ihres Erlebens wie Gefühle und Geisteszustände in die Achtsamkeit miteinzubeziehen.

Beginnen Sie jede Meditationssitzung mit der Übung *Check-in mit Körper, Herz und Geist* (Seite 202). Schließen Sie daran entweder die Übung *Sitzmeditation – Body Scan* (Seite 203) oder *Sitzmeditation – Den Atem spüren* (Seite 206) an.

Wenn Sie sich an einem Tag für die Körpermeditation entscheiden, legen Sie auch in Ihrer Asana-Praxis den Schwerpunkt auf das Spüren des Körpers, indem Sie Übungen aus den Wochen 1 und 2 machen. Wenn Sie die Atemmeditation wählen, konzentrieren Sie sich in Ihrer Asana-Praxis auf den Atem und machen Sie Übungen aus den Wochen 3 und 4.

Entscheiden Sie sich nach dem dritten Tag dann für den Rest der Woche für eine der beiden Übungen, die Sie vertiefen wollen.

ÜBUNG 5.28
Check-in mit Körper, Herz und Geist (5 – 10 Minuten)

Beginnen Sie jede Sitzmeditation damit, dass Sie sich selbst zu Hause willkommen heißen, so als ob Sie einen lieben Freund begrüßen würden. Fragen Sie sich: Wie geht es mir? Warten Sie dann auf die gefühlte Antwort.

Spüren Sie als erstes in Ihren Körper hinein: Tut Ihnen etwas weh? Juckt es irgendwo? Sprudeln Sie vor sexueller Energie? Tut Ihnen der Nacken weh, weil Sie zu lange am Computer saßen? Verdauen Sie noch die Enchiladas von gestern Abend? Erkundigen Sie sich mit freundlichem Interesse – nicht verurteilend, sondern freundschaftlich. Schauen Sie, ob es einen Teil Ihres Körpers gibt, der nach mehr Sanftheit ruft.

Prüfen Sie, ob Sie irgendwo etwas loslassen können – vielleicht eine Spannung im Kiefer, hinter den Augen oder im unteren Bauch. Versteifen Sie Ihren Körper irgendwo gegen die natürliche Welle des Atems? Entspannen Sie sich in den Kontakt mit jedem Körperteil hinein und sehen Sie, ob der Atem darauf reagiert, indem er ein wenig tiefer wird.

Spüren Sie jetzt in Ihre Gefühle hinein. Vielleicht finden Sie es hilfreich, eine Hand auf das Herz und die andere auf den Bauch zu legen und so die Hände zum körperlichen Ausdruck Ihrer freundlichen Aufmerksamkeit werden zu lassen. Wie ist die emotionale Wetterlage? Brauen sich Sturmwolken zusammen oder ist der Himmel blau? Hängt ein Nebel der Einsamkeit über Ihren inneren Hügeln? Lassen Sie sich nicht in die faszinierende Geschichte hineinziehen, warum Sie so wütend oder traurig oder aufgeregt sind. Lassen Sie sich stattdessen einfach die Gefühle selbst fühlen.

Wenden Sie sich nun Ihren Gedanken zu, der endlosen Geschichte von Meinungen, Plänen, Erinnerungen und Kommentaren, von der Sie möglicherweise glauben, sie erzähle Ihnen die Wahrheit darüber, wer Sie in Wirklichkeit sind. Geht es rasant und lautstark zu? Oder eher gedämpft? Sind Sie angefüllt mit Plänen für den Tag? Oder sind Sie bei der Wiederholung dessen, was gerade eben passiert ist? Haben Sie Mitgefühl mit Ihrem geschäftigen, planenden Geist, der so unermüdlich arbeitet, um für Ihre Sicherheit zu sorgen, auch wenn er Sie damit in die Irre führt.

Richten Sie sich schließlich auf Ihre tiefsten Intention für die heutige Praxis aus, um was auch immer es sich handeln mag: vielleicht darum, mit offenem Herzen dafür präsent zu sein, was auftaucht, oder darum, die Praxis, die Sie gewählt haben, als Weg des Erwachens zu nutzen. Kehren Sie immer wieder mit liebevoller Entschlossenheit dazu zurück, wenn Sie abgedriftet sind.

Wenn Sie Ihr Check-in beendet haben, machen Sie direkt mit einer der nächsten beiden Übungen weiter, mit 5.29 *Body Scan* oder 5.30 *Den Atem spüren*.

ÜBUNG 5.29
Sitzmeditation – Body Scan (30 – 40 Minuten)

Wenn Sie das Check-in gemacht und Ihre Intention für die Praxis gefasst haben, laden Sie sich selbst zu einer inneren Reise durch das Gelände Ihres Körpers ein.

*Diese Übung ist dem Body Scan im Liegen in Woche 1 (**Den gesamten Körper erkunden**, Seite 83) recht ähnlich. Sie stellt eine Vertiefung davon dar, insbesondere, wenn Sie nicht an längere Phasen der Sitzmeditation gewöhnt sind. Wenn Sie aufrecht sitzen, ist die Wahrscheinlichkeit kleiner, dass Sie einschlafen oder auf dem Fluss der Tagträume abdriften. Zudem werden Sie mit größerer Wahrscheinlichkeit einer ganzen Armada von starken – und* *möglicherweise unangenehmen – Empfindungen begegnen, wenn Sie längere Zeit in dieser Haltung bleiben. Das ist in der Tat ein Geschenk, ob Sie es glauben oder nicht. Mit Empfindungen auf meditative Weise umzugehen ist eine der grundlegenden Künste der Praxis, auf der wir in den noch vor uns liegenden Wochen weiter aufbauen werden.*

Durch Ihre Erkundungen in den letzten Wochen sind Sie mit dieser inneren Reise bereits vertraut. (Wenn Sie das nochmals auffrischen möchten, wiederholen Sie die Übung **Den gesamten Körper erkunden***, Seite 83) Lassen Sie sich Zeit und genießen Sie es. Ihre Aufmerksamkeit muss nirgendwo hineilen.*

Während Sie mit Ihrer Aufmerksamkeit durch Ihren Köper reisen, nehmen Sie wahr, ob Sie dazu tendieren, über bestimmte Körperbereiche hinwegzueilen oder sie sogar ganz auszulassen. Wenn Lehrer diese Übung anleiten, lassen sie oft die Genitalien weg, um in einer öffentlichen Stunde keine Unannehmlichkeiten zu provozieren. Aber hier handelt es sich um Ihre persönliche Praxis. Sie sind dazu eingeladen, alle Teile Ihres Körpers zu spüren, selbst diejenigen, die Sie normalerweise vielleicht vernachlässigen.

Manchmal ist es hilfreich, die Aufmerksamkeit durch Worte zu fokussieren: *Kiefer. Zunge. Oberschenkel. Großer Zeh.* Achten Sie allerdings darauf, dass Sie den jeweiligen Körperteil nicht *visualisieren*. Spüren sie ihn unmittelbar von innen heraus. Wenn Sie auf einen Bereich mit starken Empfindungen treffen, verweilen Sie dort ein wenig und seien Sie neugierig: Ist das ein Prickeln? Ein Kribbeln? Ein Brennen? Bleibt es gleich oder verändert es sich? Wenn Sie angespannte Bereiche antreffen, laden Sie sie dazu ein, sich zu entspannen, verlangen Sie jedoch nichts von ihnen.

Wenn Sie auf einen Bereich stoßen, in dem es nur sehr wenige Empfindungen gibt, verweilen Sie dort und schauen Sie, ob er ein wenig mehr mit Ihnen sprechen möchte. Verlieren Sie sich aber nicht in Geschichten darüber, warum er so still sein könnte.

Wenn Sie bemerken, dass Ihr Geist abgedriftet ist – was sicher vorkommen wird – seien Sie nicht hart zu sich. Bringen Sie stattdessen der

Tatsache, dass Sie jetzt wieder da sind, Wertschätzung entgegen. Wenn es Ihnen hilft, benennen Sie, was Sie weggeführt hat: *Denken. Schlafen. Planen.* Schließen Sie es in Ihre freundliche Aufmerksamkeit mit ein. Tasten Sie Ihren Körper mit der Aufmerksamkeit ab, um herauszufinden, ob die gedankliche Reise Spuren von Anspannung zurückgelassen hat; falls ja, ermutigen Sie Ihren Körper, sich zu entspannen. Laden Sie sich dann ein, zu der Körperstelle zurückzukehren, in der Sie sich zuletzt niedergelassen haben und nehmen Sie wieder vollständig darin Platz, bevor Sie Ihre Reise fortsetzen.

Wenn Sie den Rundgang durch Ihren Körper beendet haben, wechseln Sie die Richtung und bewegen sich wieder auf den Scheitelpunkt zu. Diese Wende ist ein interessanter Moment. Vielleicht kommt es Ihnen so vor, als ob Sie diese Reise schon einmal gemacht haben. Warum den gleichen, vertrauten Pfad vor und zurück wandern? Entscheiden Sie sich dafür, noch tiefer nach innen zu gehen. Im Hatha-Yoga halten wir unser Interesse für unseren Körper oft dadurch aufrecht, dass wir durch immer abwechslungsreichere und herausforderndere Bewegungen die ganze Zeit neue Empfindungen hervorrufen. In der Sitzmeditation lernen wir hingegen, nicht durch das Erzeugen stärkerer Empfindungen mehr zu spüren, sondern durch die Erhöhung unserer Sensibilität – indem wir uns auf immer tieferen Ebenen für das öffnen, von dem wir vielleicht meinten, es bereits zu kennen.

Durchstreifen Sie also weiter das Terrain. Es geht nicht darum, irgendwo hinzugelangen – wenn Sie bei den Zehen ankommen, drehen Sie einfach wieder um. Entschleunigen Sie also, und lassen Sie zu, dass sich Ihnen immer mehr offenbart.

Als jemand, der auf eine aktive Asana-Praxis stolz ist, stellen Sie vielleicht erstaunt fest, wie schwer es sein kann, dieses relativ einfache Asana für längere Zeit zu halten. Möglicherweise lernen Sie Ihren Körper auf eine ganz andere Weise kennen als in jahrelanger fortgeschrittener Asana-Praxis. Strukturelle Ungleichheiten werden vielleicht unübersehbar. Bereiche, in denen Sie unbewusst etwas festhalten, rufen nach Ihrer Aufmerksamkeit.

Möglicherweise sind Sie in Ihrer Yogapraxis sehr gut darin geworden, unangenehme Empfindungen zu vermeiden. Sicher, es gibt vielleicht Asanas, die Sie nicht mögen, aber Sie können Sie überspringen oder in sie hinein und wieder hinausfließen. In der Sitzmeditation hingegen gibt es keine Ausflucht.

Vielleicht stoßen Sie auch auf Glücksgefühle, auf eine bislang verborgene Freude, die sich in der Wärme Ihrer Aufmerksamkeit zur Ekstase ausweitet. Versuchen Sie, vor den unangenehmen Bereichen nicht zurückzuweichen oder sie in Ordnung zu bringen; versuchen Sie, jene, die Sie als köstlich empfinden, nicht auszudehnen. Fahren Sie einfach damit fort, sich selbst sorgsam zu erforschen.

Wenn der Körper das Objekt Ihrer Meditation ist, wird die Trennung zwischen Körper und Geist allmählich dekonstruiert. Ist es der Geist, der sich des Körpers bewusst ist? Oder ist der Körper sich seiner selbst bewusst? Oder ist der Körper sich des Geistes bewusst?

Wenn die Glocke ertönt, lassen Sie die Praxis nicht sofort fallen. Nehmen Sie wahr, wo Ihre Aufmerksamkeit ruht. Weiten Sie sie dann auf das ganze Feld Ihres Körpers aus, dessen Empfindungen wie eine Millionen Kerzen im weiten Raum Ihres Gewahrseins flackern.

ÜBUNG 5.30
Sitzmeditation – Den Atem spüren (30 – 40 Minuten)

Wie die vorangegangene Übung schließt auch diese fließend an Check-in mit Körper, Herz und Geist (Übung 5.28, Seite 202) an.

Nachdem Sie Ihr Check-in gemacht und Ihre Intention gefasst haben, lassen Sie Ihre Aufmerksamkeit ganz natürlich von Ihrem Atem angezogen werden und spüren Sie, wie er kommt und geht. In Ihren Erkundungen in den beiden vorangegangenen Wochen haben Sie sich dafür sensibilisiert.

Wenn Sie aufgewühlt sind, möchten Sie sich vielleicht ein paar Minuten nehmen, um die Pause nach der Ausatmung und/oder die Ausatmung selbst zu verlängern. Falls Sie sich träge und schläfrig fühlen, üben Sie das Verlängern der Einatmung und/oder der Pause nach der Einatmung.

Lassen Sie dann die Kontrolle über den Atem los und nehmen Sie ihn einfach in sich auf. Beobachten Sie, wo Sie den Atem am stärksten wahrnehmen. Lassen Sie Ihre Aufmerksamkeit auf natürliche Weise in dieser Gegend ruhen.

Für eine körperzentrierte Atemmeditation, die organisch an eine Asana-Praxis anknüpft, ist es am besten, nicht die Nasenlöcher als Fokuspunkt zu nehmen, da dadurch die Tendenz entsteht, die Aufmerksamkeit auf den Kopf zu richten. Wählen Sie stattdessen einen Punkt, der tiefer im Körper liegt. Hier einige Möglichkeiten:

- Das sanfte An- und Abschwellen des Bauches, während das Zwerchfell sich auf und ab bewegt. Probieren Sie aus, ob Sie die Bewegung nicht nur auf der Körpervorderseite spüren können, sondern auch, wie sie sich in alle Richtungen ausbreitet – sich zu den Seiten weitet und in den unteren Rücken und die Nieren ausdehnt. Spüren Sie den Atem als Energie, die über die Begrenzung Ihrer Haut hinaus ausstrahlt.
- Die Bewegung des Zwerchfells, auf und ab synchron zu der Ausdehnung und Entspannung des Beckenbodens und des Perineums.
- Die Entspannung des Brustkorbs, während sich der Rand des Zwerchfells ausdehnt und zusammenzieht.
- Die Bewegung des ganzen Körpers mit dem Atem, während Sie ihn im weiten Fokus Ihrer Aufmerksamkeit halten – die Entspannung der Haut, das Pulsieren des Bauches, die Weitung der Schlüsselbeine, das Weiten und Zurücksinken der Schulterdächer.

Zwölf Wochen

Wo auch immer Sie Ihre Aufmerksamkeit ruhen lassen, bleiben Sie in einer entspannten Offenheit für das Pulsieren des Atems. Strengen Sie sich nicht an, um dem Atem zu „folgen". Empfangen Sie stattdessen jeden Atemzug mit offenen Armen.

Halten Sie den Körper fließend, wie Sie es in den Wochen 3 und 4 geübt haben. Meditieren Sie nicht in der Leichenstarre. Erinnern Sie sich daran, dass das Zwerchfell nicht nur am Brustkorb, sondern auch an der Wirbelsäule befestigt ist, und daher jeder Atemzug entlang der gesamten Wirbelsäule Wellen schlägt.

Falls Sie bemerken, dass Sie sich versteifen, nehmen Sie einige Atemzüge, um die Muskeln um die Wirbelsäule herum zu entspannen, indem Sie mit der Ausatmung das Steißbein leicht einziehen, den unteren Rücken runden und den Bauch einziehen und dabei das Kinn Richtung Brustbein fallen lassen. Entrollen Sie dann mit der Einatmung die Wirbelsäule wieder wie einen sich entfaltenden Farn, von der Spitze des Steißbeins bis nach oben zum Scheitelpunkt.

Seien Sie sehr freundlich zu sich. Ihre Aufmerksamkeit wird im Laufe der Sitzmeditation tausende Male von Ihrem Atem weg wandern. Doch Sie sind kein strenger Vorgesetzter, der auf der Jagd nach der abtrünnigen Aufmerksamkeit ist und sie an den Haaren zur Atmung zurückschleift. Sie begrüßen sich selbst zu Hause, wieder und wieder. Ihr Verstand tut sein Bestes, wenn er mit ernster Miene umhereilt und versucht, für Ihre Sicherheit zu sorgen. Dafür wurde er im Laufe Ihres Lebens schließlich immer wieder belohnt. Verneigen Sie sich vor ihm. Danken Sie ihm für seine Bemühungen. Und entspannen Sie sich dann in die Umarmung Ihres Atems hinein, die Ihren ganzen Körper umschließt.

Wenn Sie zu Ihrem Atem zurückkehren, spüren Sie nach, wie es Ihrem Körper geht. Hat er sich verkrampft? Hat sich Ihr Kopf nach vorne geschoben? Sind Ihre Augen starr geworden und Ihre Schultern Richtung Ohren gestiegen? Dies ist ein wichtiger Moment. Indem Sie Ihre Muskulatur entspannen, senden Sie eine Botschaft der Leichtigkeit durch Ihr ganzes Nervensystem und manifestieren auf körperliche Weise Freundlichkeit sich selbst gegenüber. Indem Sie Ihre Skelettstruktur wieder ausrichten, richten Sie sich selbst auf die Intention aus, präsent zu sein.

Seien Sie besonders aufmerksam für die Räume zwischen den Atemzügen – die leere Pause nach der Ausatmung, die volle Pause nach der Einatmung. Überlassen Sie sich diesen Räumen, während der Atem aus der Stille heraus entsteht und wieder in die Stille mündet.

Wenn am Ende Ihrer Sitzmeditation die Glocke erklingt und Sie von einer reißenden Flut an Gedanken ins offene Meer gezogen wurden, schwimmen Sie zurück zur Zuflucht des Atems. Nehmen Sie einige bewusste Atemzüge bevor Sie Ihre Meditationshaltung lösen.

Haltungen zur Vorbereitung auf die Sitzmeditation und zur Lösung von Spannungen danach

Alle Asanas aus dem Hatha-Yoga bereiten auf die Meditation vor. Das ist ihr ursprünglicher Zweck. Einige spezielle Haltungen sind jedoch besonders nützlich, um sich auf die Sitzpraxis vorzubereiten oder danach eventuell angestaute Spannungen zu lösen. Egal, welche Haltungen Sie wählen, praktizieren Sie sie feinfühlig und als eigenständige Achtsamkeitsmeditation.

Wirbelsäule. Wenn Sie nur einige Minuten haben, um vor dem Sitzen Asanas zu praktizieren, konzentrieren Sie sich darauf, etwas für die Flexibilität Ihrer Wirbelsäule zu tun. Öffnen Sie die Wirbelsäule in alle Richtungen: Beugen und dehnen Sie sie von vorne bis hinten (etwa in der bekannten Katze-Kuh-Übung oder im fließenden Hin und Her zwischen dem hinauf- und dem herabblickenden Hund). Öffnen Sie die Seiten des Körpers durch einfache Seitbeugen. Rotieren Sie sie durch Drehungen im Sitzen oder auf der Seite liegend. Diese Bewegungen sind auch *nach* der Sitzmeditation sehr angenehm. Achten Sie darauf, die Empfindlichkeit der Wirbelsäule zu respektieren und immer innerhalb Ihres natürlichen Bewegungsspielraums zu bleiben.

Hüfte und Knie. Wenn Sie zum Meditieren mit gekreuzten Beinen auf einem Kissen sitzen möchten, ist es hilfreich, wenn die Hüften leicht nach außen rotieren und Ihre Knie somit in der richtigen Ausrichtung bleiben können. Einige klassische Hüftöffner sind die Taube und der gebundene Winkel (Baddha Konasana) und Standhaltungen wie das Dreieck oder der Krieger II.

Nacken und Schultern. Halten Sie die Arme in Gomukhasana (Kuhgesicht-Haltung) und rutschen Sie die Ellenbogen auf und ab und von Seite zu Seite (dies eignet sich auch wunderbar zur Entspannung nach dem Sitzen). Beleben und entspannen Sie sich durch die Haltung des herabschauenden Hundes oder des Delphins (eine Variation des Hundes, bei der die Unterarme auf dem Boden liegen und die Hände gefaltet sind). Rollen Sie in die Brückenhaltung hinein und hinaus, oder lösen Sie durch den Pflug den Nacken in die andere Richtung.

Unterer Rücken. Halten Sie Ihr Sitzen lebendig und aktiv, indem Sie die Beweglichkeit im unteren Rücken und Kreuzbein bewahren. Besonders nützlich dazu sind Rückbeugen wie die Haltung der Kobra und der Heuschrecke, die den unteren Rücken stärken und festigen und dabei die Flexibilität fördern. Wenn Sie keine Verletzungen am unteren Rücken haben, können Sie dies mit Vorwärtsbeugen im Sitzen ausgleichen, bei denen Sie das Kreuzbein in die andere Richtung kippen.

Oberer Rücken. Korrigieren Sie die Vorwärtsverschiebung des Kopfes, die Probleme im oberen Rücken hervorrufen kann, indem Sie mit der Nase nicken: Legen Sie sich flach auf den Rücken und bewegen Sie, ohne dabei den Nacken zu verflachen, die Nasenspitze in Richtung Brustbein, und dann zurück nach oben. Öffnen Sie die Herzgegend durch Rückbeugen, die Sie mit einem Block oder Polster abstützen.

In Ihrem Alltag in dieser Woche

Versuchen Sie in dieser Woche, über den Tag verteilt zusätzlich zu Ihrer längeren Sitzmeditation fünfminütige Meditationspausen einzustreuen. Sie sind zu früh zu Ihrem Zahnarzttermin eingetroffen? Meditieren Sie 5 Minuten lang im Auto, anstatt hineinzugehen. Sie haben gerade Ihre E-Mails beantwortet? Statt sich in die nächste Aufgabe zu stürzen, sitzen Sie 5 Minuten lang am Schreibtisch. Machen Sie einen dreiminütigen Check-in mit Körper, Gefühlen und Gedanken, und sammeln Sie Ihre Aufmerksamkeit dann 2 Minuten lang in Ihrem Atem.

Sie werden staunen, was diese Minimeditationen bewirken können, besonders, wenn Sie Ihren Tag mit dem formalen Sitzen begonnen haben. Es ist gewissermaßen so, wie wenn Sie sich am Morgen eine große Kanne Pfefferminztee kochen und dann den Tag über immer wieder ein Schlückchen nehmen.

Ressourcen

Es sind zahllose exzellente Bücher über Meditation aus verschiedenen buddhistischen und nicht-buddhistischen Traditionen erhältlich. Eine gute Einführung in die Achtsamkeitsmeditation, wie wir sie in diesem Kurs praktizieren, ist Sharon Salzbergs Buch *Real Happiness: The Power of Meditation* (Dtsch. Titel: *Entdecke die Kraft der Meditation: Das 28-Tage-Programm*). Einen etwas anderen Geschmack bietet Thich Nhat Hanhs Klassiker *The Miracle of Mindfulness* (Dtsch. Titel: *Das Wunder der Achtsamkeit – Einführung in die Meditation*). Die Yogalehrerin Jill Satterfield verbindet seit über 30 Jahren Bewegung und Meditation; siehe auch: vajrayoga.com.

WOCHE 6

Meditationen im Stehen und Gehen

Vor einigen Jahren, mitten in einem einwöchigen Meditationsretreat, rutschte ich aus und fiel die Treppen vor meinem Schlafsaal hinunter. Ich hatte im fahlen Nebel der Morgendämmerung innegehalten, um meine Schuhe anzuziehen, und dabei ein Reh und sein Kitz beim Grasen beobachtet, sowie drei Truthähne, die den Weg zur Meditationshalle entlang stolzierten. Ich wickelte mir meinen Schal um den Kopf und fühlte mich dabei erhaben und gelassen, wie der Star einer Dokumentation über Achtsamkeit. Dann trat ich auf die hölzerne Treppe, die glatt vom halbgefrorenen Tau war – und meine Füße rutschten unter mir weg. Ich fiel auf meinen Hintern, holperte, *bumm, bumm, bumm*, die gesamte Treppe hinunter wie eine Figur aus einem Cartoon und kam mit einem Aufschrei unten an. Überall um mich herum waren die Yogis auf ihrem Weg zur Meditation stehen geblieben und starrten mich stumm, aber alarmiert an, ebenso wie die Rehe und Truthähne. Ich winkte und grimassierte verlegen und rappelte mich dann vorsichtig auf – wobei ich mir nicht länger wie ein Achtsamkeitsfilmstar vorkam – und humpelte zur Meditation.

Dort stellte ich dann schnell fest, dass der letzte Ort, an dem man sich befinden möchte, nachdem man gerade auf dem Hintern eine Treppe heruntergehüpft ist, eine Veranstaltung ist, auf der jeder zweite Punkt auf der Tagesordnung „Sitzen" lautet. Ein notfallmäßiger Ausflug zu meinem Chiropraktiker ergab, dass ich mir das Steißbein gebrochen hatte, und das einzige, was ich tun konnte, um ihm zur Genesung zu verhelfen, war es, mich so wenig wie möglich darauf zu setzen. Anstatt nun aus dem Retreat auszusteigen – oder aus meiner Meditationspraxis für die nächsten circa sechs Monate – entschied ich, die Gelegenheit zu nutzen, um tiefer in die Praxis der Steh- und Gehmeditation einzusteigen.

Stehen und Gehen sind zwei der vier klassischen Meditationsmodalitäten, die der Buddha nannte, die anderen beiden sind Sitzen und Liegen, wir haben sie in diesem Kurs bereits ausführlich behandelt.

Im Hatha-Yoga ist die Standposition mit dem Namen Tadasana (Berghaltung) oder Samasthiti die Grundlage für all die anderen, ausgefeilteren Standhaltungen. Doch in den meisten Yoga-Stunden wird Tadasana kaum länger als ein paar Minuten gehalten, bevor man zu anderen – vermeintlich wichtigeren – Standhaltungen oder Vinyasa-Flows übergeht. Und in den meisten Meditationskreisen wird das Sitzen zumeist implizit, wenn nicht gar explizit, als der überlegene Weg betrachtet, oftmals werden die Begriffe *Meditation* und *Sitzen* sogar austauschbar verwendet.

Und während sich in Meditationsretreats im Allgemeinen Phasen des Sitzens und des Gehens im Tagesverlauf abwechseln, betrachten Yoga-Praktizierende eine Gehmeditation oft als perfekte Gelegenheit – Sie haben es bereits erraten! – um ein paar Asanas zu machen. Immer dieselbe, zehn Meter lange Strecke langsam vor- und zurückzugehen scheint es nicht gerade zu bringen, wenn der Körper sich nach Rückbeugen, Schulterständen und Drehungen sehnt.

Woche 6: Meditationen im Stehen und Gehen

Doch während meiner erzwungenen Abstinenz von der Sitzmeditation erinnerte ich mich, dass Meditation im Stehen und Gehen tiefe Praktiken sind, mit je ganz eigenem Nutzen und eigenen Herausforderungen. In dieser Woche werden wir Möglichkeiten erkunden, wie diese beiden Praktiken mit den Yoga-Asanas und der Sitzmeditation zusammenwirken können, um einerseits Ihre Achtsamkeitspraxis zu vertiefen und sie andererseits auf neue Weisen in Ihr Leben auszuweiten.

Nicht bloß herumstehen

Bevor ich mir das Steißbein brach, betrachtete ich die Stehmeditation lediglich als Ausweichoption für den Fall, dass ich auf einem langen Retreat zu schläfrig oder die körperliche Unannehmlichkeit zu groß wäre, um weiter zu sitzen. Es war wie ein öffentliches Eingeständnis, in der Meditation zu scheitern: „Ich schaffe das mit dem Sitzen nicht, also versuche ich es mal eine Weile im Stehen."

Aber wie sich herausstellte, ist das in etwa so, wie zu denken: „Paracetamol bringt es nicht, also nehme ich stattdessen mal ein bisschen LSD." Wie mir schnell klar wurde, ist die Stehmeditation eine wirkungsvolle, eigenständige Praxis mit drastischen und einzigartigen Effekten auf Körper, Geist und Nervensystem. Sie ist genauso stabil wie die Sitzmeditation, und wenn Sie die benötigte Kraft aufbauen, kann sie ebenso lange praktiziert werden. Zudem vermittelt sie ein kraftvolles Gefühl von Erdverbundenheit durch die Füße und Beine nach unten in den Boden.

Wenn ich auf Yoga-Retreats die Stehmeditation vorstelle, kommen stets bei einigen Yogis zunächst Widerstände auf. Als Hatha Praktizierende tendieren wir dazu, die spektakuläreren und kraftvolleren Standhaltungen zu lieben, die zwei Krieger, den Halbmond, den Tänzer und den Baum. Aber eine einfache Standhaltung länger als fünf Minuten zu halten, erscheint doch ziemlich langweilig – schließlich stehen wir einfach nur da! Einem leistungsorientierten Yogi bietet das Stehen weder das kontemplative Prestige der Sitzmeditation noch das körperliche Training einer Kriegersequenz.

Wenn Sie Ihre anfängliche Skepsis überwinden, werden Sie diese Praxis jedoch sowohl lohnend als auch herausfordernd finden. Es scheint eine so schlichte Geste zu sein – was könnte einfacher für ein menschliches Wesen sein, als aufrecht zu stehen? Doch genau wie in der Sitzpraxis wird, wenn Sie länger als fünfzehn Minuten in Meditation stehen, ein Schwarm von lange gehaltenen – und wahrscheinlich größtenteils unbewussten – körperlichen und energetischen Mustern von Ausrichtungsfehlern und Kontraktionen anfangen, sich bemerkbar zu machen. Sie manifestieren sich vielleicht als schmerzende Schultern, ein verspannter Nacken, ein Nebel der Erschöpfung, oder einfach als der überwältigende, rastlose Wunsch, sich zu bewegen. Manches davon ist Ihnen vielleicht aus Ihrer Sitzpraxis bekannt, doch wahrscheinlich gibt es auch ein paar ganz neue somatische Offenbarungen. Vielleicht werden sie von starken Gefühlen begleitet, wie Wut oder Unruhe. Vielleicht spüren Sie ein intensiviertes Gewahrsein an den Orten, an denen sich der Energiefluss blockiert anfühlt – insbesondere in den Hüftgelenken und Leistenfalten, den Kreuzungen der energetischen Autobahnen, die durch das Becken verlaufen und den Ober- mit dem Unterkörper verbinden. Wenn diese Muster beginnen, sich zu lösen, werden Sie möglicherweise zittern, kribbeln und schwitzen. Vielleicht verspüren Sie Wellen intensiver Freude oder schier unerträglicher Langeweile.

Wenn Sie in Ihrer Praxis ausdauernd sind, werden zudem die Qualitäten von Erdverbundenheit und Entspannung, die Sie durch die Stehmeditation entwickeln, sowohl Ihrer Sitzmeditation als auch Ihrer Asana-Praxis unmittelbar zugute kommen – ganz zu schweigen von Ihrem Leben.

Die einfachste Haltung für die Stehmeditation ist der Yogahaltung Tadasana zwar sehr ähnlich, doch sie unterscheidet sich auch in mancher Hinsicht davon, wie diese typischerweise im Yogaunterricht gelehrt wird. Anders als Tadasana ist Stehmeditation darauf ausgelegt, über längere Zeitspannen hinweg praktiziert zu werden, daher müssen die Muskeln dynamisch entspannt anstatt kraftvoll angespannt werden. Sie stehen nicht wie ein Soldat, der sich für die Eroberung Ihres Körpers und Geistes bereit macht. Sie stehen wie eine verwitterte Eiche – Ihre Wurzeln graben sich zu untergründigen Quellen in die Tiefe, Eulen nisten in Ihren Zweigen, Eichhörnchen verspeisen Ihre Früchte.

Nirgendwo hingehen: Die Grundlagen der Gehmeditation

Als mein Sohn drei Jahre alt war, gingen wir jeden Tag in einen einige Häuserblocks entfernten Park. Dabei leistete uns stets der Hund eines Nachbarn Gesellschaft, ein uralter, dicker, übelriechender, watschelnder und fast blinder Beagle namens Tony, den Skye über alles liebte. Oft brauchten wir über eine Stunde, um unser Ziel zu erreichen – Skye verzückt über kleine Glockenblumen, Brombeersträucher und mysteriöse Plastikstückchen; Tony verzückt über die unendlich vielen Dinge, an denen man riechen und/oder auf die man pinkeln konnte. Manchmal ertappte ich mich dabei, wie ich versuchte, die beiden zur Eile anzutreiben: *Auf zum Park! Da gibt es Schaukeln, auf denen wir schaukeln können! Sand, den wir in Eimer füllen können! Kekse, die wir essen können!* Wenn ich mich daran erinnerte, den Ausflug als Gehmeditation zu betrachten, gelang es mir, das Ziel zu vergessen und mich dem Weg hinzugeben. Jetzt, im Rückblick, schillern diese gemächlichen Spaziergänge in meiner Erinnerung als einige der kostbarsten Momente in Skyes Kleinkinderzeit. Gehmeditation ist eine Gelegenheit, im Körper anwesend zu sein und das gewöhnliche, menschliche Wunder zu erleben, auf der Erde zu gehen. Sie gibt einem Gelegenheit, verkörperte Präsenz zu entwickeln, während man sich durch eine sehr einfache und gewöhnliche Aktivität bewegt. Sie machen keinen Breakdance. Sie sinken nicht aus dem Kopfstand in eine Rückbeuge. Sie setzen einfach einen Fuß vor den anderen, wie Sie es tun, seit Sie ein Jahr alt waren.

Was Gehmeditation von gewöhnlichem Gehen unterscheidet, ist, dass man nicht versucht, irgendwo anzukommen. Normalerweise gehen wir auf etwas zu – auf den Kühlschrank, das Postamt, den Gipfel eines windgepeitschten Berges. Doch in der Gehmeditation ist das Ziel das Gehen selbst. „Du bist bereits angekommen", sagt ein Schild auf den Pfaden für die Gehmeditation in Plum Village, dem Retreat Zentrum von Thich Nhat Hanh in Frankreich.

Wie jede Meditationsform fördert Gehmeditation die Entwicklung von Konzentration und Achtsamkeit. Doch Gehmeditation hat ein paar spezielle Eigenschaften: Da es sich um eine Bewegungsmeditation handelt, kann sie Sie erfrischen, wenn Sie sich schläfrig fühlen, und Unwohlsein lösen, das sich vielleicht in statischeren Haltungen aufgebaut hat. Das kann die Asana-Praxis natürlich auch. Aber da die Formen der Asanas komplexer sind, ziehen sie Sie mit größerer Wahrscheinlichkeit in mentale Aktivität und Projektorientiertheit. Zudem ist Gehmeditation eine absolut ortsungebundene Praxis, die Sie einfach in Ihren Tagesablauf einbauen können: in die Küche gehen, um eine Tasse Tee zu holen, oder mit dem Hund um den Häuserblock laufen. Niemand wird auch nur bemerken, was Sie tun, wohingegen Sie, wenn Sie einen Vinyasa-Flow von Ihrem Auto zum Bankgebäude versuchen, mit Sicherheit neugierige Blicke auf sich ziehen, sogar in Kalifornien.

Ich werde Ihnen in dieser Woche zwei Variationen der Gehmeditation vorstellen. Die erste ist eine eher formale Variante aus der Vipassana-Tradition, bei der Sie eine gleichbleibende, kurze Strecke vor- und zurücklaufen. Die zweite ist der eher informelle Weg, den ich bei Thich Nhat Hanh gelernt habe, und der eher so aussieht, als gingen Sie einfach spazieren, nur langsamer. Probieren Sie aus, was für Sie besser ist. In beiden Fällen schlage ich vor, dass Sie dem Gehen eine kurze Phase der Stehmeditation von mindestens zehn Minuten voranstellen, um den Kontakt zu Ihren Füßen und der Erde unter Ihnen zu stärken.

Damit Sie in dieser Woche genügend Zeit für das Gehen haben, können Sie die Sitzmeditation dadurch ersetzen. Oder, falls Sie in besonders abenteuerlustiger Laune sind, können Sie auch Ihre Asana-Praxis durch das Gehen ersetzen und die Sitzmeditation beibehalten. Betrachten Sie das Gehen einfach als ein sehr langsames Vinyasa zwischen sehr einfachen Yogahaltungen. Wie verändert sich dadurch Ihr Blick darauf?

STEFAN ZIJLSTRA

Das Yoga des Gehens

Stefan Zijlstra ist der Inhaber des Snow Buddha Yoga Studios in Anchorage, Alaska.

Ich betreibe ein Unternehmen, das die Hinterlassenschaften von Hunden wegräumt. Inzwischen habe ich Angestellte, aber anfänglich habe ich die Arbeit selbst gemacht. Ich bin umhergelaufen und habe als eine Gehmeditation hinter den Hunden sauber gemacht. Ich bemerkte es, wenn mein Geist davon wanderte und mich mitnahm – und wenn ich einfach da war, mich vorn über beugte, sauber machte.

Wenn man einfach nur an diesen Job denkt, glaubt man wahrscheinlich, dass ich ihn nicht mochte – aber es ist ein großartiger Job, wenn man den Ekel-Faktor erst einmal überwunden hat. Es war eine sehr meditative Arbeit: den ganzen Tag draußen sein, durch die Gärten verschiedener Leute laufen, mit den Hunden spielen. Ich habe mit all meinen Sinnen meditiert, weil die Arbeit Sehen, Berühren und natürlich auch Riechen beinhaltete.

Jetzt unterrichte ich oft Gehmeditation in meinen Yogastunden. Ich lasse die Leute einfach ihre Matten auf und ab gehen. Yoga und Gehmeditation haben viele Ähnlichkeiten. Bei beiden geht es nicht wirklich um die Form, sondern darum, das Gewahrsein und die nichtwertende Haltung gegenüber den Geschehnissen in Körper und Geist zu trainieren. Man fängt wirklich an, sich in die feinen Details des Gewahrseins zu begeben. Wenn man sich die Details des Gehens ganz genau ansieht – heben, bewegen, platzieren, verlagern – ist Gehen an sich eine Yogahaltung.

Zwölf Wochen

WOCHE 6 ÜBUNGEN

Übung 6.31:   Stehmeditation (10 – 30 Minuten)   (Seite 221)

Übung 6.32:   Gehmeditation I (15 – 30 Minuten)   (Seite 225)

Übung 6.33:   Gehmeditation II (30 – 60 Minuten)   (Seite 227)

Ersetzen Sie in dieser Woche einen Teil Ihrer täglichen Sitzmeditation mit Stehmeditation. Bleiben Sie bei der gleichen Gesamtdauer für die Meditationspraxis wie in der letzten Woche: 30 bis 40 Minuten täglich. Ich schlage vor, dass Sie mit einer relativ kurzen Zeit im Stehen beginnen, zum Beispiel 5 Minuten, und dann für die verbleibende Zeit direkt zur Sitzmeditation übergehen. Verlängern Sie die Zeit allmählich, bis Sie 20 Minuten oder länger stehen können. Wie bei der Sitzmeditation fällt Ihnen die Stehmeditation im Anschluss an Ihre Asana-Praxis, wenn der Körper offener, belebter und entspannter ist, vielleicht leichter. Es ist allerdings auch interessant, eine Phase der Stehmeditation vor der Asana-Praxis zu machen und zu erleben, wie sie sich auf die Qualität des Yoga auswirkt.

Wenn es das Wetter und die Gegend, in der Sie wohnen, zulassen, probieren Sie die Stehmeditation im Freien aus und stellen Sie sich barfuß direkt auf die Erde (nicht auf Beton oder Holzdielen). Die Haut der Füße im Kontakt mit der bloßen Erde, mit Sand oder Gras ruft wunderbare Empfindungen von sensueller Lebendigkeit hervor. Falls das nicht geht, spüren Sie einfach, wie Ihr energetischer Körper seine Wurzeln durch Teppich, Boden und Zement nach unten schickt in die Erde, die immer da ist, um ihn zu empfangen.

ÜBUNG 6.31
Stehmeditation (10 – 30 Minuten)

> 🔊 Eine angeleitete Stehmeditation finden Sie als Audiodatei unter www.shambhala.com/movingintomeditation.

Genau wie in der Sitzmeditation kann auch die Haltung in der Stehmeditation die Grundlage für viele verschiedene Arten der Praxis sein. Alles, was Sie im Sitzen praktizieren können, können Sie ebenso im Stehen praktizieren – den Body Scan, das bewusste Atmen, die Herzensübungen, Achtsamkeit auf alle möglichen Ebenen Ihres multidimensionalen Körpers. Vielleicht möchten Sie eine der Übungen, die wir in der letzten Woche gemacht haben, im Stehen ausprobieren – **Check-in mit Körper, Herz und Geist** *(Seite 202), den* **Body Scan** *(Seite 203) oder* **Den Atem spüren** *(Seite 206). Egal, für was Sie sich entscheiden, bleiben Sie auch dieses Mal für die gesamte Dauer Ihrer Praxis dabei, um zu erleben, wie es sich auf Sie auswirkt und was sich Ihnen darin zeigt.*

Kommen Sie in eine einfache Standhaltung, in der die Füße etwa hüftweit auseinander stehen. Lassen Sie Ihre Aufmerksamkeit zu Beginn in die Fußsohlen sinken und laden Sie sie ein, während sie sich an den Boden schmiegen, ebenso feinfühlig zu werden wie Ihre Hände. Kreisen Sie ein wenig auf Ihren Füßen, beugen Sie die Zehen, rollen Sie sie auf und ab. Heben und senken Sie zuerst den einen Fuß und dann den anderen, wie eine Katze, die mit den Pfoten eine Decke knetet. Verlagern Sie Ihr Gewicht von einem Fuß auf den anderen, bis es sich so anfühlt, als sei es gleichmäßig auf beiden Füßen verteilt. Schaukeln Sie mit Ihrem Gewicht vor und zurück, bis Sie spüren, dass Sie direkt über dem Mittelpunkt jedes Fußgewölbes balancieren. Heben Sie die Zehen, pressen

Sie die Fußballen nach unten, spreizen Sie die Zehen auseinander und probieren Sie dann, ob Sie einen Zeh nach dem anderen wieder auf der Erde platzieren können. Wenn Sie auf feuchtem Sand stünden, würden die Abdrücke beider Füße einander gleichen? Oder wäre einer tiefer, deutlicher oder breiter?

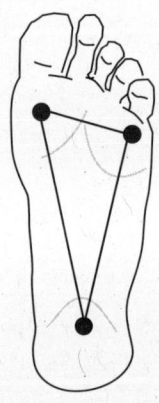

Spüren Sie das Dreieck, dass sich zwischen dem Großzehenballen, dem Kleinzehenballen und der Mitte der Ferse aufspannt. Können Sie Ihr Gewicht gleichmäßig auf diese Punkte verteilen? Stellen Sie sich vor, wie die Fußgewölbe sich wie zwei Hälften einer geteilten Kuppel erheben und die Kuppeln des Perineums, des Zwerchfells und des Gaumens widerspiegeln – so als ob ein Strom von Energie aus dem Mittelpunkt der Erde gesprudelt wäre und alle vier Kuppeln angehoben hätte. Spüren Sie in die energetische Pforte hinein, die sich an der Mittellinie des Fußes an der Stelle befindet, wo der Ballen auf die Wölbung trifft, im Innern und in Richtung der Mitte des Fußballens. In der chinesischen Medizin heißt dieser Punkt „sprudelnde Quelle", in der Yoga-Anatomie *pada* Chakra, das Fuß-Chakra. Nehmen Sie wahr, ob Sie dazu neigen, Ihr Gewicht in Richtung der Knöchel nach innen oder nach außen zu kippen.

Entspannen Sie die Fußsohlen und öffnen Sie die energetischen Pforten zur Erde. Lassen Sie sich hier viel Zeit. Erinnern Sie sich daran, dass Sie nicht gleich irgendwohin losrennen müssen.

Lassen Sie Ihre Aufmerksamkeit nun allmählich die Beine hinauf steigen. Erlauben Sie Ihren Knien, sich zu öffnen, anstatt einzurasten, und beugen Sie sie so leicht nach vorne, dass es von außen nicht wahrnehmbar wäre, um eine Überdehnung der Gelenke zu vermeiden. Anders als bei der formalen Tadasana-Haltung spannen Sie nicht den Quadrizeps an, um die Kniescheiben anzuheben, denn das wäre über eine längere

Zeitspanne hinweg zu anstrengend. Erlauben Sie dem Quadrizeps stattdessen, in dynamischer Entspannung zu ruhen und sich nur so weit von selbst zu aktivieren, wie es für eine gleichmäßige Ausrichtung nötig ist.

Bringen Sie Ihre Aufmerksamkeit nach oben ins Becken und lassen Sie jegliche Anspannung in den Leisten los. Entspannen Sie Ihr Steißbein in Richtung Boden, so als ob Sie sich wie ein Känguru darauf stützen könnten. Falls es Ihnen schwerfällt, diese Entspannung zu spüren, beugen Sie die Knie leicht und strecken Sie sie langsam wieder, so als ob Sie in Ihren Kniekehlen Augen hätten, die sich dabei öffnen. Entspannen Sie jegliche Kontraktionen im Perineum. Lassen Sie den Atem vollständig in den Bauch, den unteren Rücken und die Nierengegend fließen.

Entspannen Sie die Schultern und öffnen Sie die Brust, ohne sich dabei in eine militärische Pose zu werfen. Öffnen Sie die Arme leicht von den Körperseiten weg und entspannen Sie sie dann wieder nach unten, so als ob Sie Luftkissen in den Achselhöhlen hätten. Entspannen Sie den Kiefer und die Augen, entspannen Sie den Blick in ein peripheres Sehen hinein. Spüren Sie die ausbalancierte Ausrichtung des Kopfes über dem Becken und des Beckens über den Füßen. Spüren Sie, wie sich die Stelle, an der Schädelbasis und Nacken aufeinandertreffen, energetisch öffnet, während sich der Hinterkopf ganz leicht hebt.

Genau wie bei der Ausrichtung in der Sitzmeditation stellen Sie sich jetzt vor, dass ein Energiestrom vom Himmel hinab fließt. Er fließt durch Ihren Scheitelpunkt, hinab durch die Mitte des Schädels, des Herzens und des Unterbauchs, und schließlich durch Ihr Perineum nach unten bis zum Mittelpunkt der Erde. Zugleich fließt Energie vom Erdzentrum nach oben, hebt die Bögen Ihrer Füße an und sprudelt durch den Beckenboden, den Unterbauch, das Herz und den Scheitelpunkt nach außen.

Lassen Sie Ihre Skelettstruktur um diese zentrale energetische Achse herum ihre eigene, natürliche Ausrichtung finden, die die ganze Zeit feinen Schwankungen unterliegt. Wenn Sie sich um sie herum entspannen, wird Ihr Körper permanent kleine Justierungen vornehmen, um in Balance zu bleiben. Das ist sehr viel effektiver als ein permanentes

Mikromanagement durch den Geist: *Okay, jetzt zieh den Kopf nach hinten... Oh je, nein, jetzt kipp das Becken nach vorn...* Die natürlichen Kurven der Wirbelsäule oszillieren um dieses energetische Lot herum.

Wenn Sie Ihre Ausrichtung gefunden haben, entspannen Sie sich in ein weites Gewahrsein, das den ganzen Körper miteinbezieht.

Stehmeditation scheint besonders geeignet zu sein, um Körpergewahrsein mit weitem Fokus zu praktizieren – halten Sie den gesamten Körper in Ihrer Aufmerksamkeit und nehmen Sie wahr, was auch immer sich Ihnen am deutlichsten zeigt. Bei den meisten Menschen werden die Empfindungen in den Füßen, Beinen und Hüften besonders lebendig. Lassen Sie sie in den Vordergrund Ihrer Aufmerksamkeit treten. Vielleicht spüren Sie, wie energetische Wurzeln sich von den Fußsohlen aus nach unten in den Boden ausbreiten. Wenn andere Empfindungen intensiver werden, folgen Sie ihnen mit Ihrer Aufmerksamkeit. Wie bei jeder Meditationspraxis werden Sie wahrscheinlich in Pläne, Erinnerungen und mentale Kommentare abdriften. Wenn das passiert – oder wenn Sie sich von den Sturzbächen an Empfindungen, die Sie wahrnehmen, überwältigt fühlen – bringen Sie Ihre Aufmerksamkeit zurück in Ihre Unterschenkel und Füße sowie zum Spüren des Kontakts zwischen Füßen und Boden.

Wenn Sie Ihre Stehmeditation beendet haben, gehen Sie für die restliche Dauer Ihrer Meditationszeit direkt ins Sitzen über. Halten Sie im Übergang zwischen den Haltungen einen lückenlosen Fluss von Präsenz aufrecht. Während Sie nun Ihre Meditation im Sitzen fortführen, nehmen Sie die subtilen oder auch weniger subtilen Unterschiede in der Qualität und dem Fokus Ihrer Aufmerksamkeit wahr.

ÜBUNG 6.32
Gehmeditation I (15 – 30 Minuten)

Wenn möglich machen Sie Ihre Gehmeditation im Freien, um den Kontakt zur Erde, zum Himmel und zu den Elementen zu stärken. Falls es jedoch zu sehr regnet, schneit oder zu heiß ist oder Ihre Wohngegend für die Meditation nicht geeignet ist, können Sie genauso gut drinnen zu praktizieren. Suchen Sie sich eine etwa 10 Meter lange Strecke; falls Sie sich drinnen befinden, müssen Sie vielleicht mit einer etwas kürzeren Distanz vorlieb nehmen. Achten Sie darauf, dass es sich um eine ausreichend freie Fläche handelt, damit Sie nicht permanent damit beschäftigt sind, Pfützen auszuweichen, über Felsen zu klettern oder Möbelstücke zu umgehen.

Die äußere Form der Praxis ist einfach – Sie gehen bis zum Ende des von Ihnen gewählten Pfades, pausieren, drehen sich um, pausieren nochmals und gehen zurück. Dann wiederholen Sie dieses schlichte Vinyasa im Gehen für die Dauer Ihrer Meditation wieder und wieder. In dieser einfachen Form allerdings erwartet Sie eine ganze Welt sinnlicher Lebendigkeit – sowie unendliche Möglichkeiten, den Fokus und die Qualität Ihrer Aufmerksamkeit zu variieren.

Verweilen Sie zunächst einige Minuten in der Stehmeditation, um sich mit Ihrem Körper zu verbinden – insbesondere mit der Erdung Ihrer Füße und Beine. Fangen Sie dann an, sich zu bewegen, und zwar in dem Tempo, das Ihnen die intimste Verbindung mit Ihren Körperempfindungen ermöglicht und Ihnen das größtmögliche Gefühl von Leichtigkeit vermittelt. Im Allgemeinen ist das langsamer als Ihre normale Gehgeschwindigkeit – aber es muss nicht so sein. Falls Sie sich rastlos fühlen, müssen Sie vielleicht schnell gehen, um Energie zu entladen. Und falls Sie schläfrig sind, könnte ein zügiges Tempo Sie ein wenig aufwecken. Vielleicht fangen Sie schnell an und verlangsamen dann. Oder Sie beginnen im Schneckentempo und beschleunigen dann. Erinnern Sie sich an das Mantra: *Gehen Sie nicht schneller, als Sie mit dem Spüren in*

Zwölf Wochen

Kontakt bleiben können. Aber gehen Sie auch nicht langsamer. Inmitten eines Meditationsretreats mag Ihre Geschwindigkeit sich auf ein kaum noch wahrnehmbares Kriechtempo verlangsamen, während Sie exquisite Empfindungen in Zeitlupe auskosten. Das Gleiche inmitten Ihres schnelllebigen Alltags zu versuchen, könnte schlichtweg entnervend sein.

Halten Sie zu Beginn Ihren Fokus weit genug, um den ganzen Körper miteinzubeziehen. Wenn sich das natürlich anfühlt, können Sie damit anfangen, sich auf die Empfindungen in Ihren Beinen und Füßen zu konzentrieren, insbesondere auf die Empfindungen in den Fußsohlen, wenn sie den Boden berühren. Wie bei jedem Asana wird sich Ihnen auch hier um so mehr zeigen, je feinfühliger Sie in Ihre gelebte Erfahrung hineinspüren. Interessieren Sie sich dafür, wie es sich anfühlt, einen Knöchel zu beugen und zu strecken, einen Fuß zu heben und durch den Raum zu bewegen. Langsames Gehen kann sich wie eine Fußmassage anfühlen; besonders wenn Sie das Glück haben, an einem Ort zu sein, an dem Sie barfuß gehen können, wie etwa an einem Sandstrand. Genießen Sie das geradezu animalische Vergnügen in den sich beugenden Muskeln und rotierenden Gelenken.

Die Bewegung der Füße und Beine kann sich durch Ihre gesamte Struktur fortsetzen. Sie gehen nicht bloß mit den Füßen – Sie gehen mit den Schultern, dem Nacken, der Wirbelsäule und den Armen.

Insbesondere wenn Sie sich an einem schönen Ort befinden, könnte Ihre Aufmerksamkeit durch Dinge in Ihrer Umgebung von den Körperempfindungen weggezogen werden: eine Eidechse, die auf einem sonnengewärmten Felsen Liegestütze macht, eine blaue Libelle, die um Akazienblüten schwirrt, der Geruch von Rauch vom Feuerplatz eines Nachbarn. Falls das der Fall ist, halten Sie beim Gehen inne und öffnen Sie Ihre Sinne für den Geruch, das Geräusch oder den Anblick. Wenn Sie die Wahrnehmung ganz in sich aufgenommen haben, fahren Sie mit der Gehpraxis fort.

Manche Menschen finden den speziellen Fokus auf die Füße und Beine zu einschränkend. Wenn es Ihnen ebenso ergeht, lassen Sie die

Linse Ihres Gewahrseins weit. Bleiben Sie offen für die Wolken, die über die Bergwipfel dahinziehen, das entfernte Rumpeln des Verkehrs, das Zirpen der Vögel, den Laubbläser Ihres Nachbarn, den Regen, der auf Ihren Schirm trommelt, das entfernte Klingeln des Eiswagens (oder das Handy, das genauso klingt). Nehmen Sie die sensorische Symphonie in sich auf, die in Ihnen, um Sie herum und durch Sie hindurch spielt.

Denken Sie daran, dass es nicht die eine, richtige Erfahrung gibt, die Sie machen sollen. Sie sind einfach ein Mensch, der geht. Das ist genug.

ÜBUNG 6.33
Gehmeditation II (30 – 60 Minuten)

Im Vergleich zu der ersten Variante sieht diese hier eher nach einem Spaziergang aus.

Um diese Art der Gehmeditation zu praktizieren, suchen Sie sich einen Ort im Freien, an dem Sie bequem gehen können. Wählen Sie keine lange Wanderstrecke, nehmen Sie einen Ort, an dem Sie in der Ihnen zur Verfügung stehenden Zeit langsam schlendern und Schritt für Schritt bei der Erfahrung des Gehens sein können. Wenn Geist und Sinne von natürlicher Schönheit erfrischt werden, ist es leichter, die Meditation zu genießen. Sie können diese Praxis überall machen, auf den Straßen in der Stadt, in Einkaufszentren, auf Flughäfen.

In gewisser Hinsicht ist diese Form der Gehmeditation herausfordernder als die erste Variante – viel leichter können Sie hier dem Irrglauben erliegen, es gehe darum, irgendwo anzukommen. Daher ist es gut, Ihre Fähigkeit zur Präsenz im Gehen zunächst einige Male in der ersten Variante zu trainieren, bevor Sie in die weite Welt aufbrechen. Für manche Menschen jedoch, zu denen auch ich gehöre, fühlt sich diese informelle Herangehensweise weniger erzwungen und erfrischender an als eine formalere. Experimentieren Sie einfach ein wenig.

Zwölf Wochen

Praktizieren Sie zunächst einige Minuten lang Stehmeditation und beginnen Sie dann mit dem Gehen. Gehen Sie etwas langsamer als es Ihr normales Wandertempo wäre, aber nicht ganz so langsam, dass Ihre Nachbarn beunruhigt sind. Lassen Sie Ihren Aufmerksamkeitsfokus weit und beweglich sein. Können Sie durch die Schuhsohlen hindurch den Druck Ihrer Füße auf den Boden spüren und zugleich offen sein für das Gezänk der Krähen, die Wärme der Sonne in Ihrem Nacken, den Geruch nach Minze und Eukalyptus oder den Autoalarm, der ein paar Häuserblocks weiter losgeht? Rufen Sie sich wieder und wieder aus der gewohnten Eile zurück. Es ist, wie mit einem Kind spazieren zu gehen, dem es egal ist, ob man je am Briefkasten ankommt. Es ist glücklich damit, einfach herumzuschlendern, Kiesel in den Rinnstein zu werfen und Pusteblumen und Hundehaufen zu bestaunen.

Stellen Sie sich vor, dass Sie mit jedem Schritt die Erde mit Ihren Füßen liebkosen. Um mehr Wertschätzung zu empfinden, schlägt Thich Nhat Hanh vor, alle drei Schritte abwechselnd die Worte *Ja* und *Danke* zu sagen: *Ja. Ja. Ja. Danke. Danke. Danke.*

Wenn Sie feststellen, dass Ihr Geist Lichtjahre in den Raum gereist ist, versuchen Sie, sich zurückzurufen, indem Sie die Runde durch Ihre Sinne machen. Kehren Sie ein paar Atemzüge lang zur Stehmeditation zurück und nehmen Sie wahr: Was sehen Sie? Was hören Sie? Was riechen Sie? Was schmecken Sie? Was spüren Sie in Ihrem Körper? Setzen Sie dann Ihren Spaziergang fort. Fühlen Sie Ihre Liebe für den mysteriösen, wundersamen Planeten, auf dem Sie gerade gehen.

In Ihrer Asana-Praxis in dieser Woche

Verwenden Sie in Ihrer Asana-Praxis in dieser Woche zusätzlich etwas Zeit auf Ihre Stehhaltungen. Probieren Sie aus, wie es ist, 5 oder 10 Minuten lang Stehmeditation zu üben, bevor Sie sich in dynamischere Haltungen wie den Krieger oder das Dreieck begeben. Wie wirkt sich das in der Asana-Praxis auf Ihren Kontakt zum Boden aus? Wie ist es, wenn Sie zuerst die

Woche 6: Meditationen im Stehen und Gehen

dynamischen Haltungen praktizieren – ändert das etwas daran, wie Sie die Stehmeditation erleben? Versuchen Sie, die dynamischen Standhaltungen länger als sonst zu halten (siehe Übung 2.13 aus Woche 2, Seite 116). Konzentrieren Sie sich besonders auf das Gefühl, dass Energie durch Ihr Becken, die Beine und in die Erde hinabfließt. Probieren Sie zudem einige Haltungen aus, bei denen Sie auf einem Bein balancieren. Was ist anders, wenn Sie in der Baumhaltung meditieren? Lässt die zusätzliche Herausforderung Sie präsenter werden in den Füßen und Beinen? Oder verfangen Sie sich in Bemühungen und Selbstverurteilungen?

Weben Sie kurze Intervalle von Gehmeditation in Ihre Vinyasa-Praxis und gehen Sie einfach vom einen Ende der Matte zum anderen. Können Sie auch Gehmeditation praktizieren, während Sie Decken für den Schulterstand oder Blöcke und Gurte holen?

In Ihrem Alltag in dieser Woche

Wenn Sie Stehen und Gehen in Ihre Meditationspraxis miteinbeziehen, werden Sie staunen, wie viel mehr Zeit zum Meditieren Sie im Alltag haben. Ein schlichter Ausflug zur Bank oder zum Lebensmittelladen ist eine Gelegenheit, ein paar Minuten zu meditieren. Anstatt zu versuchen, auf Ihrem Smartphone noch ein weiteres kleines Zeitfenster für die Meditation reinzuquetschen, können Sie meditieren, während Sie am Schalter der Fluggesellschaft auf das Check-in warten, oder auch, wenn Sie sich ein wenig mehr Zeit nehmen, während Sie auf dem Weg zum Gate Ihren Rollkoffer hinter sich her ziehen. Sie können im Stehen in der U-Bahn meditieren.

Die Gehmeditation II ist sehr gut geeignet, um eine Brücke zu schlagen zwischen einer formaleren Praxis und einem einfachen Spaziergang mit ein wenig mehr Achtsamkeit als üblich. Sie machen eine Wanderung mit guten Freunden? Schlagen Sie vor, dass Sie einen Teil davon in Stille machen und langsam und mit offenen Sinnen gehen. Oder nehmen Sie Ihren Hund auf einen meditativen Spaziergang mit.

Zwölf Wochen

Ressourcen

Ich erinnere mich an wunderschöne Gehmeditationen in Retreats mit Thich Nhat Hanh, bei denen ich gemeinsam mit hunderten von Menschen langsam durch goldene Hügel, Wälder voller Mammutbäume oder Sonnenblumenfelder schritt. Thich Nhat Hanhs Buch *Walking Meditation* (Dtsch. Titel: *Geh-Meditation / Mit Unterweisungs-DVD und 5 geführten Meditationen auf CD)* ist eine DVD mit Anleitungen beigefügt. Auf dharmaseed.org gibt es eine Reihe von Aufnahmen mit Anleitungen zur Gehmeditation im Vipassana-Stil. Das meiste, was ich über Stehmeditation weiß, habe ich von meinem Partner und Qigong-Lehrer Teja Bell gelernt. Besuchen Sie seine Website unter qigongdharma.com.

WOCHE 7

Freundschaft schließen mit dem Körper

Ein Yogalehrer und Psychotherapeut erzählte mir kürzlich, dass er, als er kurz nach dem College-Abschluss Yoga entdeckte, ein extrem ehrgeiziger Läufer und Gewichtheber war. Er kämpfte mit Depressionen, lief 70 Kilometer in der Woche und hatte Muskelpakete, „weil ich durch das Gewichtheben versuchte, mich dazu zu bringen, mich zu lieben." Als er eines Tages einen langen Lauf machte, joggte Jonathan Reynolds in ein Yoga-Studio, schnappte sich einen Stundenplan und joggte geradewegs wieder hinaus. Nach seiner ersten Stunde fing er an, jeden Tag Yoga zu praktizieren und gab das Laufen und Gewichtheben ein für alle Mal auf.

Allerdings übernahm er die Gewohnheit, seinen Körper bis an seine Grenzen zu treiben, über Jahre hinweg in seine Yogapraxis. „Mein ganzes Laufen, Gewichtheben und Bodybuilding hatte auf Selbstablehnung und Hass auf meinen Körper gegründet, und diese Haltung übernahm ich direkt in meine Yogapraxis" erzählte er mir. „Jahrelang hörte ich Yogalehrer Dinge sagen wie ‚gib einfach Dein Bestes' und in meinem Geist übersetzte ich es als ‚hol alles aus dir raus.' Ich zwang mich in die Asanas hinein, und somit war die Praxis nur eine weitere Weise, mir die ganze Zeit zu sagen, dass ich nicht weit genug ging, nicht beweglich genug, nicht gut genug war."

Vielleicht sind auch Sie, ähnlich wie Jonathan, zum Yoga gekommen, weil Sie die Ahnung anzog, dass es uns eine andere Seinsweise zu zeigen vermag – freudiger, verbundener und gelassener im Umgang mit sich und anderen. Aber wenn die erste Euphorie verflogen ist, kann die Praxis im Handumdrehen zu einer weiteren Art und Weise werden, sich selbst zu geißeln. Lassen Sie in einer Yogastunde Ihren Blick flüchtig durch den Raum streifen und Ihre schlimmsten Befürchtungen scheinen sich zu bestätigen: *Ich bin nicht beweglich genug, stark genug, schlank genug oder jung genug, um überhaupt hier zu sein. Und meine Yogaklamotten sehen unmöglich aus!* Yoga bringt Sie in direkten Kontakt mit all Ihren Schwachstellen. Sie können sich bezüglich Körperteilen verunsichert fühlen, von denen Sie zuvor noch nicht einmal wussten, dass sie existieren: *Mein Leben lang hab ich mich wegen meines Hinterns schlecht gefühlt. Jetzt fühle ich mich auch noch wegen meines Psoas schlecht!*

Und von Ihrem durch die Meditation beeinträchtigten Geist, der umhertollt wie ein Streifenhörnchen auf Koffein, fangen wir besser gar nicht erst an. Sie schließen die Augen, wenden sich nach innen und beginnen augenblicklich, sich zu kritisieren: Du bist nicht friedlich genug. Du bist nicht freundlich genug. Deine Vergangenheit ist eine einzige Serie von Misserfolgen. Und, was am allerschlimmsten ist – Du bist zu verurteilend!

Glücklicherweise enthält das yogische Medizinschränkchen ein wirksames Gegenmittel gegen Selbstverachtung – die systematische Kultivierung von Metta, der Qualität von herzlicher Freundlichkeit, die der Buddha als einen integrativen Bestandteil des meditativen Erwachens lehrte. Man kann ein ganzes Leben damit zubringen, Metta-Praktiken zu erkunden – und es gibt viele wunderbare Bücher, Vorträge und Retreats, die sich eingehend damit befassen. In dieser Woche werden wir uns auf Möglichkeiten konzentrieren, die Metta-Praxis durch das Tor der Yoga-Asanas zu betreten. Wir nutzen die Asana-Praxis als Gelegenheit, um zu lernen, sich selbst mit Freundlichkeit zu begegnen, sich auf den Körper einzustimmen und somit eine innere Umgebung zu schaffen, die für die Metta-Meditation förderlich ist, und dieses verkörperte Gefühl von Metta in unser Leben und in unsere Beziehungen zu übertragen.

Metta trainieren

Metta ist ein Begriff aus dem Pali und wird im Allgemeinen mit „Liebe" oder öfter noch mit „liebender Güte" übersetzt. Eine meiner Lieblingsübersetzungen ist allerdings „Freundlichkeit". Weil es sich bei Metta nicht um die emotional entgleiste Version von Liebe handelt, die in romantischen Komödien oder Romanen gepriesen wird. Es ist nicht durchsetzt von Leidenschaft, Bedürftigkeit oder Sentimentalität; es ist nicht mit Besitzansprüchen oder Kontrollwünschen gespickt. Denken Sie daran, wie Ihre liebste Freundin stets für Sie da ist, selbst wenn Sie sich idiotisch benehmen, und Sie kommen dem Gefühl von Metta nahe.

Zudem, und das sind nun die wirklich guten Nachrichten, kann Metta durch formale Praxis entwickelt werden, unabhängig davon, wie schwierig Ihre Lebensumstände gerade sein mögen. Sie können die Fähigkeit entwickeln, Ihre verspannten hinteren Oberschenkelmuskeln, Ihre verschobenen Bandscheiben und Ihre nachlassende Haut mit genauso viel Zuneigung zu begrüßen wie Ihren starken Trizeps und Ihr glänzendes Haar. Sie können lernen, Ihre Frustrationen und Ihre engherzigen Eifersüchteleien ebenso anzunehmen wie die lichtvollen Momente von Großzügigkeit und Freude. Und Sie können Ihre Fähigkeit stärken, anderen Gutes zu wünschen, von dem Kassierer auf Ihrer täglichen Pendelstrecke bis hin zu jenen Politikern, die Sie am meisten zur Weißglut bringen.

Zwölf Wochen

Als eine Praxis des Kultivierens geht Metta darüber hinaus, Herz und Geist in ihrem momentanen Zustand zu beobachten. Sie setzt bewusst Impulse in eine bestimmte Richtung. Allerdings lässt sich nichts erzwingen oder herbeiführen. Erinnern Sie sich daran, wie Sie in den Wochen 3 und 4 den Atem dazu eingeladen haben, sich zu vertiefen und zu verlängern – aber erst, nachdem Sie sich mit ihm verbunden und ihn so akzeptiert haben, wie er ist? Jetzt nähern Sie sich Ihrem Herzen mit ebenso viel Feinfühligkeit und Respekt. Und genau wie bei der Atmung geht es eher darum, das rückgängig zu machen, was auch immer Ihre natürliche Liebesfähigkeit blockieren mag, als darum, etwas Neues zu erzeugen.

In der traditionellen Metta-Meditation wird man dazu angeleitet, systematisch sich selbst und anderen Liebe und Güte entgegenzubringen und die Aufmerksamkeit dabei durch die stille Wiederholung bestimmter Sätze zu fokussieren. Man fängt mit sich selbst an: *Möge ich in Sicherheit sein. Möge ich gesund sein. Möge ich freudvoll sein. Möge ich frei sein.* Dann weitet man die gleichen Wünsche auf andere aus: zuerst auf einen lieben Freund oder jemanden, der einem wohlgesonnen ist, dann auf eine neutrale Person, wie zum Beispiel den Kassierer im Bioladen um die Ecke, dann jemanden, den Sie wirklich schwierig finden, wie etwa eine herausfordernde Schwiegermutter. Schließlich weiten Sie Metta auf alle Wesen überall aus, in einem immer größer werdenden Segenswunsch, der jeden und alles miteinschließt, vom Moskito, der um Ihren Kopf schwirrt, bis hin zu den Walen, die durch die arktischen Meere ziehen.

Metta ist allerdings kein Allheilmittel, das Sie auf dem Meditationskissen zusammenbrauen. Letztlich ist es dazu gedacht, die Art und Weise zu durchdringen, in der Sie jedem Zentimeter Ihres ramponierten, wunderbaren, menschlichen Lebens begegnen: den zerstörten Regenwäldern und den Kaktusblüten unter einem Wüstenmond, Ihren zerbrochenen Träumen und Ihren an den Rändern ausgefransten Triumphen, den Menschen, die Ihnen das Herz brechen und jenen, die Ihnen dabei helfen, es wieder zusammenzufügen.

Sich in Metta hinein bewegen

Meiner Erfahrung nach fördert die Asana-Praxis die Kultivierung der Qualität von Präsenz mit offenem Herzen vor allem auf dreierlei Weisen:

1. Die Asana-Praxis kann Ihnen dabei helfen, Ihr Herz zu *spüren*. Dadurch, dass Sie in Ihrer Asana-Praxis Sensibilität für Ihre Innenwelt kultivieren, können Sie – ohne darüber zu urteilen – spüren, ob Ihr Herz eher zusammengezogen und taub ist oder liebevoll und empfänglich. Sie werden damit vertraut, wie es sich in den wechselhaften Strömungen des Lebens öffnet und schließt wie eine eigenartige, schöne Seeanemone. Und je vertrauter Sie mit diesem natürlichen Pulsieren werden, desto mehr haben Sie eine Wahl. Es geht nicht darum, Ihre wahren Gefühle mit einer freundlichen Maske zu überdecken, sondern darum, einen freundlichen Raum für das zu öffnen, was auftaucht, und zwar paradoxerweise auch für die Verschlossenheit Ihres eigenen Herzens, Ihre Wut oder Ihre Enttäuschung.

2. Die Asana-Praxis kann Ihr Herz befreien. Durch bewusste Bewegung und Atmung können Sie die physische und energetische Panzerung lösen, die Ihnen vielleicht den Zugang zu Ihrer eigenen, natürlichen Liebesfähigkeit versperrt. Zwar ist es nicht so, dass Sie offene Schultern brauchen, um ein offenes Herz zu haben, und aus dem Stand in eine Rückbeuge sinken zu können, ist keine Garantie dafür, dass Sie mitfühlender reagieren, wenn Sie auf der Autobahn ausgebremst werden. Aber Sie können gewohnheitsmäßige neuromuskuläre Muster lösen, die Ihre natürliche liebevolle Präsenz hemmen.

   Wenn Ihr Körper in einer defensiven Haltung gepanzert ist, senden die Muskeln und inneren Organe eine Botschaft an das Gehirn: *Sei wachsam*. Ihr Nervensystem ist bereit zu Angriff oder Flucht. Wenn sich diese Muster lösen, sendet Ihr Körper eine andere Botschaft: *Du bist in Sicherheit. Du musst dich nicht schützen.* Ihr Nervensystem schaltet auf Empathie um.

Wenn Sie den Kiefer entspannen, löst sich Ihre Wut möglicherweise in Tränen auf; entspannen Sie den oberen Rücken, weichen die Tränen der Dankbarkeit. Und während Ihr Körper loslässt, steigt vielleicht Freundlichkeit auf – nicht aufgrund eines Konzepts, wie Sie sich verhalten *sollten*, sondern als natürlicher Ausdruck dessen, was Sie sind.

3. Die Asana-Praxis ist ein guter Ort, um liebende Güte wachsen zu lassen. Wenn Sie in der Yogapraxis Ihrem eigenen Körper mit Freundlichkeit zu begegnen, anstatt mit Leistungs- und Konkurrenzdenken, können Sie dies dem Körperschönheitskult, der sich subtil (oder auch weniger subtil) in die moderne Yogaszene einschleicht, wirksam entgegensetzen.

Wenn Sie das Licht des Metta auf die Kanten und Risse der Asana-Praxis scheinen lassen, kann sich Ihnen erhellen, wie Sie Ihre Praxis vielleicht dazu benutzen, etwas an sich zu verändern, anstatt sich anzunehmen. Nicht, dass es falsch wäre, daran zu arbeiten, stärker, flexibler und ausgeglichener zu werden. Aber Ihre Praxis von dem Gefühl antreiben zu lassen, nicht gut genug zu sein, ist verhängnisvoll. Denn ganz egal, was Sie auf Ihrer Matte zu erreichen versuchen, es wird immer jemanden geben, der es besser kann. Und egal, wie viel Sie üben, Ihr Körper ist der unerbittlichen Erosion durch Zeit und Schwerkraft ausgesetzt.

Sie können in der Yogapraxis die Fähigkeit stärken, sich Ihren körperlichen Schwierigkeiten – dieser schrägen Hüfte, diesem anfälligen Nacken – nicht als Problemen zuzuwenden, sondern als Teilen von Ihnen, die Ihrer Fürsorge ganz besonders bedürfen. Wenn Sie lernen, liebevoll auf Ihr schmerzendes Knie zu hören, können Sie mit größerer Wahrscheinlichkeit auch Ihrem schmerzenden Herzen, Ihrer wütenden, vorpubertären Tochter oder dem Typen in der Geschäftsbesprechung, der einfach nicht aufhört, sich über die Produktivität im letzten Quartal zu beschweren, zuhören.

Und wenn Sie aufhören, an Ihrem Körper herumzuzerren, werden Sie wahrscheinlich auch weniger an Ihrem Geist herumzerren. Wenn Sie in der Meditation Ihren Geist dabei ertappen, wie er umherwandert, werden Sie Ihm vielleicht nicht mehr auf die Finger klopfen, als ob er sie heimlich in die Keksdose geschoben hätte. Stattdessen können Sie ihm mit Freundlichkeit und sogar mit Dankbarkeit begegnen: Hallo, planender Geist. Mögest Du friedlich sein. Danke für Dein Bemühen, gut für mich zu sorgen.

Eine solche Asana-Praxis kann eine Grundlage für formale Sitzmeditation schaffen, in der Sie die liebende Güte, die Sie auf der Matte kultiviert haben, auf andere ausweiten, und zwar nicht als rein mentale Übung, sondern als verkörpertes Erleben. So können Sie die Einsichten, die Sie auf der Matte und auf dem Sitzkissen gewonnen haben, in Ihre alltäglichen Interaktionen übertragen.

ELAINE CONWAY

Ein aufbrechendes Herz

Elaine Conway praktiziert Yoga und lebt in British Columbia.

2009, ich machte damals seit fünf Jahren hin und wieder Yoga, starben meine beiden Kinder, Fergus und Phoebe, bei einem Feuer im Sommerhaus der Familie meines Ex-Mannes an einem See in British Columbia. Fergus war vierzehn und Phoebe elf.

Nachdem meine Kinder gestorben waren, war Yoga das einzige, was ich noch tun konnte. Es war ein Ort, an den ich gehen und still sein konnte und an dem ich nicht mit anderen Menschen sprechen musste. Ich war völlig betäubt und bewegte mich sehr langsam durchs Leben. Ich fühlte mich, als wäre ich von einem Zug überrollt und vollkommen geplättet worden. An dem ersten Ostern ohne meine Kinder taten beim Osteressen mit meiner Familie alle so, als ob nichts geschehen sei, und ich fing an, allmählich zusammenzubrechen. *Ich muss hier weg,* dachte ich. Ich hörte von einem zwanzigtägigen, stillen Vipassana-Retreat auf Hollyhock Island. Ich konnte nicht länger mit Menschen sprechen, ich konnte mich nicht einlassen, ich konnte nicht reagieren – drei Wochen in Stille zu verbringen war in meiner Vorstellung das einzige, was ich schaffen konnte.

Das Retreat begann mit zehn Tagen Metta-Praxis. Ich war nie zuvor auf einem Retreat gewesen, und ich hatte noch nie von Metta gehört. Wenn die Leute Fragen zu Ihrer Meditationspraxis stellten, hatte ich keinen blassen Schimmer, wovon sie redeten. Ich hatte es mit nur einer Sache zu tun, und das war die Trauer. Ich hatte diesen riesigen Klumpen im Hals und diesen Schmerz in meinem Herzen.

Die Lehrer sagten mir wieder und wieder, ich solle den Schmerz nehmen und ihm mit Metta begegnen, ihn in Metta verwandeln. Die Metta-Praxis gab mir ein Gefäß für all den Schmerz und auch für all die Liebe, die in dem Schmerz lag. Ich konnte nicht mehr denken. Ich begab mich in meinen Körper und spürte den Klumpen in meinem Hals und den Schmerz in meinem Herzen und begegnete ihnen immer wieder mit Liebe.

Am neunten oder zehnten Tag fühlte ich mich mit einem Mal glücklich – und dann geradezu glückselig. Es hielt für den Rest des Retreats an. Ich war in der Lage, diese Polaritäten in meinen Gefühlen auszuhalten, die unglaubliche Freude, neben dem tiefen, tiefen Kummer und der Trauer. Seit dem Retreat hat die Praxis mir erlaubt, diese Freude und Glückseligkeit in zunehmend mehr Augenblicken in meinem Alltag zu finden. Es passiert, wenn ich in Savasana liege oder meditiere. Ich kann so viel Schönheit und so viel Freude in meinem restlichen Leben empfinden, trotz des Kummers, den ich nach wie vor fühle.

Ich war immer ein sehr freudvoller Mensch. Als meine Kinder noch lebten, hatten wir so viel Spaß zusammen! Ich habe sogar schon beinahe Jobs verloren, weil ich zu viel lachte. Wenn ich jetzt Spaß habe und Freude fühle, empfinde ich keine Schuld. Ich kann es einfach wirklich, wirklich fühlen.

Woche 7: Freundschaft schließen mit dem Körper

In meiner Asana-Praxis und in meinem Unterricht geht es immer um Metta und Mitgefühl. Dinge wie der Kopfstand oder das Rad sind mir inzwischen völlig egal. Alles dreht sich um Mitgefühl. Ich denke zurück an mein Leben mit meinen Kindern, und unausweichlich tauchen Gefühle des Bedauerns auf. Und so muss ich auch ihnen mit Mitgefühl begegnen. Ich bin einfach mit mir selbst und anderen sehr viel mitfühlender geworden.

WOCHE 7 ÜBUNGEN

Übung 7.34: Die Absicht fassen, freundlich zu sein
             (5 – 10 Minuten)   (Seite 240)

Übung 7.35: Metta in Bewegung
             (15 – 45 Minuten)   (Seite 242)

Übung 7.36: Metta in den Körper schicken
             (10 – 30 Minuten)   (Seite 245)

Beginnen Sie in dieser Woche Ihre Praxis immer mit der Übung *Die Absicht fassen, freundlich zu sein* (siehe unten). Gestalten Sie danach Ihre Asana-Praxis entsprechend der Empfehlungen in *Metta in Bewegung* (Seite 242) – oder konzentrieren Sie sich gleich auf herzöffnende Haltungen (siehe Seite 244). Unabhängig davon, was Sie in der Asana-Praxis machen, achten Sie darauf, sich mindestens 20 bis 30 Minuten für die formale Metta-Praxis in Meditationshaltung im Sitzen freizuhalten (siehe *In Ihrer Sitzmeditation in dieser Woche,* Seite 246).

ÜBUNG 7.34
Die Absicht fassen, freundlich zu sein (5 – 10 Minuten)

Sie können diese Praxis in jeder beliebigen stabilen Haltung machen. Besonders wirkungsvoll ist sie meines Erachtens aber in einer gestützten, herzöffnenden Rückbeuge.

Platzieren Sie einen Block seitlich auf der Matte, so dass die lange Seite des Blocks parallel zum Ende der Matte liegt. Legen Sie einen weiteren Block auf seine kurze Seite etwa 10 Zentimeter dahinter. (Passen Sie die Abstände entsprechend Ihrer Körperproportionen an.) Legen Sie sich hin und lassen Sie den oberen Rücken auf dem kürzeren Block ruhen, der sich direkt hinter dem Herzen befinden und die Schulterblätter stützen sollte. Legen Sie den Hinterkopf auf den höheren Block. Wenn das für Sie eine zu große Rückbeuge bedeutet, positionieren Sie beide Blöcke tiefer, so dass der niedrigere Block auf seiner breiten und der höhere auf seiner schmalen Seite liegt.

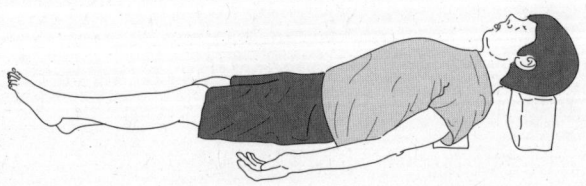

Entspannen Sie sich und lassen Sie sich von den Blöcken tragen. Auch wenn sich die Brustvorderseite und das Brustbein nun öffnen, recken Sie das Herz nicht nach vorne – entspannen Sie es stattdessen nach hinten in die Schulterblätter, so als ob es von ihnen gehalten würde wie von zwei

Händen. Lassen Sie die Bereiche, die sich leicht verspannen, weich werden – nach den inneren Erkundungen der letzten Wochen, wissen Sie, um welche es sich handelt – den Kiefer, die Haut am Bauch, die Muskeln um die Augen herum, den Beckenboden.

Lassen Sie Ihre Aufmerksamkeit in der Herzgegend ankommen. Fühlt sie sich an wie eine geballte Faust? Eine knospende Orchidee? Ein Eiswürfel? Ein summender Bienenstock? Egal, was Sie fühlen, nehmen Sie es mit Interesse wahr, ohne zu versuchen, etwas anderes zu fühlen. Stellen Sie sich vor, dass Ihr Atem direkt durch das Herzzentrum ein- und ausfließt, es mit der Einatmung mit Wärme umspült und mit der Ausatmung Spannung und Schmerz herausspült.

Nachdem Sie sich einige Minuten lang mit Ihrem Herzen verbunden haben, fassen Sie die Absicht, sich heute im Geist der Freundschaft durch Ihre Asana- und Meditationspraxis zu bewegen. Wenn es Ihnen hilft, können Sie diese Absicht bekräftigen, indem Sie im Stillen Mettasätze wiederholen: *Möge ich friedlich und freudvoll sein. Möge ich meinem Körper, so wie er ist, Freundlichkeit entgegen bringen. Möge meine Praxis ein Geschenk an meinen Körper, mein Herz und meinen Geist sein.* Oder vielleicht ist es für Sie auch effektiver, ein Bild von sich selbst vor Ihrem inneren Auge aufsteigen zu lassen und es einzuladen, sich in Ihrem Herzen niederzulassen. (Falls das Bild augenblicklich Selbstkritik hervorruft – *Ich kann nicht glauben, dass ich in diesen Klamotten in einer Meditation aufkreuze! Und meine Haare erst!* – versuchen Sie stattdessen, sich selbst als Kind zu visualisieren.)

Fühlen Sie sich nun in sich ein, ob es irgendwelche Bereiche Ihres Körpers gibt, die heute besondere Aufmerksamkeit brauchen: ein pochendes Knie, ein schmerzender Rücken, eine Spannung im Bauch. Wieder können Sie Ihre Aufmerksamkeit in Worten bündeln: *Mögest Du Leichtigkeit finden, schmerzende Hüfte. Mögest Du friedlich sein, verkrampfter Kiefer.* Fassen Sie die Absicht, sich in Ihrer Praxis um diesen Teil Ihres Körpers zu kümmern – nicht als ein Problem, das gelöst werden muss, sondern als etwas, das nach besonderer Sanftheit verlangt.

Wenn Sie fertig sind, entfernen Sie die Blöcke, legen Sie sich zurück auf den Boden und lassen Ihre Wirbelsäule in ihre natürlichen Kurven zurück sinken.

ÜBUNG 7.35
Metta in Bewegung (15 – 45 Minuten)

In dieser Übung sind die Haltungen nicht vorgegeben. Sie können die Metta-Praxis in einer Asana-Sequenz Ihrer Wahl üben und erforschen, egal ob dynamisch oder erholsam, lang oder kurz.

Nachdem Sie Ihre Absicht gefasst haben, entscheiden Sie, welche Geschwindigkeit, welche Haltungen und welcher Praxisstil Ihre Intention an diesem Tag am besten verkörpern. Das kann jeden Tag etwas anderes sein. Wenn Sie sich nach einem langen Tag voller Termine und E-Mails auf die Matte stellen, ist vielleicht das, was sich am freundlichsten anfühlt, eine kraftvolle Sequenz von Standhaltungen, die die Spannung aus Ihren Muskeln wringt und Energieströme durch Ihren Körper schickt. Falls Sie hingegen erschöpft oder verletzt sind, ist es möglicherweise am freundlichsten, wenn Sie sich auf einige Polster legen und tief atmen.

Überprüfen Sie während Ihrer Praxis immer wieder, wie es Ihnen geht, denn Ihre Bedürfnisse können sich verändern, wenn Sie Ihren Körper beleben und sensibler für Ihr inneres Terrain werden. Schalten Sie also nicht auf Autopilot und arbeiten Sie kein Skript ab.

Wenn Sie nicht wissen, was Sie tun sollen, versuchen Sie es damit: Fühlen Sie sich in Ihren Körper ein und wählen Sie eine Haltung, die sich wie ein Geschenk an Sie selbst anfühlt. Praktizieren Sie diese Haltung. Halten Sie dann inne, spüren Sie in sich hinein und fragen Sie sich: *Was könnte ich mir als nächstes schenken?* Es ist in etwa, wie über einen rauschenden Bach von einem Stein zum nächsten zu springen – es ist nicht notwendig, dass Sie den Weg im Voraus planen. Irgendwann kommen Sie auf der anderen Seite an.

Falls Sie üblicherweise eine festgelegte Reihenfolge von Haltungen ausführen, fragen Sie sich, woher Ihre Treue zu dieser Routine kommt. Manchmal ist es eine freundliche Geste, bei einer Abfolge zu bleiben, von der Sie wissen, dass sie Ihnen gut tut. Zu anderen Zeiten übergehen Sie damit vielleicht die Bedürfnisse Ihres Körpers aus einem angespannten Pflichtgefühl heraus – aus Loyalität zu einer Praxis, die diktiert wird vom „Sollen" und von der Angst, imaginären Boden unter den Füßen zu verlieren, wenn Sie nicht an der Form festhalten.

Widmen Sie dem Körperteil, das sich in der Meditation zu Beginn zu Wort gemeldet hat, besondere Aufmerksamkeit. Überprüfen Sie, ob Sie ihn als Problem betrachten, das gelöst werden muss oder ob Sie insgeheim hoffen, dass er sich verändert, wenn Sie ihm bloß genug liebende Güte zukommen lassen. Was, wenn es niemals besser würde? Würden Sie ihn aus Ihrem Herzen verbannen?

Achten Sie darauf, wie Sie mit sich selbst sprechen, während Sie sich auf der Matte befinden. Wie viel von Ihrem inneren Dialog dreht sich darum, was mit Ihrem Körper und Ihrer Praxis nicht stimmt – Ihr Bäuchlein, Ihr wandernder Geist, die Stelle, an der beim gedrehten Dreieck die Hüfte einrastet? Wie sehr bekräftigt und verfeinert Ihre Yogapraxis Ihre Selbstkritik, anstatt Ihr Wohlwollen sich selbst gegenüber zu stärken?

Wenn Sie mit einer Haltung Schwierigkeiten haben, versuchen Sie, Metta in die Muskeln der Schultern oder der Hüfte zu schicken, die am lautesten protestieren: *Mögest Du glücklich sein.* Lassen Sie dann intuitiv die richtige Reaktion aufsteigen. Bleiben Sie in der Haltung und schicken weiter Metta in diesen Körperteil? Verändern Sie etwas an der Haltung? Gehen Sie ganz aus der Haltung heraus? Eines der Dinge, die so wunderbar an Metta in Bewegung sind, ist, dass nichts vorgeschrieben ist. Es ist kein Dogma, sondern eine unendlich kreative Reaktion auf jede Situation.

Zwölf Wochen

Haltungen, die das Herz öffnen

Wenn Sie Metta in Bewegung praktizieren, kann es hilfreich sein, Haltungen miteinzubeziehen, die die konditionierte Panzerung des Nackens, des oberen Rückens, der Schultern und des Brustkorbs lösen, wie zum Beispiel Rückbeugen, seitliche Dehnungen und Drehungen. Praktizieren Sie sie im ruhigen Stil des Yin- oder regenerierenden Yoga und halten Sie die Positionen lange, damit Sie sich in die Öffnung hinein entspannen können. Denken Sie daran, Ihre Praxis von Freundlichkeit durchdringen und Ihre Haltungen von Metta durchtränken zu lassen und wiederholen Sie im Stillen Mettasätze, wenn Sie das als hilfreich empfinden.

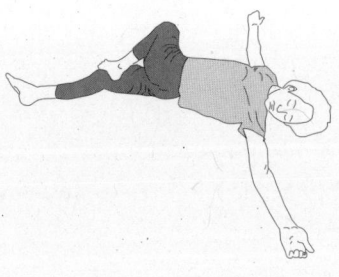

Sie können sich zum Beispiel für eine gestützte Rückbeuge auf ein Polster legen und dann auf die Seite rollen, um den Brustkorb zu öffnen. Eine einfache Drehung im Liegen eignet sich vorzüglich, um Spannung im oberen Rücken direkt hinter dem Herzen zu lösen. Oder Sie können in der gedrehten Kopf-zu-Knie-Haltung die Seiten des Brustkorbs weiten.

Wenn Sie sich wacklig fühlen, werden Sie wahrscheinlich dazu tendieren, die Schultern zu verkrampfen und das Herz zu panzern. Praktizieren Sie daher einige Standhaltungen, wie etwa Varianten des Kriegers, um Ihre Basis zu stärken. Schlagen Sie Wurzeln in die Erde und lassen Sie Ihre Aufmerksamkeit in den Unterbauch sinken. Vielleicht stellen Sie dann fest, dass Ihr Herz von selbst aufblüht.

ÜBUNG 7.36
Metta in den Körper schicken (10 – 30 Minuten)

Hier handelt es sich um eine Variante der Übung **Den gesamten Körper erkunden** *(Seite 83).*

Bringen Sie sich, genau wie bei dieser Übung, in eine bequeme liegende Haltung und beginnen Sie, Ihre Aufmerksamkeit durch den Körper zu bewegen und dabei alle versteckten Räume zu bewohnen. Statt Ihren Körper lediglich zu spüren, bringen Sie dieses Mal jedem Körperteil aktiv Ihre Wertschätzung entgegen – Augen, Ohren, Knie, Nieren, Bauch, große Zehen. Wenn es Ihnen dabei hilft, sich zu konzentrieren, können Sie im Stillen Metta-Sätze verwenden: *Mögest Du mit Leichtigkeit verdauen, Magen. Mögest Du frei von Schmerzen sein, Wirbelsäule. Ich bin da und kümmere mich um euch, hart arbeitende Füße.* Oder umhüllen Sie diesen Körperteil einfach nonverbal mit Freundlichkeit.

Denken Sie daran, den jeweiligen Körperteil wirklich zu spüren, wenn Sie ihm Gutes wünschen, statt ihn lediglich zu visualisieren. Je tiefer Sie in Kontakt gehen, desto mehr werden Sie die heilsame Wirkung erleben. Widmen Sie Ihre Aufmerksamkeit jenen Bereichen, die verletzt, krank oder vernachlässigt sind oder sich besonders anstrengen müssen.

Finden Sie heraus, welche Teile Ihres Körpers Sie ganz einfach wertschätzen können, welche Sie verurteilen oder ablehnen und welche Sie einfach überspringen. Den verschiedenen Teilen Ihres Körpers Metta zu schicken ist eine gute Vorbereitung dafür, später jenen Menschen Metta zu schicken, die Sie gerne haben, denen Sie neutral gegenüber stehen und mit denen Sie es schwer haben.

Sie können auf diese Weise einen kompletten Body Scan machen, oder Sie können die gesamte Zeit damit verbringen, sich lediglich auf einen Bereich zu konzentrieren, der besonders Ihre Aufmerksamkeit braucht. Sie können diese Praxis auch in einer regenerierenden oder Yin-Haltung üben.

Zwölf Wochen

In Ihrer Sitzmeditation in dieser Woche

Sie können nun an die Freundlichkeit sich selbst gegenüber, die Sie in Ihrer Asana-Praxis genährt haben, anknüpfen, indem Sie eine zwanzig- bis dreißigminütige Phase der Metta-Meditation im Sitzen anschließen.

Im Folgenden finden Sie Anleitungen zu einer die Sinne miteinbeziehenden Herangehensweise, die sich natürlicherweise aus einer von Metta durchdrungenen Asana-Praxis ergibt und sich gleichermaßen günstig auf diese auswirkt. Klassischerweise beginnt man in der formalen Metta-Meditation damit, sich selbst Metta zu schicken und den Kreis dann nach außen zu erweitern. Bei dieser Anleitung schlage ich jedoch vor, dass Sie nicht mit sich selbst, sondern mit jemand anderem beginnen, um nach einer metta-orientierten Asana-Praxis als natürliches Gegengewicht die Aufmerksamkeit eine Weile nach außen zu richten.

Fangen Sie damit an, sich in Ihre Herzgegend einzufühlen wie in der Übung 7.36 (Seite 245). Atmen Sie ein paar Mal direkt in Ihr Herz.

Denken Sie nun an jemanden, für den Sie Zärtlichkeit empfinden, jemand, dessen Anwesenheit Ihnen ein Gefühl der Wärme und Weite vermittelt. Es muss sich nicht um einen Menschen handeln; tatsächlich fällt es vielen Menschen mit einem nicht-menschlichen Wesen leichter. Versuchen Sie es mit Ihrem Labrador, Ihrem Hibiskus oder dem Rehkitz, das auf der Wiese grast. Dabei ist es wichtig, dass Sie eine unmittelbare Reaktion in Ihrem Herzen verspüren, wenn Sie an dieses Wesen denken, auch wenn es nur ein kurzes Aufflackern ist. Visualisieren Sie dieses Wesen – sagen wir mal, es handelt sich um Ihre geliebte Katze Molly – in lebhafter Detailliertheit, als ob sie sich direkt vor Ihnen befände. Sie brauchen sich nicht anstrengen, um sie zu sehen, lassen Sie sie einfach auftauchen, so deutlich oder blass das Bild eben ist. Laden Sie sie dann direkt ins Zentrum Ihres Herzraumes ein. Spüren Sie Ihr natürliches Verlangen, sie zu beschützen und ihr Gutes zu wünschen. Nehmen Sie wahr, wie Sie ganz natürlich hoffen, dass Sie glücklich, gesund, frei und in Sicherheit ist. Bemerken Sie jegliche körperlichen Empfindungen

Woche 7: Freundschaft schließen mit dem Körper

von Weichheit, Wärme, Kribbeln oder Leichtigkeit und pusten Sie mit dem Atem Ihrer Aufmerksamkeit auf diese glühenden Kohlen, damit die Flammen höher schlagen.

Wenn es Ihnen dabei hilft, sich zu konzentrieren, können Sie die klassischen Metta-Sätze verwenden, oder auch andere, die die gewünschte Wirkung erzielen: *Mögest du glücklich sein. Mögest du in Sicherheit sein. Mögest du gesund sein. Mögest du in Leichtigkeit leben.* Wenn Sie allerdings bemerken, dass die Sätze Sie ablenken, wie es bei einigen Menschen der Fall ist, kehren Sie einfach zu dem Bild und dem damit verbundenen Gefühl zurück.

Fahren Sie fort, sich mindestens 5 bis 10 Minuten lang mit dem Bild und dem dazugehörigen Gefühl Ihrer geliebten Katze, Ihrem lieben Freund, oder wen auch immer Sie ausgewählt haben, zu verbinden. (Bleiben Sie am ersten Tag die gesamte Meditation über dabei, um dieses freundliche Gefühl in Ihr Nervensystem einsinken zu lassen.) Kehren Sie immer wieder zu dem Gefühl zurück, egal wie blass oder flackernd es ist.

Wenn Sie so weit sind, lassen Sie das Bild sich auflösen. Jetzt ist es an der Zeit, das gleiche Gefühl des Wohlwollens auf Sie selbst zu richten. Beobachten Sie, was allein durch diesen Vorschlag in Ihnen ausgelöst wird – rollt sich Ihr Herz, noch ganz warm und lebendig vor Zuneigung zu Ihrem lieben Freund, in sich zusammen wie ein Igel? Wenn es Ihnen schwerfällt, ein Bild von sich selbst aufsteigen zu lassen, das Sie liebenswert finden, denken Sie an sich selbst als Kind: Rufen Sie sich das Schulfoto aus der ersten Klasse ins Gedächtnis, auf dem Sie übergroße Schneidezähne und eine schiefe Ponyfrisur haben, oder das Babyfoto, auf dem Sie mit der Schnabeltasse den Hochstuhl malträtieren, das Gesicht voller Erbsenbrei. Oder öffnen Sie sich einfach dem formlosen Feld von Empfindungen und Bildern und Meinungen, das Sie *ich* nennen, und platzieren Sie dieses Gespür für Sie selbst in Ihrem Herzen.

Sie können im Stillen jene Metta-Sätze wiederholen, die auf Sie wirken: *Möge ich glücklich sein. Möge ich mich genauso, wie ich bin, geliebt und akzeptiert fühlen.* Oder erfinden Sie Ihre eigenen Sätze. Aber lassen

Sie sich nicht zu sehr davon ablenken, zu lange an dem ganz genau richtigen Satz herumzubasteln. Schließlich geht es bei dieser verkörperten Praxis um das *Gefühl*.

Beobachten Sie die Effekte Ihrer Metta-Praxis auf Ihren Körper: wie Ihr Herz sich ganz fein oder auch deutlich zusammenzieht und wieder löst, wie sich der Beckenboden an- und entspannt, wie der Atem sich vertieft oder verengt.

An manchen Tagen mag sich Ihr Herz anfühlen wie eine reife, süße Frucht. An anderen Tagen gleicht es mehr einer Nuss mit harter Schale, und die Metta-Praxis scheint bloß Verärgerung in Ihnen auszulösen. Verwenden Sie Ihre Metta-Praxis nicht als Vorwand, um sich selbst dafür zu geißeln, nicht liebevoller zu sein. Genau wie die Konzentration auf den Atem zunächst ans Licht bringt, wie unstet unser Geist ist, kann der Versuch, mit der uns innewohnenden liebenden Güte in Kontakt zu kommen, unmittelbar deutlich machen, auf wie viele Weisen wir gelernt haben, wenig liebevoll und freundlich zu sein. Das bedeutet nicht, dass die Praxis nicht funktioniert. Im Gegenteil, es bedeutet, dass sie wunderbar funktioniert.

Schicken Sie sich mindestens 5 Minuten lang Metta. Sie brauchen sich nicht egoistisch vorkommen – traditionell ist es üblich, ein ganzes Jahr lang nur sich selbst liebende Güte zu schicken, bevor man es jemand anderen schickt. Wir leben in einer Welt voller Selbstverachtung, und letztlich behandeln wir die anderen wie uns selbst. Insofern erweisen Sie der Welt einen Dienst, indem Sie lernen, für sich zu sorgen.

Das Aufblühen von Metta

Im Laufe der Zeit können Sie Ihre Praxis auf verschiedene Kategorien von Menschen ausweiten und auf die gleiche Weise mit ihnen arbeiten.

Freunde und Unterstützer. Jemand, der nett zu Ihnen war, Ihnen Rat oder Unterstützung angeboten hat, etwa Ihr Grundschullehrer oder Ihre beste Freundin. (Es ist im Allgemeinen besser, nicht Ihren Liebespartner für diese Meditation zu nehmen; falls Sie nicht wirklich erleuchtet sind, könnten sich winzige Spuren von Anhaftung in Ihr Metta mischen.)

Eine neutrale Person. Jemand, den Sie kennen und für den Sie keine bestimmten Gefühle haben, wie etwa die Frau, die Sie jeden Morgen mit ihrem kleinen Hund spazieren gehen sehen.

Eine schwierige Person. Der Typ, der seine Matte in der Yogastunde immer genau neben Ihnen und ein Stückchen zu nah ausrollt und dann einen kleinen See schwitzt. Der Kollege, dessen Shampoo Ihnen durch seinen Geruch Kopfschmerzen verursacht. (Beachten Sie: Beginnen Sie nicht mit dem Allerschwersten. Es ist besser, zu Anfang nicht den Liebhaber zu nehmen, der Sie gerade für seine neue Flamme aus dem Meditationsretreat verlassen hat.)

Alle Wesen, überall. Oft die beliebteste Variante. (Es ist viel leichter, allen Wesen Gutes zu wünschen, als diesem einen, bestimmten Wesen, das gerade seine klebrigen Finger in das Glas mit Müsliflocken geschoben hat, um eine weitere Gratisprobe zu ergattern.)

Während Sie Metta an Freunde, Bekannte und schwierige Personen schicken, erinnern Sie sich daran, wie Sie auf die angenehmen, neutralen und schwierigen Empfindungen in Ihrer Asana-Praxis reagiert haben. Gibt es beispielsweise Ähnlichkeiten zwischen Ihren Reaktionen auf Ihr unbewegliches Hüftgelenk und auf den Nachbarn, der um Mitternacht seine Stereoanlage aufdreht?

Zwölf Wochen

Viele Menschen stellen fest, dass es um so vieles leichter ist, eine Welle von Wärme und Zärtlichkeit für einen guten Freund zu erzeugen als für sich selbst. Einer der Segen einer regelmäßigen Metta-Praxis ist es, dass sie Sie daran erinnert, wie viele Menschen Sie lieben. Metta kann Sie innerhalb eines Augenblicks mit Menschen verbinden, an denen Ihnen etwas liegt, egal, ob nah oder fern – von Ihrem Kind, das nebenan schläft, bis hin zu Ihrer Abschlussballverabredung. Diese Liebe kann eine unmittelbare, körperliche Quelle für ein Gefühl des Genährtseins und der Freude sein, unabhängig davon, unter wie viel Stress Sie stehen.

In Ihrem Alltag in dieser Woche

Das Schöne an der Metta-Praxis ist unter anderem, dass Sie sie überall machen können. Ein Augenblick Metta kann eine routinierte Begegnung – mit einem Busfahrer, einem Kollegen, sogar einem Telefonverkäufer, der Sie beim Abendessen gestört hat – in einen Moment der Verbundenheit verwandeln, ob die andere Person sich dessen nun bewusst ist oder nicht. (Ich habe Leute dies als „heimliches Metta" bezeichnen hören.)

Hier ein paar Vorschläge für die Übertragung der Metta-Praxis in Ihren Alltag (zu der Sie gerne Ihre eigenen hinzufügen können):

E-Mail-Metta. Bevor Sie eine E-Mail versenden, nehmen Sie sich einen Moment, um dem Empfänger Metta zu schicken: *Mögest du glücklich sein. Mögest du frei sein.* Drücken Sie dann auf Senden. (Oder, je nach dem, denken Sie noch einmal darüber nach, ob Sie diese Nachricht überhaupt versenden möchten.)

Metta zum Einschlafen. Anstatt noch einmal die Ereignisse des Tages durchzugehen, während Sie im Bett liegen, schicken Sie Metta an sich selbst und an die Menschen, die Sie lieben. (In Zeiten, in denen ich mit Schlaflosigkeit zu kämpfen hatte, fand ich Metta besonders hilfreich.)

Schlagzeilen-Metta. Wenn Sie die Nachrichten lesen oder einen Fernsehbericht sehen, schicken Sie allen Beteiligten Metta. Probieren Sie aus, wie es zum Beispiel ist, es unparteiisch an alle Kandidaten zu schicken, wenn Sie eine Wahl mit verfolgen, oder an Täter und Opfer, wenn es um ein Verbrechen geht. Widmen Sie, während Sie das tun, Ihren Körperempfindungen besondere Aufmerksamkeit.

Verkehrs-Metta. Nutzen Sie jede rote Ampel als Gelegenheit, den Menschen in den Autos vor oder hinter Ihnen Metta zu schicken. Ebenso, wenn Sie im Stau stecken. So ein Blödmann hat Sie auf der Autobahn ausgebremst? Schicken Sie Ihm eine Welle Metta statt eines gemurmelten Fluchs.

Metta beim Kochen. Stellen Sie sich die Gesichter der Freunde und Familienmitglieder vor, die das Gericht, das Sie gerade zubereiten, essen werden und schicken Sie ihnen Liebe, während Sie die Zwiebeln schneiden, den Knoblauch zerdrücken und den Käse reiben. Schicken Sie ihnen dann noch etwas mehr, während Sie die Teller in den Kompost auskratzen und die Fingerabdrücke von den Gläsern waschen.

Ressourcen

Mit Sharon Salzbergs Klassiker *Lovingkindness: The Revolutionary Art of Happiness* (Dtsch. Titel: *Metta Meditation – Buddhas revolutionärer Weg zum Glück*) oder Jack Kornfields *The Art of Forgiveness, Lovingkindness, and Peace* (Dtsch. Titel: *Meditationen, die unser Herz öffnen*) können Sie nichts falsch machen. Sowohl von Sharon als auch von Jack angeleitete Meditationen zur liebenden Güte sind über Sounds True erhältlich. Sehen Sie sich auch *May I Be Happy* (Dtsch. Titel: *Möge ich glücklich sein – Über Yoga, Mitgefühl und den Mut, sich selbst zu lieben*) an, die Memoiren über Selbstliebe und Yoga der OM-Yoga-Gründerin Cyndi Lee.

WOCHE 8

Ich liebe es! Ich hasse es! Ich bin zu Tode gelangweilt!

An einem heißen Julitag, als Skye gerade zwei Jahre alt war, bekam er sein erstes Eis am Stiel von mir. Er hatte sich in meinen Schoß gekuschelt und wir schaukelten auf der Hollywoodschaukel neben den Lavendelbüschen in unserem Garten. Er leckte ein paarmal an dem Orangen-Eis und sein Gesicht erstrahlte: „Das ist so lecker!" Er schlürfte noch einmal und erklärte dann fröhlich: „Wenn dieses Eis alle ist, nehme ich noch eins!"

Törichterweise beeilte ich mich, ihn zu berichtigen: „Oh nein, Schatz, eins ist mehr als genug. Zu viel Zucker ist nicht gut für dich."

Er nahm das Eis aus dem Mund und begann zu heulen: „Ich will *noch eins*!"

Ich versuchte, ihn darauf hinzuweisen, dass er ja bereits eines hatte, das er noch essen konnte. Doch er ignorierte das es in seiner Hand dahinschmelzende Eis und jammerte weiter, weil er kein zweites bekam.

Wie oft haben Sie schon eine köstliche Erfahrung dahinschmelzen lassen, unfähig, sie ganz zu genießen in dem Wissen, dass sie vorbei gehen wird und Sie nicht mehr davon kriegen? Wie Sie bereits wissen, weil Sie Ihre Aufmerksamkeit auf das Territorium Ihres Körpers und Geistes gerichtet haben, leben Sie in einem niemals endenden Fluss sensorischer Erfahrungen – Tempelglocken und Presslufthämmer, Heckenkirschen und vergammelnder Müll, Schokolade und saure Milch, Samt und Brennnesseln. Einige mögen Sie. Andere mögen Sie nicht. Manche sind Ihnen einfach gleichgültig. Und sie alle verändern sich ständig. Sie sonnen sich am Strand und plötzlich bläst Ihnen der Wind Sand ins Gesicht. Sie verlieren Ihren Job und haben endlich Zeit, ein Drehbuch zu schreiben.

Wie kann man ein gutes Leben führen inmitten einer solchen Instabilität? Was führt zu wirklicher Zufriedenheit?

Die befreiende Einsicht, auf die der Buddha uns hinweist, liegt darin, dass das Glück nicht von den Geschehnissen eines jeden beliebigen Moments abhängt. Entscheidend für unsere Lebensqualität ist es, wie wir mit den sich verändernden Umständen umgehen.

Laut Buddhas Landkarte unseres inneren Terrains erleben wir jedes körperliche oder mentale Phänomen, das in unserem Gewahrsein auftaucht, durch eine Gefühlstönung, oder *vedana*, gefärbt, die entweder angenehm, unangenehm oder neutral ist. Wenn man sie nicht bemerkt, kann jede dieser drei primären Gefühlstönungen eine ganze Kettenreaktion von Emotionen und Verhaltensweisen auslösen, manche davon bereichern das Leben, andere… naja, bereichern es nicht so sehr. Ein Schlüssel in der Achtsamkeitspraxis ist es, sich dieser schlichten Gefühlstönungen und der Reaktionen darauf zunehmend bewusst zu werden, bevor sie monumentale emotionale Dramen in Gang setzen. Dann haben wir eher die Wahl, wie wir Moment für Moment auf den Fluss unseres Lebens reagieren wollen. Diese bewusste Erforschung nannte der Buddha die zweite Grundlage der Achtsamkeit.

Als ich das erste Mal eine Erläuterung zur Achtsamkeit auf Gefühlstönungen hörte, fand ich, es klänge unglaublich trocken und mechanisch.

Woche 8: Ich liebe es! Ich hasse es! Ich bin zu Tode gelangweilt!

Sollte ich etwa die ganze Palette meiner sprühenden Emotionen auf diese drei primären Töne reduzieren? Und noch abschreckender: War etwas *falsch* daran, angenehme Dinge zu genießen und um unangenehme einen Bogen zu machen? Ich wollte zu den Dschungeltrommeln des Eros und den klagenden Violinen der Trauer tanzen. Ich wollte mein Leben nicht auf einen binären Vedana-Code reduzieren.

Doch als ich mich in die lebendige Praxis begab, wurde mir langsam bewusst, was sie zu bewirken vermag. Achtsamkeit auf Gefühlstönungen bedeutet nicht, das Leben abzudämpfen, sondern sich für sein Flattern von Moment zu Moment zu öffnen. Wir versuchen nicht, die primären Gefühlstönungen oder unsere Reaktionen auf sie loszuwerden; wir nehmen Sie mit größerer Sensibilität in uns auf. Auf diese Weise können wir schöne Momente genießen – den Geruch von Kaffee und Bananenmuffins, das Glitzern der Sonne in den Pfützen, während wir zum Bus rennen, das Lächeln unserer Großmutter – ohne ihnen zwanghaft nachzujagen oder zu versuchen, sie in Formaldehyd zu konservieren. Wir können uns dazu entschließen, diese schmerzliche und doch notwendige Unterhaltung mit dem Freund, der uns enttäuscht hat, zu suchen. Wir können aufhören, vor unserem eigenen Herzschmerz sowie auch vor dem anderer davon zu laufen.

In dieser Woche werden wir die Asana- und Meditationspraxis dazu nutzen, unsere Beziehung zu diesen primären Gefühlstönungen zu erforschen und uns darin zu üben, geschickt mit ihnen umzugehen. Die Asana-Praxis wird unser Labor sein, in dem wir bewusst angenehme, unangenehme und neutrale Erfahrungen erzeugen und unsere Reaktionen darauf beforschen, um unser Verständnis eines Lebens mit Weisheit und Leichtigkeit zu vertiefen.

Zwölf Wochen

Angenehm: „Das ist super! Mehr davon!"

Mal ehrlich: Wir Hatha-Yogis und -Yoginis praktizieren Yoga nicht zuletzt, weil es sich so gut anfühlt. Wir lieben es, die Spannungen aus unseren Muskeln zu wringen und den Stress aus jeder Pore heraus zu schwitzen. Manche von uns mögen das Feuer eines schweißtreibenden Vinyasas; andere schmelzen hingebungsvoll in der Rückenlage dahin, die Beine an die Wand gelehnt und ein Lavendelkissen über den Augen. Doch egal, ob die Praxis unserer Wahl eine Vorbeuge im Yin-Stil oder Rückbeuge aus dem Handstand heraus ist, wir neigen zur Genusssucht – wenn es sich nicht so gut anfühlen würde, würden wir vermutlich nicht weitermachen.

Und dennoch, wenn wir nicht bewusst genug sind, können wir an diesen köstlichen Empfindungen vorbeirauschen, ohne sie wirklich auszukosten – wir treiben uns in die nächste Haltung und in die nächste und in die nächste, als ob es in unserer Praxis darum ginge, so viele angenehme Momente wie möglich zu erringen.

Diese Kaskade des Greifens ist eine typische Reaktion auf eine angenehme Erfahrung. *Das ist gut! Was kann ich tun, damit es nicht aufhört? Wie kann ich mehr davon kriegen und es für immer behalten?* Wenn man es nicht genauer untersucht, kann dieses reflexhafte Klammern die Freude eines Moments, sei es ein Kuss, ein Spaziergang durch die Wiesen oder eine Tasse dampfender Cidre, durch Angst und Unzufriedenheit vergiften. Zudem kann es eine Kettenreaktion von Planungen und Manipulationen auslösen, wenn Sie dem unerreichbaren Ziel hinterherjagen, sich ausschließlich mit angenehmen Dingen und Menschen zu umgeben, so als ob Ihr Leben ein endloses Vinyasa sein könnte, das nur aus Ihren Lieblingshaltungen besteht, vollendet von Ihnen ausgeführt unter dem Applaus eines bewundernden Publikums.

Achtsamkeitspraxis – und ganz besonders jene Art von verkörperter Achtsamkeit, die wir in diesem Kurs kultivieren – hilft Ihnen auf mehrere Weisen, diese schmerzliche Falle zu umgehen. Zunächst hilft sie, angenehme Empfindungen zu erkennen und zu genießen, während sie stattfinden.

Woche 8: Ich liebe es! Ich hasse es! Ich bin zu Tode gelangweilt!

Sie können Freude in sich aufsaugen, indem Sie auf die bloße Erfahrungen von Vergnügen an sich aufmerksam werden. Seien Sie sich bewusst, dass eine Erfahrung freudvoll ist, und zwar während sie stattfindet. Dadurch, dass Sie sich der angenehmen Natur von Erfahrungen in dem Moment bewusst werden, in dem sie aufblühen, gewinnt Ihr Leben an Süße.

Wie der Psychologe und Achtsamkeitslehrer Rick Hanson in seinem exzellenten Buch *Buddha's Brain* (Dtsch. Titel: *Das Gehirn eines Buddha: Die angewandte Neurowissenschaft von Glück, Liebe und Weisheit*) erläutert, zeigt die moderne Neurowissenschaft, dass das menschliche Gehirn wie „ein Klettband für negative und wie Teflon für positive Erfahrungen ist." Evolutionär hat es sich dazu entwickelt, die Umgebung nach Gefahren abzusuchen und aus negativen Erfahrungen sehr schnell zu lernen. Wenn etwas Unangenehmes passiert, wird die Erinnerung daran augenblicklich in die neuronalen Schaltkreise eingeprägt, wo es dann Teil des „impliziten Gedächtnisses" wird, jener größtenteils unbewussten Hirnkartierung, aus der sich Ihr kontinuierliches Gefühl von Glück oder Unglück speist. Angenehme Erfahrungen hingegen verflüchtigen sich im Gehirn wie Nebel in der Sonne, wenn man sich ihnen nicht bewusst öffnet. Bleiben sie unbemerkt, werden sie nicht vom Kurzzeit- in den Langzeitspeicher übertragen.

Aber es gibt auch gute Neuigkeiten: Wenn Sie angenehme Erfahrungen mindestens 30 bis 40 Sekunden lang bewusst auf sich einwirken lassen, prägen sie sich in Ihr Gehirn und Ihr Nervensystem ein. Sie werden Teil des Summens im Hintergrund Ihrer Schaltkreise, das permanent Ihr Befinden beeinflusst.

Sie können sich dieses Prinzip zunutze machen, um Ihre Freude an der Asana-Praxis zu steigern. Wenn Sie sich in eine Haltung hineinbewegen, die sich gut anfühlt, lassen Sie sich wirklich *wissen*, dass es sich gut anfühlt. Nehmen Sie ein paar Atemzüge, um das Summen in der Wirbelsäule zu absorbieren, während Sie eine Rückbeuge machen oder das Loslassen des Kreuzbeins, wenn Sie sich nach vorn über die Beine sinken lassen. Verlangsam Sie Ihren Flow, so dass Ihr Nervensystem das Vergnügen daran ganz aufnehmen kann. Öffnen Sie sich für das tiefe Wohlgefühl, das entsteht, wenn Sie sich gut um Ihren kostbaren menschlichen Körper kümmern.

Oberflächliche Freuden

Allerdings geht es bei der Achtsamkeit nicht bloß darum, den Pegel an Freude zu erhöhen. Wenn Ihre Praxis hier endet, riskieren Sie, in einem oberflächlichen, nach Glück verlangenden Verständnis von Yoga stecken zu bleiben. Was geschieht mit Ihrer Praxis, wenn Sie krank oder verletzt sind? Was geschieht, wenn Sie barfuß durch die Glasscherben eines gebrochenen Herzens gehen müssen? Um wirklich bedeutsam zu sein, muss das Genießen der angenehmen Momenten mit einer höheren Toleranz und auch Akzeptanz jener Wahrheit einhergehen, die sich zeigt, sobald Sie aufmerksam sind: Selbst wenn Sie diese angenehmen Gefühle genießen, sie schmelzen letztlich doch dahin.

Die Dreieckshaltung verwandelt sich in den Krieger, der Krieger löst sich in eine Rückbeuge auf, die Rückbeuge löst sich in Savasana auf, und bevor Sie es überhaupt mitbekommen, haben Sie Ihre Matte aufgerollt und stehen schon wieder im Stau. Der Liebste, der Sie küsst, wird alt werden und sterben. Das Kind, das auf Ihrem Schoß kichert, wird zu einem Teenager heranwachsen, der Sie total peinlich findet.

Diese Realisierung entzieht einer hedonistisch orientierten Yogapraxis den Boden. In einer Kultur, die auf sofortige Befriedigung ausgerichtet ist, sieht Glück aus wie die Werbeanzeige, die ich vor kurzem in einem Katalog sah: ein Paar, dass sich in einem geheizten Swimmingpool im Freien entspannt und dabei eine romantische Komödie auf einem gigantischen, wasserfesten Bildschirm ansieht, während ein ferngesteuerter Kühlschrank auf Knopfdruck mit kaltem Bier anrollt. In diesem Universum ist das ultimative Ziel der Praxis ein exklusives Yogastudio daheim, in dem man seine schmeichelhaftesten Asanas vollführt, Designeryogakleidung trägt und einen Körper hat, der bis ans Ende aller Zeiten flexibel, gesund, stark und dreiundzwanzigjährig bleibt.

Aber dieser Vision wohnt ein verzweifeltes Unbehagen inne, weil wir intuitiv spüren, dass das eine recht wacklige Konstruktion ist, ähnlich wie in dem Spiel Jenga, bei dem man ein Holzklötzchen nach dem anderen aus einem Turm zieht. Unausweichlich wird das Leben daher kommen und ein Klötzchen herausziehen – ob nun in der Form von Krebs im fortgeschrittenen Stadium, eines Bandscheibenvorfalls oder des Todes eines lieben Freundes – und damit das ganze fragile Bauwerk zum Einsturz bringen.

Eine achtsame Yogapraxis öffnet die Tür zu einer Freude, die tiefer ist als ein permanenter Strom angenehmer Momente. Sie nimmt uns mit auf eine Reise durch Haltungen, die wir lieben, Haltungen, die wir hassen und Haltungen, die uns gleichgültig sind. Und das wahre Yoga beginnt dann, wenn wir lernen, die Lektionen zu empfangen, die uns eine jede Haltung zu lehren hat, und uns nicht damit brüsten, es gut zu machen oder uns wegducken, wenn es schwierig wird. Wir lernen, unser Vergnügen zu genießen, ohne ihm blindlings nachzujagen oder es, wenn wir es bereits im Würgegriff der Anhaftung halten, zu strangulieren.

Wir verstehen auf zellulärer Ebene, dass die Dinge sich die ganze Zeit verändern und beginnen, die vorschnellen Annahmen unseres Geistes darüber, was uns glücklich macht, zu durchschauen. Wir lernen, zwischen Vergnügen, das zu Freude und Gesundheit für uns und andere führt, und solchem, das zu Abhängigkeit und Leiden führt, zu unterscheiden. Ich liebe Schokolade, aber wenn ich nachts welche esse, kann ich nicht schlafen. Also beinhaltet die angenehme Empfindung, die mit einem großen Stück Schokoladenkuchen nach dem Abendessen einhergeht, die Samen der unangenehmen Empfindungen, die damit einhergehen, sich bis spät in die Nacht hin und her zu wälzen, unfähig, eine klumpenfreie Stelle im Kissen zu finden und voller Sorgen über kaputte Festplatten, schmelzende Gletscher und versäumte Fristen.

Also entscheide ich mich meistens dafür, auf den Schokoladenkuchen zu verzichten. Bei dieser Entscheidung geht es nicht um die selbstgerechte Nicht-Kuchenesserin in mir, die die kriminelle Kuchenesserin verhaftet und in Handschellen legt. Es ist ein spontanes Gespür dafür, was mir auf lange Sicht wirklich Wohlbefinden bringen wird. Und manchmal entscheide ich mich dafür, trotzdem ein oder zwei Bissen Schokoladenkuchen zu nehmen – genug, um den Moment zu versüßen, ohne die ganze Nacht zu vergiften. Ich lasse mich jeden Mundvoll genießen. *mmmmmm. Angenehm.*

Unangenehm: „Ich hasse das! Mach, dass es aufhört!"

Vor einigen Jahren erzählte mir eine Schülerin auf einem Yoga- und Meditationsretreat, dass sie eine starke Aversion gegen Hüftöffner habe, also gegen Asanas wie die Taubenhaltung, die die festen Muskelstränge um die Außenseiten der Hüften dehnen. Wenn Sie die Taube länger als ein paar Minuten hielt, wurde es ihr nicht bloß unangenehm – sie wurde rasend wütend. Sie war zu diesem Yoga- und Meditationsretreat in der Hoffnung gekommen, etwas inneren Frieden zu finden. Doch stattdessen schien es, dass alle fünf Minuten ein weiterer Hüftöffner auf dem Programm stand! Sie verbrachte den Großteil der nachmittäglichen Yin-Yogastunden damit, vor Wut zu kochen, zunächst auf ihre verspannten Hüften, dann auf die Lehrer des Retreats und die Yogis auf den umliegenden Matten und letztendlich auf die gesamte zweitausendfünfhundertjährige Tradition männlicher, patriarchischer, hüftfeindlicher, buddhistischer Meditationspraxis.

Möglicherweise kennen auch Sie ein oder zwei Haltungen, die solche Gefühle in Ihnen auslösen; die meisten von uns kennen sie jedenfalls. Im Allgemeinen sind es solche, die einem nicht leicht fallen, die auf die Stellen im Körper abzielen, an denen man verspannt oder schwach ist.

Woche 8: Ich liebe es! Ich hasse es! Ich bin zu Tode gelangweilt!

Wenn man zu Hause übt, kommt man irgendwie nie dazu, und wenn sie in einer Yogastunde angekündigt werden, würde man sich am liebsten in der Toilette verstecken.

Es ist ganz natürlich und manchmal auch klug, vor unangenehmen Erfahrungen Reißaus nehmen zu wollen. Aber wenn Sie sich dieses Impulses nicht bewusst sind, kann er Ihr Leben beherrschen. Vielleicht schalten Sie mithilfe von Zucker oder Internetvideos ab, anstatt sich mit Langeweile, Depressionen oder Verzweiflung zu konfrontieren. Sie haben vielleicht eher eine Affaire, als das schmerzliche Gespräch darüber zu eröffnen, was in Ihrer Beziehung nicht gut läuft. Vielleicht wenden Sie sich von den Nachrichten über den globalen Umweltkollaps ab, weil es einfach nicht auszuhalten ist.

Aber egal, wie fest Sie die Türen verriegeln, das Leben wird mit einem Arm voller Sorgen durchs Fenster hineinklettern. Selbst wenn es Ihnen wie durch ein Wunder gelungen ist, den Verlust ein Leben lang auszusperren, wird er Sie auf der Zielgeraden einholen und das Versprechen der Unbeständigkeit einlösen, das schon immer hinter den Ecken Ihrer spektakulärsten Errungenschaften gelauert hat.

Achtsamkeit eröffnet eine andere Wahlmöglichkeit – sich unangenehmen Erfahrungen zu öffnen, wenn sie auftauchen, und ihre Natur zu untersuchen. Das bedeutet nicht, den Schmerz um seiner selbst willen zu suchen oder absichtlich in Situationen zu verharren, die Ihnen oder anderen schaden. Hingegen bedeutet es, dass es nicht länger ein Reflex ist, sondern zu einer bewusste Wahl wird, sich vom Unangenehmen weg zu bewegen oder dabei zu bleiben und damit umzugehen.

Genau wie Achtsamkeit für angenehme Empfindungen beginnt auch Achtsamkeit für unangenehme Empfindungen mit der schlichten Anerkennung dessen, was wahr ist. Sie machen das Frühstück, öffnen etwas, das wie ein Becher Joghurt aussieht und werden vom gammligen Geruch von zwei Wochen alten Thai-Essensresten begrüßt. Sie finden heraus, dass Ihre Ex-Freundin, die Ihnen das Herz gebrochen hat, gerade an einem Strand in Maui geheiratet hat. Ihr erster Impuls ist es möglicherweise, sich in einer Geschichte zu verlieren: *Warum schmeißt Ihr Mitbewohner oder Lebensgefährte nie seine Reste weg? Ihre Ex-Freundin hatte doch darauf bestanden, dass es nichts mit Ihnen zu tun hatte, sie glaubte nur einfach nicht an die Institution der Ehe! Was ist bloß los mit diesen Leuten?* Stattdessen halten Sie inne. Sie spüren, wie sich Ihnen der Magen zusammenzieht, als Sie vergammelndes Pad Thai riechen. Sie spüren, wie Ihre Atmung sich verengt, als Sie im Internet Fotos von dem glücklichen Paar in seinen hawaiianischen Flitterwochen sehen. Und Sie nehmen wahr: *Ah. Das ist unangenehm.*

Dadurch, dass man einfach sich selbst gegenüber anerkennt, dass eine Erfahrung unangenehm ist, öffnet sich um die Erfahrung herum oft ein Raum. Er gibt dem Moment Platz zum Atmen, so dass Ihnen klar werden kann, dass Sie Ihren Mitbewohner vielleicht doch nicht bitten müssen, auszuziehen. Und vielleicht müssen Sie keine peinlichen Fotos von Ihrem Ex im Internet posten, um sich zu rächen. Sie können einfach bei den unangenehmen Empfindungen bleiben, während sie durch Sie hindurch wogen. Dann können Sie aus einem innerem Gleichgewicht heraus wählen, wie Sie reagieren wollen.

Die Arme Ihres Gewahrseins zu öffnen und das Unangenehme oder Schmerzliche miteinzuschließen, anstatt zu versuchen, davor davon zu laufen oder es wegzuschieben, kann eine enorme Erleichterung sein. Sie können alles in Ihnen zu Hause willkommen heißen, einschließlich jener Teile, die Sie als zu schmerzhaft, zu peinlich oder zu kaputt aus Ihrem Gewahrsein verbannt haben.

Etwas später in Ihrem Meditationsretreat entdeckte Suzanne, dass Ihre Asana-Praxis eine kraftvolle Gelegenheit darstellte, um die Fähigkeit zu entwickeln, einfach mit unangenehmen Empfindungen zu sein. Gemeinsam stellten wir sicher, dass sie ihren Körper in den hüftöffnenden Haltungen nicht verletzte. Sie spürte nur die körperlichen Unannehmlichkeiten der Dehnung verspannter Muskeln sowie die Gefühle, die sie freisetzten, während sie sich entspannten. Ich ermutigte sie also, die Sensibilität, die sie während des Meditationsretreats entwickelt hatte, dazu zu nutzen, die Empfindungen in Ihren Hüften zu erforschen und damit anzufangen, die Asanas kurz, also nur etwa eine Minute auf jeder Seite, zu halten, um sich sanft in das Gewebe hineinzubewegen, ohne ihr Nervensystem zu überfordern.

Während sie das Brennen in ihren äußeren Hüften spürte, lernte sie, sich um es herum zu entspannen. Ihr wurde klar, dass sie sich keine Geschichte auszudenken brauchte; sie konnte die Empfindung einfach als unangenehm benennen und dann die Wahl treffen, sich noch ein wenig länger darin niederzulassen. Wenn sie sich nicht um die Gefühle herum verspannte oder den Geschichten glaubte, die ihr Geist spann, war das Unbehagen gar keine so große Sache. Im weiteren Verlauf des Retreats wurden die Hüftöffner für sie zu einem Ort, an dem sie den Umgang mit dem Widerstand gegen unangenehme Erfahrungen üben konnte, der auch andere Bereiche in ihrem Leben erschwerte.

Unbehagen wählen

Die Möglichkeit, mit dem Unangenehmen gegenwärtig zu sein – und dabei zu unterscheiden zwischen dem, was lediglich unangenehm ist, und dem, was tatsächlich schadet – eröffnet eine enorme Freiheit, insbesondere dann, wenn man mit komplexeren Gefühlen arbeitet. Sie können sich dazu entscheiden, unbequeme Wahrheiten auszusprechen, wenn Sie wissen, dass Sie die Gefühle von Scham oder Unbehagen aushalten können, die vielleicht auftauchen, wenn andere Menschen ärgerlich werden. Sie entwickeln die Fähigkeit, mit intensiven Emotionen gegenwärtig zu bleiben – Ihren eigenen und denen anderer Menschen – ohne davon überwältigt zu werden.

Das bedeutet nicht, dass Sie Situationen aufsuchen oder aufrechterhalten, die Ihnen schaden. Tatsächlich wird die Realisierung, dass etwas unangenehm ist, manchmal zum Auslöser, eine Situation zu verlassen: *In dieser Haltung habe ich scharfe Schmerzen im Knie, wahrscheinlich verletze ich mich. Ich gehe wieder raus.* Oder: *Jedes Mal, wenn ich mich mit dieser*

Zwölf Wochen

Person zum Kaffee treffe, fühle ich mich am Ende wie ein totaler Verlierer. Vielleicht werde ich keine Zeit mehr mit ihr verbringen.

In der Lage zu sein, starke, unangenehme Empfindungen im Körper auszuhalten, sei es körperlich oder emotional, gibt Ihnen die Freiheit, kluge Entscheidungen zu treffen, auch wenn die Umsetzung etwas Unangenehmes mit sich bringt. Es ist die Kraft, die einen an einem Wintertag um einen See laufen lässt, anstatt vor dem Fernseher Chips zu essen. Es ist die Kraft, stundenlang im kalten Regen zu stehen, um gegen einen ungerechten Krieg zu protestieren.

Um zu dieser tieferen Kraft des Yoga zu gelangen, müssen Sie gewillt sein, sich in unbequemes Territorium zu wagen. Sie müssen lernen, mit dem schmerzenden Muskel zu sitzen, mit dem sturen Gelenk, und zwischen einem Unbehagen, das zu Öffnung und Heilung führt, und einem, das Verletzungen verursacht, unterscheiden lernen. Und Sie müssen mit der Tatsache klarkommen, dass die Verletzung manchmal nicht heilt oder der Schmerz nicht weggeht.

Auf dem Weg wird Ihnen möglicherweise bewusst, dass manche Ihrer Annahmen darüber, was unangenehm ist, nicht ganz zutreffen. Wenn Sie ein Asana halten, gegen das Sie Widerstände hatten, entdecken Sie vielleicht, dass das, was Sie reflexhaft als „Schmerz" benannt und vermieden hatten, tatsächlich, wenn Sie es etwas genauer betrachten, eine pulsierende Vibration ist, die manchmal intensiv genussvoll ist. Genau wie manche angenehme Empfindungen die Samen des Leidens enthalten, enthalten manche unangenehme Empfindungen die Samen der Freude. Das Brennen in Ihren Waden, wenn Sie einen Bergpfad hinauf wandern, ist eng verknüpft mit der Freude, im Freien zu sein. Das unangenehme Pochen in den Schultern, während Sie den nach unten schauenden Hund halten, ist untrennbar mit der Freude darüber verbunden, Kraft aufzubauen.

Kürzlich traf ich Suzanne zufällig, als sie in der Gemüseabteilung auf dem Markt Avocados aussuchte. Sie erzählte mir, dass Hüftöffner inzwischen ihre Lieblingshaltungen seien.

Woche 8: Ich liebe es! Ich hasse es! Ich bin zu Tode gelangweilt!

Neutral: „Mir ist langweilig!"

Als meine Nichte Montana sechs Jahre alt war, nahmen meine Schwester und ihr Mann sie auf ein lang erwartetes Sabbatjahr der Familie mit nach Europa. Sie hatten die Reise monatelang geplant und Montanas Aufregung war ins Unermessliche gestiegen. Als sie dann jedoch in Rom aus dem Flughafen nach draußen trat, blickte sie im hektischen Straßentreiben um sich und brach in Tränen aus. „Das ist nicht *Europa*," schluchzte sie. „Das ist bloß ein *Ort!*"

Wir hätten gern, dass unser Leben eine Reise von einem Gipfelerlebnis zum nächsten ist, ein nicht endendes Vinyasa aus schönen Haltungen. Aber tatsächlich sind lange Strecken im Allgemeinen recht ereignislos. Und sogar die Erfahrungen, die wir am aufregendsten finden, wie etwa eine Reise nach Europa, bestehen zu einem großen Teil aus weltlichen Details. Viele der dramatischsten Erlebnisse im Leben, die angenehmen ebenso wie die unangenehmen, bestehen in Wahrheit vor allem aus ganz gewöhnlichen Momenten. Während ich durch Indien reiste, war ich erstaunt, wie viel Zeit meiner spirituellen Pilgerschaft ich damit verbrachte, im Postamt in der Schlange oder im Ashram am Waschbecken zu stehen, schmutzige Socken und Unterwäsche zu waschen und sie zum Trocknen auf eine zwischen Türgriff und Fensterbank aufgespannte Leine zu hängen. Selbst in den Flitterwochen auf Maui werden Sie Ihre Nase putzen und Ihre Haare waschen müssen.

Diese Momente werden in der buddhistischen Terminologie als neutrale Momente bezeichnet, die unauffälligen Empfindungen, die auftauchen, ohne von den lieblichen Flöten des Vergnügens oder den grellen Trompeten des Schmerzes angekündigt zu werden. Statt mit einem Lampenschirm auf dem Kopf Rumba zu tanzen, sitzen neutrale Erfahrungen mit ihren Bibliothekarsbrillen im Gesicht still am Rande der Party, wo Ihre Aufmerksamkeit einfach über sie hinweggleitet.

In Ihrer Yogapraxis sind die neutralen Momente nicht die Wellen von Glückseligkeit, die durch Ihre Wirbelsäule laufen oder das pochende Brennen in den Waden. Sie sind vielmehr der Druck Ihrer Sitzknochen gegen den Boden, das Drehen Ihrer Schultern in den Gelenken, der Schlag Ihres Herzens, die Bewegung Ihres Ein- und Ausatmens. In Ihrem Leben ist es das Füllmaterial zwischen den „wertvollen" Ereignissen – das Bett machen, die Zähne putzen, eine Socke in den Wäschekorb werfen, im Auto sitzen, während sich die langen Meilen der Präriestraße hinter Ihnen ausbreiten.

Wir neigen nicht dazu, neutralen Gefühlen nachzujagen, ebenso wenig laufen wir vor ihnen davon. Tatsächlich schenken wir ihnen die meiste Zeit überhaupt keine Aufmerksamkeit. Aber hier ist der entscheidende Punkt: Diese neutralen Momente machen eigentlich einen riesigen Anteil unserer Erfahrungen aus. Wenn wir sie verpassen, verpassen wir viel von unserem Leben.

Das Gewöhnliche genießen

Die Asana-Praxis ist ein guter Ort, um sich in der Wahrnehmung subtiler Erfahrungen zu üben. Zum Beispiel können Sie lernen, den Übergängen zwischen den Haltungen genauso viel Aufmerksamkeit zu schenken wie den Haltungen selbst. Was spüren Sie, während Sie sich in die Dreieckshaltung hinein und wieder hinaus bewegen? Welche Empfindungen nehmen Sie auf dem Weg aus dem Stand auf den Boden wahr?

Während Sie eine Position halten, können Sie jenseits der offensichtlichen, primären Empfindungen von Dehnung, Kribbeln und Brennen auf das Gefühl im Hintergrund schauen: Ihre Füße im Kontakt mit der Matte, die Bewegung des Atems im Beckenboden, die Empfindung in der Handfläche, während sie sich durch den Raum bewegt. Und während Sie das tun, entdecken Sie möglicherweise etwas Bemerkenswertes: Wenn Sie neutralen Empfindungen Aufmerksamkeit schenken, verwandeln sie sich oft in angenehme, als handele es sich um einen alchemistischen Prozess. Der scheinbar neutrale Hintergrund Ihrer gewöhnlichen Erfahrung kann zu einer Quelle der Freude werden, schlichtweg durch die Kraft Ihrer achtsamen Präsenz.

Der Zen-Meister Thich Nhat Hanh schreibt in seinem Buch *Peace Is Every Step* (Dtsch. Titel: *Ich pflanze ein Lächeln*): „Wenn wir Zahnschmerzen haben, wissen wir, dass es eine wunderbare Sache ist, keine Zahnschmerzen zu haben. Aber wenn wir keine Zahnschmerzen haben, sind wir noch immer nicht glücklich. Dabei ist ein Nicht-Zahnschmerz sehr angenehm." Wenn Sie Ihrem Körper Aufmerksamkeit widmen, können Sie sich eine Quelle der Dankbarkeit für all die Verletzungen, die Sie nicht haben, erschließen. Sie können darüber Dankbarkeit empfinden, dass Sie Augen haben, die sehen, Ohren, die hören, Haut, die die kühle Ozeanbrise oder den Druck einer Kinderhand in der Ihren spüren kann. Sich für die neutralen Erfahrungen im Leben zu öffnen, kann tatsächlich das neutrale Substrat Ihres Erlebens verändern und im Hintergrund ein Gefühl der Zufriedenheit etablieren, dass aus Ihrem impliziten Gedächtnis aufsteigt.

In Ihrer Asana-Praxis können Sie Wertschätzung für neutrale Momente dadurch nähren, dass Sie Ihrem Körper Dankbarkeit entgegenbringen, insbesondere auch den Stellen, die momentan nicht nach Ihrer Aufmerksamkeit schreien. Sie können Ihre Füße dafür wertschätzen, dass sie Sie in und durch Ihre Praxis tragen. Sie können Ihre Finger wertschätzen, während sie geschickt Ihre großen Zehen umgreifen. Sie können alle körperlichen Systeme wertschätzen – das Herz, die Lunge, das Gehirn, die Lymphen – die nahtlos und größtenteils unsichtbar synchron zusammenarbeiten und es Ihnen ermöglichen, zu leben.

Eines der großen Geschenke der Praxis, Angenehmes, Unangenehmes und Neutrales wahrzunehmen, ist es, sich bewusst zu werden, dass unsere Erfahrung, die so solide erscheint, in Wirklichkeit ein stetig fließender Fluss von Empfindungen ist und jeder Tropfen davon seine eigene Gefühlstönung hat. Diese Momente wirbeln und strudeln permanent und kreieren eine multidimensionale und nuancenreiche Erfahrung. Sie verbringen ein romantisches Wochenende in einem kleinen Hotel und

Ihr Seelenverwandter erwacht neben Ihnen mit ranzigem Morgenatem. Sie sitzen im Anwaltsbüro, um Ihre Scheidungspapiere zu unterzeichnen, und der süße Duft der Heckenkirsche strömt durchs Fenster.

Wenn Sie lernen, in diesem Fluss zu schwimmen, werden Sie feststellen, dass Ihre Yogapraxis Sie in ein Glück führt, das beständiger und wahrhaftiger ist, als Sie es jemals erreichen könnten, indem Sie einfach nur einer wonnevollen Haltung nach der anderen hinterherjagen.

LESLIE BOOKER

Hinter Gittern Freiheit finden

Leslie Booker unterrichtet inhaftierte Jugendliche in New York City Yoga und Meditation.

In New York City werden Kinder schon im zarten Alter von sieben eingesperrt. Das jüngste Kind, mit dem ich je gearbeitet habe, war zehn Jahre alt. Viele dieser Kinder sehen lebenslangen Freiheitsstrafen entgegen. Mit einem Vierzehnjährigen zu arbeiten, der den Rest seines Lebens im Gefängnis verbringen wird – das hat es in sich.

Manchmal denken die Leute, Kindern Yoga und Meditation beizubringen soll sie zu guten Yogis machen, aber darum geht es überhaupt nicht. Es geht darum, ihnen beizubringen, mehr Bewusstheit und Wahlfreiheit in ihrem Leben zu haben, so dass sie ihre Emotionen besser unter Kontrolle haben und günstigere Entscheidungen treffen können.

Zu lernen, angenehme, unangenehme und neutrale Erfahrungen zu identifizieren, war für mich ein großer Durchbruch, sowohl in meiner eigenen Praxis, als auch in der Arbeit mit den Kindern. Viele dieser Kinder haben viele Traumata erlebt, viele von ihnen haben außerdem noch mit Drogen- und Alkoholabhängigkeit zu tun. Sie springen sehr schnell aus ihren Körpern und aus allem, was unangenehm ist, heraus. Das passiert oft bei Traumata – wir wollen den Schmerz nicht spüren, also flüchten wir mithilfe von Drogen, hochriskantem oder promiskuitivem Verhalten.

Woche 8: Ich liebe es! Ich hasse es! Ich bin zu Tode gelangweilt!

Manchmal kommen in unseren Yogastunden unangenehme Gefühle hoch. Wir haben einen Vertrag miteinander, dass wir den Kreis nicht verlassen, ganz egal, was passiert.

Ich bringe den Kindern einen Check-in mit sich selbst bei. Wenn sie gerade einen Hüftöffner machen und es unangenehm ist, schaffen sie es dann, einfach ein paar Atemzüge lang dranzubleiben, anstatt zu sagen „Ok, ich bin raus"? Ich erlaube ihnen, zu sagen „Das nervt, ich hasse das" und trotzdem bei dem Gefühl zu bleiben. Auf diese Weise können sie sich mit den Gefühlen in ihren eigenen Körpern anfreunden.

Viele von diesen Kindern sind im Gefängnis, weil sie zu schnell reagiert haben. Jemand sagt etwas zu ihnen, sie werden wütend, plötzlich schlagen sie auf jemanden ein und dann befinden sich ihre Hände in Handschellen – wow, wie ist das denn passiert? Yoga hilft ihnen zu lernen, langsamer zu machen und zu spüren, was in ihrem Körper ausgelöst wird. Ich frage zum Beispiel jemanden „Was war in dem Moment, bevor du diese Person geschlagen hast, los?"

„Oh, ich hatte dieses schlechte Gefühl im Bauch."

„Was würde passieren, wenn du das schlechte Gefühl einfach fühlen würdest, statt ihn zu schlagen?"

Sie fangen an, zu erkennen, dass Sie in mancherlei Hinsicht die Wahl haben. Manche kommen zu mir und sagen: „Booker, dieser Jugendliche hat mir Quatsch erzählt, und vor drei Wochen hätte ich ausgeholt und ihm eine reingehauen. Aber ich hab' dran gedacht, was Sie gesagt haben und hab' ihn nicht geschlagen." Oder: „Dieses Mädchen hat den Mund zu voll genommen, und ich hab' gemerkt, dass ich echt wütend war. Also bin ich, anstatt zurück zu schreien, einfach weggegangen und erst zurückgekommen, als ich mich beruhigt hatte."

Ich sage den Kindern: „Euren Geist können sie nicht einsperren." Ich bringe ihnen nicht bei, wie sie ihrer Realität entfliehen, sondern sich darüber klar zu werden und präsent mit dem zu sein, was ihre Realität ist, und auch zu sehen, wo sie in dieser Situation noch Wahlfreiheit haben. Wenn ein Kind in eine mehrtägige Einzelhaft kommt, sage ich ihm: „Du hast deinen Körper, du hast deinen Atem, du hast deinen Geist. Was kannst du damit machen?"

Zwölf Wochen

WOCHE 8 ÜBUNGEN

Übung 8.37:	Gefühlstönungen in langen Haltungen wahrnehmen (30 – 60 Minuten)	(Seite 270)
Übung 8.38:	Ein paar Ihrer liebsten Dinge (30 – 60 Minuten)	(Seite 273)
Übung 8.39:	Schwierige Zeiten (30 – 60 Minuten)	(Seite 274)

Bei den Übungen in dieser Woche geht es weniger darum, was Sie tun, sondern vielmehr darum, auf was Sie Ihre Aufmerksamkeit richten. Im Folgenden finden Sie drei verschiedene Herangehensweisen an eine Asana-Praxis, die auf Achtsamkeit auf Gefühlstönungen ausgerichtet ist, alle dauern etwa 30 bis 60 Minuten: *Gefühlstönungen in langen Haltungen wahrnehmen* (Seite 270), *Ein paar Ihrer liebsten Dinge* (Seite 273) und *Schwierige Zeiten* (Seite 274). Suchen Sie sich jeden Tag eine Übung aus, auf die Sie sich konzentrieren wollen. Lassen Sie Ihrer Asana-Praxis mindestens 20 bis 30 Minuten Sitzmeditation folgen, in der Sie Achtsamkeit auf angenehme, unangenehme und neutrale Empfindungen miteinschließen (Seite 274).

ÜBUNG 8.37
Gefühlstönungen in langen Haltungen wahrnehmen (30 – 60 Minuten)

Eine der besten Möglichkeiten, um Ihre Reaktionen auf angenehme, unangenehme und neutrale Empfindungen zu studieren, ist es, Ihre Yogahaltungen länger als gewöhnlich zu halten. Die meisten von uns haben einen unbewussten inneren Timer, der reguliert, wie lange wir eine Haltung halten, bevor

Woche 8: Ich liebe es! Ich hasse es! Ich bin zu Tode gelangweilt!

wir unruhig werden und uns weiterbewegen. Wenn Sie sie über Ihre Komfortzone hinaus halten, werden mit Sicherheit interessante Gefühle auftauchen.

Stellen Sie Ihren Timer so ein, dass er alle 5 Minuten erklingt. Wenn Sie bereits wissen, dass das für Sie ein angenehmer Rhythmus ist, stellen Sie ihn länger ein. Sieben Minuten? Neun? Nehmen Sie wahr, ob allein die Zahl schon ein ängstliches Schaudern auslöst – *Das könnte weh tun! Das klingt echt langweilig!* – und stellen Sie den Timer auf diese Zeit ein. Bewegen Sie sich dann durch eine Serie von lange gehaltenen Yogahaltungen, die sowohl solche enthält, die Ihnen leicht fallen, als auch solche, die herausfordernder für Sie sind. Yin-Haltungen eignen sich gut für diese Art von Praxis, weil Sie für eine lange Zeit gehalten werden können, ohne dass Sie sich verletzen, und dennoch intensive Empfindungen hervorrufen. Es ist aber ebenso interessant, mit aktiveren Haltungen zu experimentieren, wie etwa dem nach unten schauenden Hund oder Trikonasana, die gehalten werden können, ohne eine Verletzung in den empfindlichen Bereichen wie der Wirbelsäule und den Knien zu riskieren.

Lassen Sie sich in jeder Haltung mit weiter, offener Aufmerksamkeit nieder. Nachdem Sie sich um die grundlegenden Details der Ausrichtung gekümmert haben, die für Sicherheit und Leichtigkeit sorgen, lassen Sie Ihre Aufmerksamkeit in den Empfindungen im Atem und im Körper ruhen. Nehmen Sie wahr, was Ihre Aufmerksamkeit automatisch anzieht: Die Atembewegung? Die Nachjustierung Ihrer Ausrichtung? Die intensiven Empfindungen, die die Haltung in bestimmten Bereichen erzeugt?

Während Sie die Haltung halten, werden die Empfindungen wahrscheinlich allmählich intensiver. Nehmen Sie diese intensiven Empfindungen als Fokuspunkt für Ihre Aufmerksamkeit. Interessieren Sie sich genau wie in Woche 2 für die genauen Details Ihrer Erfahrung: Kribbeln, Brennen, Pochen, Pulsieren. Und nehmen Sie auch wahr: Erleben Sie diese Empfindungen als angenehm? Unangenehm? Weder noch? Stellen Sie fest, dass Sie vor ihnen flüchten wollen? Oder tiefer in sie hineingehen? Verwenden Sie nicht viel Zeit aufs Analysieren; wenn sich keine Gefühlstönung unmittelbar ankündigt, lassen Sie die Empfindung sich einfach weiter entfalten.

Nehmen Sie wahr, ob Sie die Tendenz haben, die angenehmen Empfindungen zu verstärken oder in die Länge zu ziehen. Sie müssen diesen Impuls nicht verurteilen, es ist eine ganz normale menschliche Reaktion. Werden Sie stattdessen neugierig: Wo in Ihrem Körper können Sie diesen greifenden Impuls spüren? Ist das Gefühl des Greifens an sich angenehm oder unangenehm? Verstärkt oder vermindert es Ihre Fähigkeit, das Vergnügen in sich aufzunehmen? Probieren Sie aus, ob Sie das Greifen lösen können, und zwar dort, wo es in Ihrem Körper stattfindet (eine subtile Verspannung am Hinterkopf oder die Zunge, die fest gegen den Gaumen gepresst ist), und dabei das Angenehme noch immer genießen können.

Nehmen Sie auch die Impulse wahr, unangenehme Empfindungen zu vermeiden, indem Sie sich verkrampfen oder sie von sich wegschieben. Auch hierbei handelt es sich um instinktive biologische Reaktionen – verurteilen Sie sie also nicht, und versuchen Sie auch nicht, sie los zu werden. Nehmen Sie einfach wahr: Wo ist Aversion in Ihrem Körper? Ist das Gefühl des Zusammenziehens und Wegschiebens angenehm oder unangenehm? Was geschieht, wenn Sie sich in die Aversion selbst hinein und um sie herum entspannen? Versuchen Sie, die Erfahrung einfach zu benennen: *Meine Hüfte brennt und kribbelt. Es ist unangenehm.* Wie fühlt es sich an, das Unangenehme in Ihr Gewahrsein miteinzuschließen?

Driften Sie ab, wenn nicht viel los zu sein scheint? Versuchen Sie stattdessen, diese „neutrale" Erfahrung zu erkunden. Welche subtilen Gefühle entstehen? Können Sie sich wirklich dafür interessieren, wie es sich anfühlt, gelangweilt zu sein?

Während die Minuten vergehen, nehmen Sie wahr, ob Sie ungeduldig auf das Klingeln des Timers warten. Wenn er dann ertönt, nehmen Sie Ihre Gefühle wahr. Empfinden Sie Erleichterung, wenn Sie aus der Haltung herauskommen? Oder Enttäuschung?

Woche 8: Ich liebe es! Ich hasse es! Ich bin zu Tode gelangweilt!

ÜBUNG 8.38
Ein paar Ihrer liebsten Dinge (30 – 60 Minuten)

Stellen Sie für diese Übung eine Yogasequenz zusammen, die einzig aus Ihren allerliebsten Haltungen, Pranayama-Praktiken und Flows besteht – ein Vinyasa, schön wie Regentropfen auf Rosenblättern und genüsslich wie das Schnurren eines Kätzchens. Sie können die Sequenz im Voraus planen oder einfach spontan eine Haltung aus der nächsten entstehen lassen: mmm, das hat sich gut angefühlt, was will ich als nächstes machen?

Machen Sie dies zu einer Übung, Genussvolles auszukosten. Wenn Sie mit Ihrer Yogasequenz anfangen, nehmen Sie bewusst das Vergnügen wahr, das Sie in jeder einzelnen Geste spüren. Lassen Sie es vom Zentrum der Dehnung durch Ihren gesamten Körper und darüber hinaus strahlen. Lassen Sie jede Erfahrung vollständig auf sich wirken, bevor Sie sich weiter bewegen.

Manchmal schreckt unser Geist vor dem Vergnügen sogar noch mehr zurück als vor dem Schmerz, so als ob dadurch, dass wir uns einfach gut fühlen, unser ganzes Identitätsgefühl bedroht sei. Driften Sie ab und verpassen freudvolle Momente? Kommen Sie sich vor, als würden Sie schummeln, weil Sie nichts Herausforderndes machen?

Untersuchen Sie, ob es zwischen dem, was Sie für angenehm halten und dem, was Sie wirklich zufrieden macht, Diskrepanzen gibt. Enthalten Ihre Lieblingshaltungen auch unangenehme Momente? Genießen Sie Ihre Praxis, während Sie sie machen, oder mehr, wenn Sie sie beendet haben?

Nehmen Sie, wie in Übung 8.37, wahr, ob das Vergnügen an Ihrer Praxis mit einem Gefühl des Greifens einhergeht, mit einer Art Kontraktion um das Vergnügen herum, im Versuch, es festzuhalten. Verstärkt das Greifen Ihr Vergnügen? Oder wird es dadurch eher geschmälert?

Zwölf Wochen

ÜBUNG 8.39
Schwierige Zeiten (30 – 60 Minuten)

Sie haben es bereits geahnt… Stellen Sie sich jetzt eine Praxis zusammen, die aus den Haltungen besteht, die Sie am wenigsten mögen – diejenigen, in denen Sie nicht gut sind oder bei denen Sie die Zähne zusammenbeißen. Nehmen Sie dazu keine riskanten Asanas, auf die Sie körperlich nicht vorbereitet sind, sondern einfach solche, die in Ihnen ein Gefühl der Entmutigung auslösen, sobald der Lehrer sie auch nur ankündigt.

Während Sie sich in die Sequenz von Haltungen bewegen, nehmen Sie wahr, was genau sie so unangenehm macht: Eine intensive körperliche Empfindung? Die Frustration darüber, sie nicht „richtig" machen zu können? Ein beunruhigendes Gefühl, das dabei aus Ihrem Gewebe herausgepresst wird? Wie fühlt es sich an, dieses Gefühl einfach als „unangenehm" zu benennen und mit den Haltungen fortzufahren? Sind in der Erkundung einer Haltung, die Sie nicht mögen, auch angenehme Momente verborgen?

Wie fühlt sich Ihr Körper an, wenn Sie am Ende der Praxis in Savasana ruhen? Wie geht es Ihrem Herzen? Wie geht es Ihrem Geist?

In Ihrer Sitzmeditation in dieser Woche

Nehmen Sie sich in dieser Woche jeden Tag mindestens 20 bis 30 Minuten Zeit für die Sitzmeditation – lange genug, damit ein paar Herausforderungen auftauchen. Nehmen Sie sich zu Beginn der Praxis einige Minuten, um Leichtigkeit, Offenheit oder andere positive Empfindungen, falls sie vorhanden sind, anzuerkennen, und auch um hineinzuspüren, wo Sie vielleicht Schmerz oder Unbehagen empfinden. Richten Sie Ihren Fokus dann auf Ihren Körper und Ihren Atem.

Wenn Sie feststellen, dass Sie von einer Flutwelle an Gedanken mitgerissen wurden, nehmen Sie sich, bevor Sie zu Ihrem Anker zurückkehren,

Woche 8: Ich liebe es! Ich hasse es! Ich bin zu Tode gelangweilt!

einen Moment, um wahrzunehmen, was Sie mitgerissen hat und welche Gefühlstönung damit einhergeht. Haben Sie sich in angenehmen Phantasien verloren? Apokalyptischen Sorgen? Oder sind Sie einfach umhergedriftet? Denken Sie nicht zu viel darüber nach. Nehmen Sie einfach wahr, ob sich eine Gefühlstönung ankündigt. Verneigen Sie sich innerlich anerkennend davor: *Ich grüße dich, angenehmer Tagtraum. Ich grüße dich, schmerzender Knoten in der Mitte meines oberen Rückens.* Kosten Sie die darin enthaltende angenehme oder unangenehme Qualität. Lassen Sie Ihre Aufmerksamkeit dann zu Ihrem Anker zurückkehren.

In Ihrem Alltag in dieser Woche

Während Sie durch das Vinyasa Ihres Lebens fließen, fahren Sie damit fort, sich der Gefühlstönung Ihrer Erfahrung zu öffnen. Widmen Sie den überraschenden Nuancen besondere Aufmerksamkeit. Vielleicht finden Sie das Geschirrspülen unangenehm; aber für Ihre Hände fühlt es sich gut an, in das warme Seifenwasser einzutauchen? Vielleicht genießen Sie es, zu reisen, aber ist es unangenehm, sieben Stunden lang in einem Flugzeug zu sitzen? Und was ist mit den neutralen Phasen, in denen Sie einfach abdriften? Was entfaltet sich, wenn Sie in diesen Phasen aufmerksam sind?

Ressourcen

Rick Hansons Buch *Buddha's Brain* (Dtsch. Titel: *Das Gehirn eines Buddha: Die angewandte Neurowissenschaft von Glück, Liebe und Weisheit*) und *Hardwiring Happiness* (Dtsch. Titel: *Denken wie ein Buddha – Gelassenheit und innere Stärke durch Achtsamkeit*) sind lesenswert, um zu verstehen, wie unsere Gehirne neurobiologisch dazu veranlagt sind, auf angenehme, unangenehme und neutrale Empfindungen zu reagieren. Thich Nhat

Zwölf Wochen

Hanhs *Present Moment, Wonderful Moment* bietet eine ebenso poetische wie praktische Anleitung zur Verwandlung von neutralen Erfahrungen in angenehme.

WOCHE 9

Ins Herz nach Hause kommen

Auf Meditationsretreats berichten Yogis oft von ungewöhnlich lebhaften Träumen. Es ist ein Aufleuchten des Unbewussten, während das Bewusste allmählich stiller wird, genau wie die Sterne heller am Nachthimmel leuchten, wenn Sie weit entfernt von den Lichtern der Stadt campieren.

Vor einigen Jahren leitete ich ein kleines Retreat für Frauen in einem abgeschiedenen Meditationsraum im zweiten Stock eines Retreatzentrums. Zur gleichen Zeit nahmen unten im Haupttempel fünfundsechzig Psychotherapeuten an einem anderen Retreat in Stille teil. In der dritten Nacht, als der Druckkochtopf der intensiven Praxis zu dampfen begann, träumte ich, alle Psychotherapeuten hätten ihre verrücktesten Klienten mitgebracht. Das Retreatzentrum hatte sich in ein Irrenhaus wie aus einem zweitklassigen Film verwandelt – Yogis in verschiedenen Stadien geistiger Desintegration wanderten umher, wehklagend und sich die Haare raufend. Eine Therapeutin sah genau wie Miss Trunchbull aus, die bösartige Schuldirektorin aus dem Kinderfilm *Matilda*, die immer damit drohte, ungehorsame Kinder in einen dunklen, mit Metallspitzen ausgekleideten Schrank zu sperren. Mit einem Knebel vor einem ihrer Klienten herumfuchtelnd zischte Miss Trunchbull: „Sie wissen doch, wenn Sie sich nicht beruhigen, muss ich Sie ruhig stellen!"

Genau so fühlt sich Meditationspraxis manchmal an. Wenn wir unsere Praxis beginnen, bringen wir alle unsere verrücktesten Klienten mit, nämlich die wütenden, trauernden, wilden Aspekte unserer Psyche. Und wir kommen auch in Kontakt mit der inneren Miss Trunchbull, die einfach nur will, dass die Verrücktesten den Mund halten, auch wenn man sie dazu knebeln muss.

Diesen Charakteren zu begegnen kann durchaus erschreckend sein. Sie setzen sich auf Ihr Meditationskissen und erwarten, dass Ihre Meditation sich wonnevoll oder zumindest doch handhabbar gestaltet. Wie schwer kann es denn bitteschön schon sein, einfach nur da zu sitzen und mit sich selbst gegenwärtig zu sein, eine halbe Stunde lang, eine Stunde, einen Tag oder eine Woche? Und dann fangen die inneren Stimmen an, zu zetern. Vor Jahrzehnten las ich ein Buch, in dem es enthusiastisch hieß: „Meditation ist wie an einem heißen Sommertag ein köstliches, kühles Eis zu essen." „Nein," dachte ich, das Buch zur Seite legend. „Meditation ist wie in einem dunklen Schrank eingesperrt zu sein, und zwar nebst einer Verrückten mit Megaphon."

Diese Verrückte mag schluchzen, kreischen, lachen oder tanzen. Vielleicht macht sie Sie fertig für all die idiotischen Sachen, die Sie getan haben, oder auch all die brillanten, die Sie *nicht* getan haben. Vielleicht erzählt sie Unterhaltungen nach, die Sie vor zwanzig Jahren mit Ihrer Freundin geführt haben, oder die Sie gerne nächste Woche mit Ihrem Chef führen würden. Sie ist leidenschaftlich, voller Bedauern, ekstatisch, eifersüchtig, aufsässig – und völlig, wirklich *völlig* jenseits Ihrer Kontrolle.

Zum Glück müssen Sie keinen Knebel schwingen. Bei Achtsamkeit geht es nicht darum, Ihr inneres Irrenhaus in ein weltabgewandtes, stilles Kloster zu konvertieren, in dem zölibatäre Mönche und Nonnen Rosenkränze rezitieren. Es geht darum, herauszufinden, wer die Insassen sind und was sie Ihnen möglicherweise zu sagen haben.

In den nächsten paar Wochen werden wir uns darauf konzentrieren, unsere Yogapraxis dazu zu nutzen, eine weise Beziehung mit den Bewohnern dieser inneren Welt zu entwickeln. Dieses Gebiet wird in der buddhistischen Psychologie die dritte Grundlage der Achtsamkeit genannt und etwas gebräuchlicher als „Achtsamkeit auf den Geist" übersetzt.

Erinnern Sie sich daran, dass in der Sprache des Buddha und der historischen Yogis *Herz* und *Geist* mit ein und demselben Wort bezeichnet wurden. Die meisten modernen Praktizierenden erleben sie jedoch als zwei separate, wenn auch eng miteinander verknüpfte Phänomene: die Emotionen als die unverarbeiteten Inhalte unseres Herzens und die Gedanken als die Erzählerstimme in unserem Kopf, die die Emotionen sowohl auslöst als auch versucht, sie zu erklären. Wir werden unsere Untersuchungen in dieser Woche also auf emotionale Inhalte konzentrieren und uns dann der Natur des geschichtenerzählenden Geistes zuwenden.

Erinnern Sie sich jedoch daran, dass unsere Emotionen den Projektor in unserem Kopfkino mit Energie versorgen. Die Geschichten, die wir uns selbst erzählen, können einen Feuersturm im Trockenholz unseres Herzens in Gang setzen. Wenn wir unsere Emotionen erkunden, untersuchen wir unausweichlich auch die Natur unserer Gedanken. Und in der Untersuchung der Gedanken verfolgen wir diese zurück zu den Emotionen, die sie befeuern.

Den emotionalen Körper kennenlernen

In den vergangenen Wochen haben Sie sich in Ihrer Yogapraxis bewusst in die dunklen, vernachlässigten Ecken Ihres Körpers begeben und gelöst, was verfestigt war, gefühlt, was taub war und auf diese Weise gefrorene Flüsse schmelzen lassen. Das Gleiche geschieht dabei unweigerlich mit

Ihrem emotionalen Körper. Vielleicht rollen Sie aus dem Schulterstand zurück und brechen in Tränen aus. Vielleicht lösen Sie sich aus einer Rückbeuge in einen Lachanfall.

Ihre Lebenserfahrungen sind in den angespannten Kiefer und das verkrampfte Zwerchfell eingeschlossen. Sie sind in Ihre neuronalen Netzwerke eingeschrieben, in Ihr myofasziales Netz eingewebt. Und wenn Sie dann Ihren Körper öffnen, tanzen Geister und Dämonen, freudestrahlende oder auch wutentbrannte *Dakinis*, Witzbolde und Narren heraus.

In der yogischen Kosmologie bewohnen Gedanken und Emotionen das Reich des *manomayakosha*, oder des mentalen Körpers, der sich mit dem physischen Körper (*annamayakosha*) wie auch dem Atem- und Energiekörper (*pranamayakosha*) überschneidet und auch beide durchdringt. (Mehr zu den Koshas siehe *Die Körper-Geist-Matrix,* Seite 64.) Körper, Atem, Herz und Geist befinden sich in permanenter Kommunikation miteinander.

Sie müssen nicht an yogische Kosmologie glauben, um diese Wechselwirkung zu beobachten. Spüren Sie Ihren verspannten Nacken, während Sie Ihre E-Mails checken: *Ich habe Panik, dass ich nicht alles, was auf meiner Liste steht, schaffe, und die Leute merken, dass ich nicht gut genug bin!* Spüren Sie den angespannten Kiefer unter Ihrem aufgesetzten Lächeln, wenn Sie auf der vollen Party nach der Käseplatte greifen: *Meine Hosen sitzen zu eng, die Musik ist zu laut und die Ansichten dieses Menschen zum Klimawandel gehen mir echt auf die Nerven.*

Im Gesang Ihres Körpers verbinden sich die Stimmen der Vergangenheit und der Gegenwart: der Schlag von Schwester Mary Monicas Lineal auf Ihre fünf Jahre alte Handfläche, das Schleudertrauma in Ihrem Nacken aus der Abschlussballnacht, in der das Auto auf der vereisten Brücke wegrutschte, die über Generationen weitergegebene Trauer eines Ururgroßvaters, der in Gefangenschaft war.

Die zweite Zeile der Yoga Sutren des Patanjali, die oft in Yogastunden zitiert wird, lautet „*Yoga citta vritti nirodha,*" was im Allgemeinen als „Yoga ist das Stillwerden der Bewegungen des Geistes" übersetzt wird.

Das kann unter den Yogis zu dem Missverständnis führen, dass wir für Stille in unseren Gefühlen und Gedanken sorgen müssen, um Yoga und Meditation richtig zu praktizieren.

Aber bei der Achtsamkeit auf Emotionen geht es nicht darum, sie mit spirituellem Ajax weg zu scheuern, als ob es sich bei ihnen um hässliche Flecken auf der makellosen Badewanne unseres Bewusstseins handelte. Emotionen, sogar die schmuddeligen, schmerzhaften oder peinlichen, sind ein unverzichtbarer Bestandteil des Ökosystems unserer Psyche, genau so natürlich und essentiell wie die Schwalben, die durch die Zweige der Eiche huschen oder die Würmer, die sich durch die Bananenschalen im Kompost graben. Bei Achtsamkeit geht es darum, sich einer weisen und verbundenen Beziehung mit ihnen zu öffnen und zugleich zu spüren, dass wir mehr sind als unsere Emotionen. Mir gefällt die Übersetzung von „Yoga citta vritti nirodha" des Yogalehrers Richard Miller: „Yoga ist, wenn wir in unserer wahren Natur und als unsere wahre Natur verweilen – Stille – das heißt, ohne Bewegung, egal ob der Geist, der in der Bewegung von Gedanken besteht, sich bewegt oder nicht."

Bezüglich der dritten Grundlage der Achtsamkeit lautet die Anweisung des Buddha, uns der Zustände von Herz und Geist bewusst zu sein, die für unsere Praxis besonders bedeutsam sind, wie die An- oder Abwesenheit von Verlangen, Hass, Ignoranz, Widerspruch und Ablenkung: „Wenn sein Geist etwas hasst, ist sich der Praktizierende bewusst, ‚Mein Geist hasst'. Wenn sein Geist nicht hasst, ist er sich bewusst ‚Mein Geist hasst nicht'. ... Wenn ihr Geist abgelenkt ist, ist sie sich bewusst, ‚Mein Geist ist abgelenkt'. Wenn ihr Geist nicht abgelenkt ist, ist sie sich bewusst ‚Mein Geist ist nicht abgelenkt'." Die Bewusstheit selbst ist am wichtigsten, nicht das, was durch sie hindurchfließt.

Wenn Sie eine bewusste und respektvolle Beziehung zu Ihren Emotionen haben, können Sie klug auf sie reagieren anstatt blind. Und selbst die düstersten unter ihnen können zu Kompost in Ihrem spirituellen Garten werden. In dem buddhistischen Text Vimilakirti Nirdesa Sutra heißt es: „Blumen wie der blaue Lotus, der rote Lotus, der weiße Lotus wachsen nicht auf dem Boden der Wildnis, sondern in den Sümpfen und Morasten. Ebenso wachsen die Buddha-Qualitäten in jenen Lebewesen, die wie Sümpfe und Moraste sind."

Wenn Sie mit den Labyrinthen Ihrer eigenen emotionalen Welt vertrauter werden, können Sie auch die der anderen Menschen in all ihrer Komplexität annehmen. Sie können der Freundin beistehen, die um ihren gerade verstorbenen Mann trauert, ohne dass bei Ihnen selbst unterschwellige Panik ausgelöst wird: *Was, wenn das mir passieren würde?* Sie können die Wut oder Eifersucht Ihres Partners aushalten, wenn Sie mit diesen Gefühlen in sich selbst klarkommen.

Asanas und Gefühle

Damit Sie die Yoga-Asana-Praxis bewusst dazu nutzen können, in den stürmischen Wellen der Gefühle zu navigieren, müssen Sie zunächst Ihren emotionalen Körper in seinem Ist-Zustand kennenlernen und dann geschickt mit ihm arbeiten, um Kontraktionen zu lösen und positive Qualitäten zu fördern. In dieser Woche werden wir uns auf den ersten Teil konzentrieren, darauf, mit dem emotionalen Körper vertraut zu werden. In Woche 11 werden wir dann mit der Kraft der Transformation in Berührung kommen, die den yogischen Praktiken innewohnt.

Der Grundpfeiler der Achtsamkeit auf die Gefühle ist die Fähigkeit, aushalten zu können, was auch immer aufsteigt. Es ist, wie wenn Sie sich mit Ihrer mitfühlenden Aufmerksamkeit selbst eine Umarmung schenken würden, und zwar ohne den Anspruch, etwas in Ordnung bringen zu müssen.

Skyes frühere Vorschullehrerin Leslie Grant, eine langjährige Achtsamkeitspraktizierende, bringt den Kindern bei, sich ihr Herz als einen Ozean und die Gefühle als Fische, die hindurch schwimmen, vorzustellen: *Hier kommt der Wut-Fisch! Und hier ist der Freude-Fisch!* Die Vorschulkinder sind richtig begeistert über das Spiel und lieben es insbesondere, durch den Raum zu rennen und die verschiedenen Eigenschaften der Fische zu spielen. (Vielleicht wollen Sie das auch einmal probieren. Allerdings sollten Sie nicht den Fehler begehen, es in der Essenspause zu tun, denn sonst verschütten Sie wahrscheinlich Ihr Getränk.) In diesem Spiel ist eine wichtige Wahrheit verkörpert: Ihre Gefühle, selbst die buntesten unter ihnen, sind nicht, wer Sie sind. Sie schwimmen einfach nur zufällig durch Sie hindurch.

Eine achtsame Asana-Praxis kann diese unmittelbare Intimität mit den Gefühlen auf mehrere Weise fördern.

Sie fördert Ihre Fähigkeit, sich starken Gefühlen zu öffnen. Durch achtsame Asanas haben Sie geübt, bei intensiven Empfindungen zu bleiben, ohne nach ihnen zu greifen, sie wegzuschieben oder zu ignorieren. Jetzt können Sie sich das zunutze machen, um sich auch starken Gefühlen zu öffnen, selbst den schwierigen unter ihnen.

Wenn ein emotionaler Sturm aufzieht, bringt die Asana-Praxis Stabilität ins Nervensystem und gibt Ihnen dadurch das nötige Vertrauen, ihn durch Sie hindurch fegen zu lassen, ohne zu fürchten, dass er Sie wegbläst. Standhaltungen verwurzeln Sie in der Erde. Rückbeugen lehren Sie, ein gepanzertes Herz zu öffnen. Vorwärtsbeugen trainieren Ihren Körper in der Kunst der Hingabe.

Gefühlen, die ansonsten überwältigend sein können, wie Trauer oder Angst, kann man sich als körperlichen Empfindungen öffnen: Spannung im Kiefer oder im Beckenboden, ein Knoten in den Schultern, Hitze im Gesicht. Wenn Sie mit ihnen als körperlicher Empfindung einfach gegenwärtig sein können, sind sie oft weniger bedrohlich. Sie können sich aus der Geschichte, die diese Gefühle begleitet, hinaus und ins direkte Erleben hineinbewegen.

Sie erhöht Ihre Sensibilität. Sie haben die Kunst geübt, selbst subtile Fluktuationen von Druck, Hitze, Spannung und Entspannung aufzuspüren.

Diese Sensibilität können Sie jetzt nutzen, um auch Ihre Gefühle aufzuspüren – ohne sich in den damit einhergehenden Geschichten zu verstricken.

Manchmal machen sich Gefühle zuerst als Konstellation von körperlichen Empfindungen bemerkbar. Während Sie in einer gestützten Rückbeuge ruhen, bemerken Sie vielleicht einen Druck in der Brust und im Hals; wenn Sie aufmerksam dafür sind, wird es enger und beginnt zu pochen. Sie bleiben bei der Enge, bis sie weicher wird und die Tränen fliessen. Erst dann wird Ihnen klar: *Ich bin wirklich traurig.* In einer lange gehaltenen Taubenhaltung fangen Ihre Hüften an zu brennen. Nach einigen Minuten löst sich das Brennen auf, und Sie bemerken Sie eine Kontraktion im Beckenboden. Während Sie Ihren Beckenboden entspannen, löst sich Ihr Kiefer, und plötzlich wissen Sie: *Ich bin total wütend.*

Sie befreit eingeschlossene Gefühle. Wenn Sie Ihren Körper öffnen, löst sich verschüttete Wut und Trauer aus Ihrem Gewebe. Ihre innere Welt wird immer zugänglicher. Das bedeutet nicht, dass Sie die Vergangenheit ausgraben oder sich in einer rauschhaften Katharsis verausgaben müssen. Tatsächlich ist eines der schönen Dinge an einer Asana-Praxis, dass die Gefühle oft abfliessen, sei es in einem Lachanfall oder in einem Tränenschauer, ohne dass Sie sie analysieren müssen.

Aufmerksam sein

Damit sich eine Asana-Praxis von einem körperlichen Fitnesstraining in eine Gefühlserforschung verwandeln kann, ist es entscheidend, worauf Sie Ihre Aufmerksamkeit richten. Wenn Sie eine Vorbeuge mit weit geöffneten Beinen machen und Ihre Aufmerksamkeit dabei vor allem auf die körperliche Ausrichtung und die Muskeldehnung gerichtet ist, wird dort auch die meiste Transformation geschehen. Wenn Sie in der gleichen Haltung Ihre Aufmerksamkeit auf den Zustand Ihres Herzens richten, wird vor allem dort etwas geschehen.

Woche 9: Ins Herz nach Hause kommen

Manchmal kann man so besessen davon sein, den Oberschenkelkopf ganz präzise in seinem Gelenk auszurichten, dass man die Angst, die dieses Unterfangen antreibt, gar nicht bemerkt. Man ist so damit beschäftigt, das Gleichgewicht im Handstand zu finden, dass man die Selbstverurteilung nicht bemerkt, die einen jedes Mal, wenn man hinaus kippt, durchfährt. Man ist so fixiert auf die Positionierung der Hände in einer Rückbeuge, dass man die Freude nicht genießt, die aufsteigt, wenn sich das Herz öffnet.

Natürlich wird auch eine Asana-Praxis, die sich vor allem auf den körperlichen Aspekt konzentriert, den emotionalen Zustand verändern, ebenso wird sich eine Praxis, die vor allem auf emotionale Sensibilität konzentriert ist, auf die Muskulatur auswirken. Doch worauf Sie Ihre Aufmerksamkeit richten, wird einen entscheidenden Einfluss darauf haben, wie sich Ihre Praxis entfaltet und wie sie sich in Ihrem Leben jenseits der Matte manifestiert.

Und genau wie bei den körperlichen Empfindungen werden Sie dadurch, dass Sie aufmerksam sind, lernen, dass Gefühle, die Sie für unveränderlich hielten – Ihre Angst vorm Fliegen, die Zuneigung zu Ihrer Katze – sich in Wirklichkeit stets verändern.

Vielleicht sagen Sie sich: *Ich bin verliebt.* Aber fühlt sich *verliebt* in jedem Moment gleich an? Was ist mit diesem einen Augenblick in Ihrem Urlaub auf Bali, als Sie am ersten Tag nach dem Frühstück mit ihm Hand in Hand am Strand entlang gehen wollten, aber er stattdessen sein iPad zückte, um die *New York Times* zu lesen, wonach er Ihrer Meinung nach auf irgendwie zwanghafte Weise süchtig ist? Während Sie den Umzugswagen, der Ihr gesamtes Mobiliar enthält, die Autobahn entlang steuern, denken Sie vielleicht, *Ich bin traurig, diese Stadt nach fünfzehn Jahren zu verlassen.* Aber beinhaltet diese Geschichte auch den Schauer freudiger Aufregung, mit der Sie einem neuen Leben entgegen fahren?

Schauen Sie sich die Geschichte mit dem Titel „Ich bin verliebt" oder „Ich bin traurig" ganz genau an, und sie wird sich in einen Fluss einzigartiger Momente auflösen. Und dieser sich ständig wandelnde Fluss ist

Zwölf Wochen

viel interessanter als jede Geschichte, die Sie darum herum verfestigen, in etwa so, wie eine Reise um so vieles reichhaltiger ist, als die Fotos, die Sie nach Ihrer Rückkehr posten.

Im Verlauf Ihres Lebens gehen Sie vielleicht durch ausgedörrte Wüsten der Trauer, und währenddessen erscheint es Ihnen, als ob Sie nie wieder glücklich sein werden. Doch Sie werden letztendlich wieder herauskommen. Und Moment für Moment stellt sich heraus, dass das, was Sie für dauerhaft hielten, wie etwa ein Schmerz im Bein, fließend ist. Gefühle, von denen Sie dachten, sie würden jahrelang anhalten, dauerten vielleicht nur 15 Sekunden an. Es war nur die Geschichte, die gleich blieb.

Wenn Sie das erst einmal sehen, schenken Sie den endlosen Geschichten Ihres Geistes wahrscheinlich weniger Glauben. Unsere Geschichten können sich zu Fahrrinnen verfestigen, die die scheppernden Straßenbahnen unserer Gedanken dann wieder und wieder entlang rollen. Doch das tatsächliche Szenario, durch das diese Wägen fahren, wandelt sich die ganze Zeit. Steigen Sie also aus der Straßenbahn und schauen Sie sich eine Weile um. Öffnen Sie sich für die größere Perspektive.

DAVID LE

Die Gefühle im Zaum halten

David Le ist Polizeibeamter in Santa Ana, Kalifornien, und hat zweimal das Mindfulness Yoga Training in Spirit Rock absolviert.

Vor einigen Jahren untersuchte ich einen Mordversuch. Ein Sechzehnjähriger hatte versucht, seine Mutter zu erstechen. Ich ging ins Krankenhaus, um mit der Mutter zu sprechen. Am nächsten Tag führte ich noch weitere Untersuchungen durch und verhaftete dann den Sechzehnjährigen.

In meinem Beruf wurde meine Willenskraft trainiert – die Kraft, zu erobern und zu siegen. Meine Praxis des achtsamen Yoga hingegen hat mich gelehrt,

Woche 9: Ins Herz nach Hause kommen

meinen Körperempfindungen und den Gefühlen, die damit einhergehen, zu folgen. Mein Job als Polizeibeamter war es, ein Geständnis von dem Jungen zu bekommen: Plan A, Plan B und dann Plan C zu haben, um den Verdächtigten zu überlisten und ihn im Sinne der öffentlichen Sicherheit hinter Gitter zu bringen. Als ich ihn befragte, verspürte ich Druck in meiner Brust. Mein Atem war hart, nicht langsam und gleichmäßig. Ich spürte auch etwas Druck in meinem Bauch.

Diese Körperempfindungen machten mir klar, dass ich wütend auf ihn war. Ich hatte Vorurteile über ihn und blickte auf ihn herab. Meine Urteile stiegen in mir auf. Ich konnte das nur sehen, weil ich mit meinem Körper im Kontakt war. Auf einmal war ich in der Lage, meine Urteile zu beobachten, während ich mit dem Verdächtigten sprach.

Als ich das Urteil erst einmal erkannte, konnte ich meine Identifikation damit lösen. Dann stieg in mir Mitgefühl mit ihm auf. Ich verlangsamte und fing an, mit ihm von Mensch zu Mensch zu sprechen, nicht wie ein Beamter mit einem Verdächtigten. Ich konnte eine innere Weite in mir finden, und auch er konnte Weite in sich spüren. Er war in der Lage, sich zu besinnen und mir einen vollständigen Bericht darüber zu geben, was geschehen war.

Er war gänzlich identifiziert mit der Geschichte darüber, was seine Mutter getan und was ihn wütend gemacht hatte. Als ich mein Urteil fallen ließ, nachdem ich alle Informationen erhalten hatte, die mein Job verlangte, konnte ich mich darauf konzentrieren, ihm zu helfen. Ich half ihm, seine Aufmerksamkeit von der Geschichte zu der Wut, die er in seinem Körper spürte, zu verschieben. Ich konnte ihm eine andere Methode vermitteln, um mit seinen Gefühlen umzugehen.

Meine Haltung meiner Arbeit gegenüber hat sich durch meine Yogapraxis verändert. Ich versuche jetzt nicht mehr, andere Menschen oder die Umstände zu ändern. Ich versuche einfach, an mir selbst zu arbeiten. Egal, was für einen Anruf ich bekomme – ob es sich um Diebstahl, häusliche Gewalt, die Untersuchung eines Todesfalls oder einen Angriff mit einer tödlichen Waffe handelt – ich muss einfach mit mir selbst in Kontakt sein. Ich kann meine Gefühle erkennen und auch, ob es angemessener ist, bei ihnen zu bleiben oder meine Identifikation damit zu lösen. Es gibt noch immer Gewalt da draußen. Aber ich versuche einfach, mit meinem eigenen Sein zu arbeiten.

Zwölf Wochen

WOCHE 9 ÜBUNGEN

Übung 9.40:	Check-in mit Herz und Geist (5 – 10 Minuten)	(Seite 288)
Übung 9.41:	Den emotionalen Körper im Asana-Flow spüren (30 – 60 Minuten)	(Seite 290)
Übung 9.42:	Den emotionalen Körper in langen Yin-Haltungen spüren (30 – 60 Minuten)	(Seite 293)

Bei den Übungen in dieser Woche handelt es sich nicht um bestimmte Asanas oder Atemtechniken; vielmehr um Erforschungen und Aufmerksamkeitshaltungen, die Ihnen helfen können, Ihre Bewusstheit für Ihren emotionalen Körper zu steigern. Beginnen Sie jeden Tag mit der Übung *Check-in mit Herz und Geist* (Seite 288). Gehen Sie dann, wenn Sie eher dynamisch und körperlich praktizieren möchten, zu der Übung *Den emotionalen Körper im Asana-Flow spüren* (Seite 290) über, und wenn Sie eine eher erholsame Übung machen möchten, versuchen Sie es mit *Den emotionalen Körper in langen Yin-Haltungen spüren* (Seite 293). Schließen Sie mit 20 bis 30 Minuten Sitzmeditation ab, bei der Sie die Achtsamkeit auf die Gefühle besonders betonen (siehe *In Ihrer Sitzmeditation in dieser Woche,* Seite 296).

ÜBUNG 9.40
Check-in mit Herz und Geist (5 – 10 Minuten)

Im Check-in in dieser Woche richten Sie Ihre Aufmerksamkeit insbesondere auf Ihren emotionalen Zustand, und zwar vor allem darauf, wie er sich in Ihrem physischen Körper widerspiegelt.

Woche 9: Ins Herz nach Hause kommen

Begeben Sie sich zu Beginn Ihrer Praxis für 5 bis 10 Minuten in eine bequeme, sitzende, liegende oder stehende Meditationshaltung und machen Sie die angeleitete Meditation *Check-in mit Körper, Herz und Geist* aus Woche 5 (Seite 202). Konzentrieren Sie sich in dieser Woche besonders auf den Zustand Ihres Herzens. Öffnen Sie sich dem, was geschieht, mit freundlichem Interesse. Manchmal werden Ihre Gefühle lebhaft sein: *Ich bin aufgeregt. Ich bin ängstlich. Ich bin traurig.* Andere Male fühlen Sie möglicherweise nicht viel, was ebenso in Ordnung ist.

Wenn Ihre Gedanken sich im Kreis drehen, fragen Sie sich, ob eine Emotion die Maschine Ihres Geistes anheizt. Denken Sie daran, dass Ihre Gefühle sich vielleicht einfach als Muster körperlicher Empfindungen ausdrücken: *Emotional ist nicht viel los, aber mein Kiefer ist verkrampft und die Muskeln um meine Augen herum sind verspannt.* Manchmal sprudelt der emotionale Inhalt erst an die Oberfläche, wenn diese körperlichen Verengungen sich im Laufe einer achtsamen Asana-Praxis zu lösen beginnen. Beeilen Sie sich also nicht, irgendetwas herauszufinden oder in Ordnung zu bringen. Wichtig ist, dass Sie Ihre Praxis damit beginnen, eine Botschaft in die tiefsten Schichten Ihres emotionalen Seins zu schicken: *Ich bin hier und höre Dir zu, wenn Du sprechen möchtest.*

Falls ein starkes Gefühl da ist, widerstehen Sie der Anziehungskraft der dazu gehörenden Geschichte. Lokalisieren Sie stattdessen die Emotion als Körpergefühl.

Nehmen Sie auch wahr, ob Sie diese Emotion als angenehm oder unangenehm empfinden. (Genau wie körperliche Empfindungen werden auch Gefühle im Allgemeinen von einer Gefühlstönung begleitet.) Wenn Sie glücklich oder gelassen sind, gibt es vielleicht eine passende Geschichte darüber, was Sie sich so gut fühlen lässt – *Das ist ein Zeichen, dass es mit meiner spirituellen Praxis wirklich voran geht* – und wie Sie dieses Gefühl aufrechthalten können: *Ich mache jetzt ganz viele Rückbeugen um mein Herz noch weiter zu öffnen!* Wenn Sie sich traurig oder wütend fühlen, nehmen Sie wahr, ob Sie dieses unangenehme Gefühl wegschieben möchten: *Ein paar Handstände werden mich aufmuntern.*

Rezitiert Ihr Geist die verschiedenen Umstände, die zu Ihrem Kummer geführt haben, und entwirft Strategien, um sie ein für alle Mal zu beseitigen?

Denken Sie daran, dass Sie nicht nach etwas graben müssen. Auch müssen Sie unangenehme Gefühle oder zwanghafte Gedanken nicht loswerden, bevor Sie mit Ihrer Asana-Praxis weitermachen. Beziehen Sie die feinen Nuancen dessen, was nun mal da ist, einfach mit ein. Erden Sie dann Ihre Aufmerksamkeit nochmals im Atem sowie in den Körperempfindungen und bewegen Sie sich in Ihre Asana-Praxis für diesen Tag.

ÜBUNG 9.41
Den emotionalen Körper im Asana-Flow spüren (30 – 60 Minuten)

Eine fließende Asana-Praxis kann Emotionen in Fluss bringen, festgefahrene Muster aufbrechen und Gefühle aus dem Gewebe freisetzen. Wenn Sie die Haltungen länger als gewöhnlich halten, gibt das dem emotionalen Körper Zeit, sich zu entfalten. In dieser Praxis werden Sie durch eine Serie von dynamischen Yogahaltungen fließen, eine jede 2 bis 3 Minuten lang halten und dabei Ihr Bewusstsein für Ihren emotionalen Körper öffnen. Um die Entschleunigung zu erleichtern, stellen Sie zu Beginn Ihrer Praxis einen Timer so ein, dass er in Intervallen von 2 bis 3 Minuten erklingt. Halten Sie jede Haltung für die gesamte Dauer zwischen den Tönen.

Diese Erforschung können Sie in jeder beliebigen Asana-Sequenz machen, auch in einer regelmäßig praktizierten Routine. Aber insbesondere, wenn Sie mit dem emotionalen Körper arbeiten, ist es gut, sich nicht in eine von vornherein feststehende Vorstellung darüber einzusperren, wie sich Ihre körperliche Praxis entfaltet. Lassen Sie Raum für Kursänderungen. Lassen Sie Ihren emotionalen Körper sich entfalten und die Richtung Ihrer körperlichen Praxis bestimmen, insbesondere dann, wenn Sie

Woche 9: Ins Herz nach Hause kommen

mit emotional aufgeladenen Regionen wie zum Beispiel dem Nacken, dem Hals oder dem Beckenboden arbeiten. Bewegen Sie sich feinfühlig durch dieses Territorium. Bereiten Sie sich darauf vor, zu verlangsamen und den Stimmen zuzuhören, die zu sprechen beginnen. Sie versuchen nicht, irgendwo hin zu gelangen oder etwas los zu werden. Sie schließen Freundschaft mit sich selbst.

Asana-Sequenz zum Spüren von Gefühlen

Wenn Sie nicht sicher sind, was Sie in der Übung 9.41 machen sollen, versuchen Sie es mit der folgenden Sequenz und konzentrieren Sie sich dabei auf die emotionalen Brennpunkte im Nacken, in den Schultern, im oberem Rücken, in der Hüfte und im Becken: Haltung des Kindes, nach unten schauender Hund, tiefer Ausfallschritt, Taube, nach unten schauender Hund, Krieger I und II, seitlicher Krieger, Dreieck, Halbmond, umgekehrter Halbmond, umgekehrtes Dreieck, Pyramide, nach unten schauender Hund; wiederholen Sie die Sequenz vom tiefen Ausfallschritt bis zu Parsvottasana (Pyramide) auf der anderen Seite; Vorbeuge mit gespreizten Beinen (und hinter dem Rücken verschränkten Händen), tiefe Hocke, die Brücke, Drehung im Liegen, Savasana.

Denken Sie an Ihr Mantra: Seien Sie nicht schneller, als Sie mit dem Fühlen verbunden bleiben können. Selbst wenn Sie Vinyasas praktizieren, verweilen Sie in und zwischen den Haltungen. Geben Sie sich selbst genug Zeit, um unter die Oberfläche zu sinken.

Wenn Sie sich in eine neue Haltung begeben, nehmen Sie sich etwa eine Minute Zeit, um Ihre Aufmerksamkeit in Ihrem kinästhetischen Bewusstsein für Ihren Körper und Atem zu erden. Beachten Sie die üblichen Details der Ausrichtung.

Öffnen Sie dann den Fokus Ihres Gewahrseins, um Ihren emotionalen Körper miteinzubeziehen. Beachten Sie die mentalen Kommentare und die damit einhergehenden Gefühlstönungen genauso, wie Sie regelmäßig die Ausrichtung von Nacken und Wirbelsäule prüfen. Achten Sie besonders feinfühlig auf Ehrgeiz, Unzufriedenheit, Konkurrenz oder Selbstverurteilung. Diese Gefühle, die oft verdeckt sind, können der vorherrschende Antrieb für unsere Praxis sein sowie die Motivation dahinter, welche Asanas wir wählen und wie wir sie ausführen. Verurteilen Sie sich nicht dafür, sie zu haben. Fragen Sie sich jedoch, wie sie sich in Ihrem Körper anfühlen. Wie würde Ihre Praxis aussehen und sich anfühlen, wenn sie Sie weniger im Griff hätten?

Während Sie länger als üblich in der Haltung bleiben, beobachten Sie, was Sie fühlen, während Sie auf das Klingeln des Timers warten. Was fühlen Sie unmittelbar nach dem Klingeln?

An manchen Tagen beginnen Sie die Asana-Praxis vielleicht bereits im Kampf mit einer starken Emotion oder einem sich wiederholenden Gedankenmuster – sagen wir mal, Sie sind durch einen Streit mit Ihrem Partner aufgewühlt, oder ängstlich wegen einer bevorstehenden Präsentation bei der Arbeit oder im Unterricht. Falls das der Fall ist, erkennen Sie diese Gefühle an: *Meine Ferse ist in der Kriegerhaltung geerdet, meine Arme sind erhoben, und ich bin wirklich wütend.* Aber lassen Sie sich nicht von der Geschichte, warum Sie sich so fühlen, davontragen. Kehren Sie immer wieder zu der direkten Wahrnehmung Ihres Körpers zurück.

Manchmal manifestieren sich emotionale Inhalte unter dem Radar unserer Aufmerksamkeit als ein chronisches Muster von Kontraktionen, und wir gewöhnen uns so sehr daran, dass wir es noch nicht einmal bemerken. Tasten Sie also in jeder neuen Haltung mit Ihrer Aufmerksamkeit die emotionalen Brennpunkte in Ihrem physischen Körper nach Spannungen ab: Augen, Kiefer, Beckenboden, Unterbauch, Schädelbasis, Zungenwurzel, Kehle. Manchmal sind Sie sich einer Emotion vielleicht nicht bewusst, ehe sie sich nicht gelöst hat. Ihre Stirn entspannt sich, Ihr Bauch lässt los, und während Sie von Wohlgefühl durchflutet werden, wird Ihnen klar: *Oh. Ich hatte Angst.*

Es ist nicht notwendig, dass Sie Ihre Yogapraxis in eine emotionale Schießübung verwandeln. Graben Sie nicht nach Ihren schmerzhaftesten Erinnerungen. Schauen Sie einfach, was sich in Ihrem Inneren befreit, während Ihr Körper sich bewegt und atmet.

Wenn nichts Besonderes in Ihrer emotionalen Welt vor sich geht, bleiben Sie in Ihren körperlichen Empfindungen und dem rhythmischen Fluss Ihres Atems geerdet, der Ihr Nervensystem und emotionalen Körper auf natürliche Weise reguliert. Und erinnern Sie sich daran, dass sich alles, was Sie fühlen, wahrscheinlich verändern wird, während Sie sich durch Ihre Praxis bewegen, ohne dass Sie es analysieren müssen. Unsere Gefühle sind in Sand geschrieben, nicht in Stein gemeißelt, und die Wellen der Praxis haben die Kraft, unsere Küsten umzuformen.

ÜBUNG 9.42
Den emotionalen Körper in langen Yin-Haltungen spüren
(30 – 60 Minuten)

Langes Halten und langsames Erkunden gibt dem emotionalen Körper Raum, seine eingeklemmten Flügel wieder auszubreiten. Aus diesem Grund ist eine meditative Sequenz von Yin-Posen, die jeweils 4 bis 8 Minuten lang gehalten werden, eine gute Möglichkeit, Achtsamkeit auf Gefühle zu kultivieren.

Yin-Yoga-Sequenz

Es ist hilfreich, im Vorhinein eine Abfolge von Haltungen auszuwählen und dabei zu bleiben. Wenn Sie sich nicht entscheiden können, versuchen Sie es mit der folgenden Sequenz: gestützte Rückbeuge (auf einem Block oder einem Polster), Schmetterlingshaltung, Taubenhaltung, umgekehrte Taubenhaltung; Wiederholung der Taube und der umgekehrten Taube auf der anderen Seite; Sphinx, Kobra, Vorbeuge im Sitzen mit gespreizten Beinen, Seitliche Dehnung im Sitzen mit gespreizten Beinen (beide Seiten), Drehung mit überkreuzten Beinen im Liegen (beide Seiten), Viparita Karani (halbe Kerze; auf einen Block gestützt), Savasana.

Gehen Sie bei jeder Haltung wie folgt vor:

1. Bringen Sie Ihren Körper sorgfältig in die Haltung und achten Sie auf die körperlichen Details, um sicherzustellen, dass Sie auf meditative Weise längere Zeit darin verweilen können, ohne den Gelenken oder den Bändern zu schaden. Lassen Sie sich dann in sich nieder, als würden Sie einen lieben Freund besuchen, und lassen Sie sich wissen, dass Sie da sind, um zuzuhören.

2. Halten Sie den Fokus Ihrer Aufmerksamkeit weit und spüren Sie in die verschiedenen Ebenen Ihres Seins hinein – Körper, Atem, Herz und Geist. Fragen Sie sich, genau wie in der anfänglichen Übung, wie es Ihrem Herzen geht. Falls starke Gefühle da sind, erkennen Sie sie an und geben Sie ihnen Raum.

3. Lassen Sie nun Ihre Atmung in den Vordergrund Ihres Gewahrseins fließen. Verfolgen Sie Ihre Einatmung den ganzen Zentralkanal des Körpers entlang hinab bis in den Beckenboden. Lassen Sie den Beckenboden sich in Reaktion auf die Ausdehnung des Zwerchfells nach unten und außen weiten und entspannen. Verfolgen Sie dann

die Ausatmung zurück bis ins Zentrum Ihres Herzens, während der Beckenboden und das Zwerchfell sich nach oben hin lösen. Verankern Sie Ihre Aufmerksamkeit auf die Bewegung von Atem und Energie zwischen dem Herzen und dem Perineum, beides kraftvolle Pforten in den emotionalen Körper. Spüren Sie mit jeder Einatmung, wie das Perineum sich glättet. Spüren Sie mit jeder Ausatmung, wie das Herz sich entspannt.

4. Bringen Sie Ihre Aufmerksamkeit immer wieder zum Anker Ihres Atems zurück. Falls Sie allerdings feststellen, dass zwanghaftes Denken Sie wiederholt fortzieht – insbesondere, wenn Sie immerzu die gleiche Geschichte wiederholen – achten Sie darauf, ob ein Gefühl damit verbunden ist. Wie ein scheues Tier zeigt sich der emotionale Inhalt von sich wiederholenden Gedanken oder Geschichten manchmal nicht, wenn Sie auf der Jagd danach sind. Stattdessen streckt er seinen pelzigen Kopf nur dann aus seinem Bau, wenn Sie Ihre Aufmerksamkeit gänzlich von der Geschichte wegnehmen und zu Ihrem Atem als Anker zurückkehren. Dann taucht der emotionale Inhalt auf: *Unter der Oberfläche des zwanghaften Planens habe ich einfach große Angst. Unter der Oberfläche der endlosen Gedanken darüber, warum ich im Recht bin und mein Freund im Unrecht ist, bin ich traurig.*

Wenn ein Gefühl aufwallt, erkennen und akzeptieren Sie es. Oft bringt die Anerkennung des Gefühls, das sich unter einem sich wiederholenden Gedankenstrom verbirgt, spürbare Erleichterung – eine Entspannung in allen Geweben, so als ob die Spannung in den Muskeln und Faszien Sie davor geschützt hätte, Ihre wahren Gefühle zu fühlen. Nehmen Sie sich Zeit, das Gefühl so kennenzulernen, wie es gerade in Ihrem Körper lebendig ist: Hitze im Gesicht, Druck in der Brust, eine Verkrampfung um die Basis der Wirbelsäule herum. Geben Sie ihm Raum, um sich zu bewegen und zu atmen, ohne von ihm zu verlangen, zu verschwinden – und auch, ohne sich in der Geschichte zu verfangen, in die es vielleicht verpackt ist. Wenn die körperliche

Spannung dann langsam nachlässt, fragen Sie sich: Bin ich gewillt, mich wieder in meine Atemwelle hinein zu entspannen? Führen Sie Ihre Aufmerksamkeit zurück in diese einfache, rhythmische Bewegung, ein und aus, vom Beckenboden bis zum Herzen.

5. Wenn der Timer klingelt, eilen Sie nicht aus der Haltung hinaus. Wenn Sie sich in Gedanken verloren haben, beenden Sie den oben beschriebenen Prozess, bevor Sie die Haltung lösen. Gehen Sie erst dann zur nächsten Haltung über. Auf diese Weise trainieren Sie Ihren Körper und Ihr Nervensystem, sich tiefer und tiefer in die Präsenz zu bewegen, während Sie Ihren Körper von einer meditativen Form in die nächste übergehen lassen.

Wie ein Perlentaucher steigen Sie in die Korallenriffe Ihrer Psyche hinab. Wenn Sie lange genug warten, werden alle möglichen eigenartigen Meeresgeschöpfe auftauchen. Bei manchen handelt es sich um schöne, tropische Fische mit geriffelten, blumenartigen Kiemen in Regenbogenfarben, anmutig und grazil, bei anderen um stachlige Monster, die unter Felsen hervorkriechen und mit schleimigen Tentakeln wedeln.

Sie sind der Ozean, in dem sie schwimmen. In Ihnen gibt es Raum für all das.

In Ihrer Sitzmeditation in dieser Woche

Begeben Sie sich nach Ihrer Asana-Praxis in die Sitzmeditation. Verankern Sie Ihre Aufmerksamkeit wie in den vorangegangenen Wochen vor allem im Fluss der Atmung oder im Spüren der Körperempfindungen.

Wenn Sie allerdings in dieser Woche bemerken, dass Sie *immer wieder* von einer intensiven Emotion oder einem sich wiederholenden Gedankenmuster fortgezogen werden, lassen Sie Ihren Fokus auf den Atem gehen und machen Sie das Gefühl oder die sich wiederholende Geschichte selbst zum Objekt Ihrer achtsamen Aufmerksamkeit. Richten Sie Ihre Aufmerksamkeit darauf und betrachten Sie es ganz direkt. Ist es ein Gefühl, das so dringlich ruft? Falls es eine sich wiederholende Geschichte ist oder etwas ähnliches, wie etwa Planungen oder Erinnerungen, lebt unter der Oberfläche vielleicht ein Gefühl, das sie anheizt?

Betrachten Sie diesen emotionalen Inhalt nicht als Ablenkung von Ihrer Meditation. Beziehen Sie ihn stattdessen in Ihre Praxis mit ein. Folgen Sie dem Ablauf, der im vierten Schritt der Yin-Sequenz in Übung 9.42 (Seite 293) beschrieben ist, und untersuchen Sie es als eine gegenwärtige Erfahrung im Körper-Geist, ohne sich in der Geschichte zu verlieren, die damit einhergeht.

Emotionen sind so natürlich wie Druck im Knie oder feuchte Handflächen. Verfangen Sie sich nicht in der Faszination für den Inhalt. Spüren Sie sich stattdessen selbst als die Präsenz, die hält, was auch immer auftaucht, wie eine Mutter, die ein kolikgeplagtes Baby wiegt. Wenn die Intensität dann nachlässt, kehren Sie mit Ihrer Aufmerksamkeit zu Ihrem Anker im Körper und im Atem zurück.

In Ihrem Alltag in dieser Woche

Legen Sie im Verlauf des Tages regelmäßig Pausen ein, um festzustellen, wie es Ihrem Herzen geht. Welche unbemerkten Gefühle liegen der Art und Weise, wie Sie sich durch den Tag bewegen, zugrunde? Was steht hinter dem, was Sie sagen, oder dem, womit Sie Ihre kostbare Zeit verbringen?

Sie sind zur Hauptverkehrszeit mit dem Auto unterwegs? Machen Sie an jeder roten Ampel ein Check-in mit Ihrem Herzen. Sie beantworten gerade E-Mails? Nehmen Sie mit Ihrem emotionalen Körper Kontakt auf, bevor Sie auf Senden drücken.

Nehmen Sie sich insbesondere dann Zeit, sich zu besinnen, wenn intensive Gefühle Sie im Griff haben – obwohl Sie sich gerade dann

Zwölf Wochen

wahrscheinlich ganz und gar nicht danach fühlen, innezuhalten. Sie sind drauf und dran, eine genervte E-Mail loszuschießen und jedem im Büro eine Kopie zu schicken? Nehmen Sie das Gefühl wahr, das Sie durchflutet. Spüren Sie es in Ihrem Körper. Laden Sie Ihre Nackenmuskeln ein, sich zu entspannen. Lassen Sie die Wellen des Atems durch Sie hindurchlaufen. Schauen Sie sich die E-Mail dann nochmals an, und fragen Sie sich, ob Sie sie wirklich verschicken wollen.

Ressourcen

Für eine vertiefte Perspektive darauf, wie sich unser emotionales Leben auf den Körper auswirkt, empfehle ich Peter Levines Buch *In an Unspoken Voice: How the Body Releases Trauma and Restores Goodness* (Dtsch. Titel: *Sprache ohne Worte: Wie unser Körper Trauma verarbeitet und uns in die innere Balance zurückführt*). Jack Kornfields *The Wise Heart* (Dtsch. Titel: *Das weise Herz: Die universellen Prinzipien buddhistischer Psychologie*) ist ein Leitfaden durch die buddhistische Psychologie, durchdrungen von Kornfields unnachahmlicher Mischung aus Erzählungen, Poesie und mitfühlender Weisheit. Thematischen Tiefgang in Kombination mit fesselnden persönlichen Geschichten bieten Stephen Copes Bücher *Yoga and the Quest for the True Self* (Dtsch. Titel: *Yoga – Die Suche nach dem wahren Selbst*) und *The Wisdom of Yoga* (Dtsch. Titel: *Die Weisheit des Yoga – Auf der Suche nach einem freien, erfüllten und glücklichen Leben*).

WOCHE 10

Der geschichtenerzählende Geist

Eines von Skyes Lieblingsbüchern, als er acht Jahre alt war, war *Phantom Tollbooth*. Darin fährt ein gelangweilter Schuljunge namens Milo in einem Spielzeugauto durch einen Spielzeugzoll und findet sich in einer phantastischen Welt wieder, in der Metaphern zum Leben erwachen. Milo bekommt eine Führung durch die Stadt der Illusionen, bestehend aus „Dingen, die nicht wirklich da sind, die man ganz deutlich sehen kann".

„Wenn etwas da ist, kannst du es nur mit geöffneten Augen sehen, aber wenn es nicht da ist, kannst du es mit geschlossenen Augen genauso gut sehen", erklärt sein Reiseführer Alex, ein Junge, der mehrere Meter oberhalb des Bodens läuft. „Aus diesem Grund sind Dinge in der Phantasie oft leichter zu sehen als echte Dinge."

Die nahegelegene Stadt der Realität hingegen ist vollkommen unsichtbar. Einst „eine schöne Stadt voller feiner Häuser und einladender Plätze", ist sie nach und nach verblasst, da ihre Einwohner so gehetzt und unaufmerksam wurden, dass sie ihre Schönheit nicht mehr wertschätzten.

Zwölf Wochen

Kurioserweise hat es noch nicht einmal jemand bemerkt: „Sie lebten einfach weiterhin hier, genau wie immer, in den Häusern, die sie nicht mehr sehen konnten und auf den Straßen, die verschwunden waren, weil niemandem etwas aufgefallen war." Einige frühere Einwohner der Realität zogen in die Illusion um, die viel schöner ist. Aber, wie Alex Milo erklärt, „es ist genauso schlimm, an einem Ort zu leben, an dem das, was man sieht, nicht da ist, wie an einem, wo das, was man nicht sieht, da ist."

Meditationspraxis bietet die Gelegenheit, aus dieser Trance aufzuwachen und unser Heim von der Illusion wieder in die Realität umzusiedeln und sowohl die Schönheit als auch das Elend zu sehen, die für uns unsichtbar geworden sind: Butter, die von Maisbrot tropft, zerbrochene Fenster in einem verlassenen Haus, das man durch ein Zugfenster erspäht, das Trommeln des Regens auf ein Schieferdach, ein Kojote, der durch das verbrannte Gold einer Sommerwiese läuft.

Aber um das zu tun, müssen wir nicht nur die illusorischen Realitäten, die wir durch unsere Gedanken erschaffen, direkt anschauen, sondern auch die Natur des Denkens selbst.

Wir alle haben einen faszinierenden Geschichtenerzähler in uns – einen erfolgreichen, inneren Blogger, der unser Leben erzählt, unsere Meinungen auf Sendung schickt und uns mit Fabeln darüber unterhält, wer wir sind, was wir getan haben und was wir zu einem zukünftigen Zeitpunkt eventuell tun werden. Endlos twittern wir unsere Updates an die einzige Person, die uns folgt – an uns selbst. Und das Beängstigende ist, dass wir dazu neigen, unserer eigenen PR zu glauben, ob sie nun positiv oder negativ ist, auf Tatsachen beruhend oder frei erfunden. Mark Twain sagte einmal „Als ich jünger war, konnte ich mich an alles Mögliche erinnern, egal, ob es wirklich geschehen war oder nicht; aber nun werde ich alt, und bald werde ich mich nur noch an letzteres erinnern."

In dieser Woche werden wir weiter erkunden, wie unsere Yogapraxis uns aus der Stadt der Illusionen zu der lebendigen Realität des Körpers zurückführen kann. Zudem werden wir unsere Praxis als Gelegenheit nutzen, das Licht unseres Gewahrseins auf unsere Gedanken zu werfen und deren Natur auf die gleiche Weise zu beleuchten, auf die wir die Natur unseres Körpers, unseres Atems und unseres Herzens beleuchtet haben – denn bei der Achtsamkeit auf Gedanken geht es nicht darum, sie auszurotten wie eine Kakerlakenplage. Es geht darum, sie tief genug anzuschauen, um ihre wahre Natur zu sehen, zu lernen, ein wenig nachsichtiger mit ihnen zu leben und mehr Freiheit zu finden, um zu entscheiden, welche Gedankensamen wir wässern und welche wir verkümmern lassen.

„Kennen Sie Tribbles?"

Meditierende ziehen oft in einen Krieg gegen ihre Gedanken. Am Denken an und für sich jedoch ist nichts falsch. Gedanken haben das Taj Mahal hervorgebracht, das iPhone, *Hamlet*, Oreo-Kekse, das Friedenskorps, die Unabhängigkeitserklärung, gefrorenen Joghurt und den Film *Einer flog über das Kuckucksnest*. Auf der anderen Seite haben Gedanken auch in nuklearen Waffen resultiert, in Menschenhandel und der fast kompletten Zerstörung des weltweiten Bestandes an alten Mammutbäumen. Wir erschaffen ein Gefängnis aus Gedanken, die uns in der Kindheit überreicht wurden: *Ich bin total unsportlich. Ich bin zu anders, um einen Job zu bekommen. Ich bin nicht so hübsch wie meine Schwester. Ich verdiene es nicht, geliebt zu werden.* Und dann sperren wir uns für den Rest unseres Lebens darin ein.

Wie Sie wahrscheinlich letzte Woche in Ihrer Praxis bemerkt haben, feuern Ihre Gedanken einerseits Ihre Gefühle an und reflektieren sie andererseits. Ihre eigene, unbewusste Geschichte über Ihr Leben kann nicht nur Ihre emotionale Realität prägen, sondern auch Ihr Verhalten. In einer faszinierenden Studie, über die Malcolm Gladwell in seinem Buch *Blink* berichtet, haben Wissenschaftler herausgefunden, dass Probanden, die den zufällig in einem angeblichen Grammatiktest eingestreuten Worten *Florida*, *alt*, *grau*, *Falten* und *Bingo* ausgesetzt waren, den Testraum langsamer (also so, wie es für ältere Menschen typisch ist) verließen, als sie ihn betreten hatten. Menschen, denen die Worte *frech, unhöflich, stören* und *sich einmischen* gezeigt wurden, unterbrachen mit viel größerer Wahrscheinlichkeit die Person, die das Experiment durchführte, als jene, die *nachgeben, geduldig, zuvorkommend* und *Respekt* sahen. Die Botschaften, die Sie sich selbst darüber zukommen lassen, wer Sie sind – *niemand liebt mich; nichts, was ich anpacke, funktioniert* – prägen auf ganz ähnliche Weise die Art, wie Sie mit anderen interagieren und welche Entscheidungen Sie treffen. Die Kraft der Autosuggestion können Sie zu Ihrem Vorteil nutzen, wenn Sie sich dazu entschließen, jene Samen von Gedanken zu wässern, die Freude mit sich bringen, wie es etwa bei der Kultivierung von Metta geschieht.

Und hier noch etwas, das Sie wahrscheinlich bereits in Bezug auf Ihre Gedanken bemerkt haben: Sich selbst überlassen vermehren sie sich wie die Kaninchen. Erinnern Sie sich an die *Star-Trek*-Episode „Kennen Sie Tribbles?", in der das Raumschiff *Enterprise* von einer Spezies niedlicher, flauschiger Tiere befallen wird, von denen sich dann unglücklicherweise herausstellt, dass sie bereits „schwanger geboren" werden? Wie diese Tribbles trägt jeder Gedanke einen zukünftigen Wurf in sich. Sie sitzen an einem regnerischen Tag friedlich auf Ihrem Zafu in der Ecke Ihres Wohnzimmers und genießen das Atmen. Es fühlt sich so gut an, dass Sie sich entschließen, in ein Meditationsretreat zu gehen, aber irgendwo hin, wo es nicht regnet – vielleicht eines an einem Strand in Thailand, wie das Retreat, das Ihr Lieblingsyogalehrer letztes Jahr geleitet hat, das Sie sich aber leider nicht leisten konnten. Kein Zweifel, um in Ihrer spirituellen Praxis voranzukommen, müssen Sie mehr verdienen – vielleicht sollten Sie Softwaredesign studieren und für Google arbeiten. Die haben Büros in Frankreich! Falls Sie sich in Frankreich verlieben, würden Sie Ihre Kinder zweisprachig erziehen. Aber was, wenn es schief ginge? … Und plötzlich klingelt der Timer, den Sie für Ihre Meditation gestellt haben – aber das hören Sie kaum, da Sie sich in Spekulationen über die Gesetzeslage zum Sorgerecht in der Europäischen Union verloren haben.

Woche 10: Der geschichtenerzählende Geist

Die Buddhisten haben ein Wort für diesen Prozess – *papancha*, oder „Proliferation"* ein lautmalerisches Wort, dessen wie Popcorn klingender Name darauf verweist, wie eine kleine Handvoll Gedankenkerne in einen luftigen Berg verlockender Leckereien explodieren kann; schier unwiderstehlich, besonders, wenn er mit der Butter und dem Salz der Emotionen garniert ist.

Der Wunsch, in Gedanken zu flüchten, wenn das Leben schwer ist, ist verständlich. Wenn Sie in der Fahrschule sitzen und einem Polizisten zuhören, der Regeln zum Nachrichtenschreiben während des Fahrens verliest, ist die Phantasie, Sie säßen gerade in einer Gondel in Venedig, natürlich angenehmer. Aber was, wenn Sie Ihren Geliebten küssen und dabei bemerken, dass Sie im Geiste nach einem Rezept für Kohlsuppe suchen? Wenn Sie auf papancha herumkauen, sind Sie verloren. Sie haben keinerlei Kapazität, die Natur Ihres Denkens wahrzunehmen oder zu entscheiden, welchen Gedanken Sie Glauben schenken und welche Sie ziehen lassen.

Welche Hilfe bietet Yoga Asana?

Wie kann Ihnen die Asana-Praxis in einer solchen Situation helfen?

Zuallererst und ganz grundlegend bringt Yoga Sie aus dem Kopf in den Körper. Mit den Worten der Yogapionierin Angela Farmer gesprochen: „Es leert das Gehirn." (im Original: „it drains the brain", Anm. d. Übers.) Ihre Asana-Praxis lädt Sie dazu ein, sich aus der Phantasiewelt Ihrer Pläne, Erinnerungen und Vorstellungen in den vibrierenden Puls der Muskeln und Organe, der Nerven und des Bluts zu bewegen. Die körperlichen Haltungen und die tiefe, rhythmische Atmung im Yoga beruhigen das durchgeschüttelte Nervensystem und die verkrampfte Muskulatur, welche die Maschine Ihres zwanghaften Denkens antreiben.

---

*   dt. auch: „Wildwuchs", Anm. d. Übers.

Zwölf Wochen

Je präsenter Sie in Ihrem Körper sind, während Sie praktizieren, desto effektiver ist dieser gedankenzersetzende Prozess, aber offen gesagt wird selbst das unachtsamste Yoga Training zu einem gewissen Grad diese Wirkung haben (genauso wie auch andere Formen von kraftvollem Training). Die Asanas wirken gezielt auf körperliche Engstellen. Dadurch brechen unbewusste körperliche Muster auf, die die machtvollen Emotionen hinter den epischen Sagen, die Sie sich erzählen, sowohl reflektieren als auch aufrechterhalten.

Die verkrampfte, defensive Haltung der Angst – die eingefleischte, gewohnheitsmäßige Panzerung von Nacken, Schultern und Kiefer – sendet dringliche Signale an das Nervensystem, dass es äußersten Grund zur Sorge gibt. Der Verstand fühlt sich dann verpflichtet, ausgefeilte Geschichten darüber hervorzubringen, worin die Gefahr besteht und wie sie abgewendet werden könnte. Diese ursprüngliche, in die Körperhaltung eingeprägte Angst kann sich oft hinter den allergewöhnlichsten Gedanken verstecken, wie etwa der endlosen Rezitation einer To-Do-Liste.

Yogaübungen und Atemtechniken durchtrennen diese Feedbackschleife. Manchmal ist es nicht notwendig, stundenlang mit den Gedanken zu ringen oder herauszufinden, worin sie bestehen, warum Sie sie denken und was Sie mit ihnen anstellen sollten. Finden Sie einfach einen Atemrhythmus, der direkt zum autonomen Nervensystem spricht und Ihrem uralten Reptiliengehirn sagt, dass Sie in Sicherheit sind. Tilgen Sie die neuromuskuläre Inschrift von Wut, Panik oder Trauer. Dann werden die Geschichten oftmals von selbst aufhören – oder zumindest deutlich blasser werden.

Aber ohne eine tiefere Untersuchung werden Asanas alleine Sie nicht aus der Tyrannei Ihres Verstandes befreien. Sie können geschickt durch das schweißtreibendste Vinyasa schwingen und dabei in Ihrem Kopf an einer Doktorarbeit schreiben; Sie können Ihrer festen Routine oder den Anweisungen des Lehrers genauso unachtsam folgen wie Sie über die Ihnen vertrauten Straßen zur Arbeit navigieren und Ihr Ziel erreichen, ohne zu wissen, wie Sie dort hin gekommen sind. Zudem kann die

Asana-Praxis selbst eine Explosion von papancha zünden, wenn Sie sich zu Ihren Gunsten oder Ungunsten mit anderen Übenden vergleichen oder auf minutiöse anatomische Details Ihrer Ausrichtung versessen sind.

Einfach zum Körper zurückzukehren und diese Gedanken gehen zu lassen, kann zwar wirkungsvoll sein, aber es reicht nicht, um wirkliche Freiheit zu schaffen. Dafür ist es notwendig, die Natur des Denkprozesses tiefer zu betrachten.

In Ihrer Asana-Praxis können Sie das Licht Ihres Gewahrseins auf die Erzählung richten, die Ihre Bewegungen und Empfindungen begleitet. Wer ist da in Ihrem Kopf lebendig, während Sie praktizieren? Ist es Ihr innerer Yogalehrer, der Anweisungen bellt, was als nächstes zu tun ist (*Okay, jetzt versuch', aus dem herabblickenden Hund in die Krähenhaltung zu springen. Los, Du kannst das!*) und kommentiert, wie Sie sich anstellen (*Das war ja total lahm…*)? Falls Sie tatsächlich Yogalehrer sind, proben Sie vielleicht für eine zukünftige Yogastunde, während Sie üben, und häufen interessante Einsichten und Weisheitsleckerbissen an – möglicherweise sogar Weisheiten über Achtsamkeit oder das Denken? Vergleichen Sie Ihren Körper damit, wie er in der Vergangenheit war (*Früher hat es sich nie so angefühlt, als würde ich eine Vorbeuge über eine Schüssel Pudding machen!*) oder wie Sie ihn in der Zukunft gerne hätten? Vielleicht ertappen Sie sich auch dabei, wie Sie sich in einer Geschichte verlieren, die rein gar nichts mit Yoga zu tun hat.

Wenn Sie wirkliche Einsichten in die Natur der Gedanken gewinnen wollen, ist es schließlich unerlässlich, etwas Zeit darauf zu verwenden, Ihren Geist zu beobachten, während Ihr Körper sich in der relativen Stille einer Meditationshaltung befindet. In einer dynamischen Asana-Praxis ist es schwer, sehr lange mental auf Autopilot zu schalten. Sicherlich können Sie sich durch ein Ihnen vertrautes Vinyasa bewegen und dabei im Geiste Ihr Schlafzimmer neu streichen. Aber wenn die Haltungen herausfordernder werden, müssen Sie früher oder später Ihren Geist zumindest ungefähr an den gleichen Ort wie Ihren Körper bringen, und sei es nur, damit Sie im Handstand nicht umkippen. Das macht Asanas zu einem begrenzten Mittel, um die Natur des Denkprozesses selbst tiefer zu durchdringen. Es ist eine Sache, aufmerksam zu sein, wenn das, was passiert, herausfordernd und fesselnd ist, wie etwa in Natarajasana auf einem Bein zu balancieren. Eine andere – und ebenso wichtige – Kunst ist es, wachsam zu bleiben, wenn sich Ihrem Geist nicht so viel bietet, womit er sich unterhalten kann.

Indem Sie das Denken in Ihre Achtsamkeitspraxis miteinbeziehen, werden Sie viel über die unbewussten Stimmen lernen, die möglicherweise Ihre Praxis und Ihr Leben prägen. Aber noch wichtiger ist, dass Sie etwas über die Natur der Gedanken an sich lernen – und darüber, wie fragil die Geschichten sind, denen Sie so viel Macht geben.

LINDA A.

Freiheit von Gedanken

Linda A. unterrichtet achtsames Yoga in Tucson, Arizona.

Mein Sohn ist süchtig. Ich habe Angst, dass er sterben wird – und das wird er, wenn er nicht aufhört mit dem, was er tut. Mein Enkelsohn lebt bei seiner Mutter, aber sie hat eine bipolare Störung und kann ihm nicht wirklich ein fürsorgliches und geduldiges Elternteil sein. Ich habe wirklich Angst um sein Wohlergehen. Wenn ich nicht aufpasse, kann mein Geist einfach loslegen und sich alle möglichen Szenarien darüber ausspinnen, was passieren könnte.

Aber wenn ich mich bewege und mich mit meinem Atem verbinde, verliert sich mein Geist nicht so sehr in all diesen beängstigenden Gedanken. Ich bin einfach wirklich präsent damit, was im Moment geschieht – wo mein großer Zeh ist, die Qualität meines Atems, was ich in meinem Körper spüre. Ich spüre Zufriedenheit und Freude darüber, lebendig zu sein und mich auf diese unterschiedlichen Arten bewegen zu können. Ich kann mich inmitten von all diesem wirklich beängstigenden Zeug mit einer anderen Energie verbinden. Meine

Woche 10: Der geschichtenerzählende Geist

Praxis bringt mir etwas Gleichmut. Ich erkenne, dass das meiste, was im Leben passiert, außerhalb meiner Kontrolle ist, und ich kann es gelassen hinnehmen.

Durch meine Praxis wird mir klar, dass Glück mehr als alles andere eine Entscheidung ist, die ich treffen kann, oder eben auch nicht. Ich lande im Frieden mit den Dingen, wie sie sind und folge dann einfach dem Weg, stapfe durch den Schmutz und den Matsch und auch all die guten Dinge.

Und eine große Erkenntnis aus all der Zeit, in der ich nun schon praktiziere, ist, dass auch diese Situation sich ändern wird. Ich weiß nicht, wie, aber sie wird sich ändern. Und allein mich daran zu erinnern macht es weniger schwer.

WOCHE 10 ÜBUNGEN

Übung 10.43:	Check-in mit dem Verstand (5 – 10 Minuten)	(Seite 308)
Übung 10.44:	In Bewegung die Gedanken beobachten (30 – 60 Minuten)	(Seite 309)
Übung 10.45	Die Wurzeln spüren (10 Minuten)	(Seite 313)
Übung 10.46:	Das Perineum pulsieren lassen (10 Minuten)	(Seite 315)
Übung 10.47:	Raum zwischen den Atemzügen, Raum zwischen den Gedanken (10 – 15 Minuten)	(Seite 317)

Beginnen Sie in dieser Woche Ihre Praxis immer mit der Übung *Check-in mit dem Verstand* (siehe unten). Erden Sie Ihre Aufmerksamkeit dann entweder mit der Übung *Die Wurzeln spüren* (Seite 313) oder *Das Perineum pulsieren lassen* (Seite 315). Für eine aktive Asana-Praxis machen Sie entweder die Übung *Raum zwischen den Atemzügen, Raum zwischen den Gedanken* (Seite 317) oder *In Bewegung die Gedanken beobachten*

(Seite 309). Nehmen Sie schließlich noch 30 bis 40 Minuten für die Sitzmeditation, in der Sie üben, Ihre Gedanken in Stille zu beobachten (Siehe *In Ihrer Sitzmeditation in dieser Woche,* Seite 319).

ÜBUNG 10.43
Check-in mit dem Verstand (5 – 10 Minuten)

In dem Check-in in dieser Woche werden wir der Befindlichkeit des Verstandes und dessen Auswirkungen auf Ihren Körper und Ihre Gefühle Aufmerksamkeit schenken.

Begeben Sie sich zu Beginn Ihrer Praxis 5 bis 10 Minuten lang in eine bequeme Haltung im Sitzen, Liegen oder Stehen. Machen Sie die Übung *Check-in mit Körper, Herz und Geist* aus Woche 5 (Seite 202). Nachdem Sie mit Ihrem Körper und Ihrem Atem Kontakt aufgenommen haben, widmen Sie in dieser Woche Ihrem Gedankenstrom besondere Aufmerksamkeit. Ähnelt er einer Stromschnelle? Einem gemächlichen Bach? Einem stillen Teich im Wald? Ist Ihr innerer Kommentator live auf Sendung oder macht er gerade eine Kaffeepause? Welchen Tonfall hat er? Aufgeregt? Wütend? Verurteilend?

Ziehen Sie nicht gegen Ihren Geist in den Krieg. Wenn Ihre Gedanken außergewöhnlich aktiv sind, nehmen Sie einfach wahr: „Aha. So ist ein geschäftiger Geist." In dem Moment, in dem Sie ihm erlauben, so zu sein, wie er ist, schaffen Sie etwas Platz in Ihren rasenden Gedanken und können sich daran erinnern, dass Sie nicht mit ihnen identisch sind.

Öffnen Sie sich für die Möglichkeit, dass das, was unter der Oberfläche einer mentalen Geschichte köchelt, ein emotionales Gebräu ist, das keine logische Verbindung zu dem Inhalt der Gedanken hat. Erinnern Sie sich daran, dass Gefühle sich teilweise oder auch gänzlich als Körperempfindungen, Kontraktionen oder Atemmuster zeigen können: *Ich fühle überhaupt nichts, aber meine Atmung ist flach und schnell.* Tasten Sie daher Ihren Körper nach Kontraktionsmustern ab – ein verkrampfter Kiefer, ein harter Bauch, eine hochgezogene Schulter – und laden Sie sie ein, sich zu entspannen. Manchmal geht mit den rasenden Gedanken ein Druckgefühl auf der Schädeloberseite oder sogar ein Gefühl von Elektrizität im Gehirn einher, so als ob Sie tatsächlich spüren könnten, wie die Neuronen feuern.

Denken Sie daran, dass es nicht notwendig ist, den Inhalt Ihrer Gedanken zu analysieren, zu verbessern oder Ihren Geist zum Schweigen zu bringen. Sie müssen auch nicht bei den darunter liegenden Gefühlen bleiben, bis sie verschwunden oder „wieder in Ordnung" sind. Sie messen einfach die momentane Temperatur in Ihrem Geist, so als würden Sie am Morgen auf den Balkon treten um zu sehen, wie das Wetter ist. Ohnehin wird es sich ändern, sobald Sie sich bewegen und atmen. Sie möchten einfach wissen, wo Sie beginnen.

Bringen Sie am Ende des Check-in Ihre Aufmerksamkeit zu Ihrem Körper und Ihrem Atem zurück. Atmen Sie zehnmal lange und langsam aus und glätten Sie dabei die Textur des Atems wie einen Seidenfaden. Entspannen Sie sich in den Raum nach der Ausatmung und lassen Sie die Einatmung dann von selbst hineinrollen. Bleiben Sie in Ihrem Körper verankert, während Sie mit Ihrer Asana-Praxis fortfahren.

ÜBUNG 10.44
In Bewegung die Gedanken beobachten (30 – 60 Minuten)

Diese Übung kann in jeder Haltung oder Sequenz von Haltungen durchgeführt werden: dynamisch, Yin oder erholsam, einfach oder herausfordernd. Wenn Sie nicht wissen, was Sie machen sollen, versuchen Sie es damit: Wärmen Sie sich mit einer Ihnen vertrauten Sequenz auf, zum Beispiel mit zehn Sonnengrußvariationen, gefolgt von einer Serie von Standhaltungen. Wählen

Zwölf Wochen

Sie dann drei Haltungen aus, die Ihnen schwer fallen und die Sie zwar eigentlich immer machen wollen, dann aber doch nie machen. Schließen Sie ab mit einer Drehung im Liegen, gefolgt von einem Schulterstand, dem Pflug, dem Fisch und Savasana.

Aber es kommt wirklich nicht darauf an, welche Haltungen Sie wählen. Wichtig sind die drei grundlegenden Schritte: Stellen Sie einen Timer, fassen Sie eine Absicht, nehmen Sie Ihre Aufmerksamkeit wahr.

Stellen Sie einen Timer so ein, dass er während Ihrer Praxis in fünfminütigen Intervallen ertönt.

Fassen Sie dann die Absicht, mit Ihrer Aufmerksamkeit immer wieder zu dem Anker zurück zu kehren, der in dem Teil Ihres Körpers besteht, der gerade mit dem Boden in Kontakt ist. Wenn Sie Standhaltungen machen, verwurzeln Sie sich im Kontakt Ihrer Füße mit der Erde. Spüren Sie in der Bretthaltung den Druck in Ihren Fingerwurzeln und in Ihren angewinkelten Zehen. Wenn Sie auf dem Rücken liegen, spüren Sie die Kontaktpunkte am Hinterkopf, dem oberen Rücken, dem Kreuzbein und den Fersen. Natürlich wird Ihre Aufmerksamkeit zu anderen Details der Ausrichtung und der Empfindung fließen, wenn Sie sich in das nächste Asana hineinbewegen. Aber egal, wie komplex die Haltungen sind, kehren Sie immer wieder zu Ihren Ankern in die Erde zurück. Halten Sie die sich die ganze Zeit verschiebenden Kontaktpunkte im Vordergrund Ihres Gewahrseins.

Jedes Mal, wenn der Timer ertönt, halten Sie inne und nehmen Sie wahr: Wo ist Ihre Aufmerksamkeit jetzt? Ist sie ganz bei der gefühlten Wahrnehmung dieses Kontakts zur Erde, wie es Ihre Absicht war? Oder ist Sie irgendwo anders? Falls Sie völlig in die Empfindungen vertieft sind, sie also nicht in Ihrem Geist kommentieren, sondern sie einfach spüren, fahren Sie mit der Praxis fort. Wenn Ihr Geist abgewandert ist, forschen Sie nach, wo er ist. (Falls Sie in einer schwierigen oder einer Übergangshaltung sind, die Sie nicht halten können, ist es gut, diese zu verlassen und in der Haltung des Kindes oder einer Stehmeditation zu ruhen, während Sie diese Nachforschung anstellen. Ansonsten bleiben Sie währenddessen einfach in der Haltung.) Verwenden Sie nicht allzu viel Zeit darauf und verfangen Sie sich nicht in einer detaillierten Analyse – das würde nur zu noch mehr Gedankenvermehrung führen. Nehmen Sie einfach wahr, was passiert.

- Hat Ihre Aufmerksamkeit vor allem in den Empfindungen oder eher in den gedanklichen Kommentaren geruht, als die Glocke ertönte?
- Falls Sie gedacht haben, haben Sie über Ihre Yogapraxis nachgedacht, vielleicht sogar über die Anweisungen zum Denken? Haben Sie sich selbst Anweisungen für die jeweilige Haltung, in der Sie sich befanden, gegeben? Oder haben Sie an etwas völlig anderes gedacht?
- Haben Sie in Worten gedacht? In Bildern? In Musik?
- Falls in Worten, war die Stimme freundlich? Herrisch? Wütend? Hat sie Sie darauf hingewiesen, was Sie falsch oder richtig gemacht haben? Um wessen Stimme handelte es sich?
- Haben Sie Pläne gemacht? Sich erinnert? Geprobt?
- Was geschieht, wenn Sie sich ganz direkt Ihren Gedanken zuwenden? Bleiben Sie da oder schmelzen Sie davon? Verändern Sie sich?

Falls es für Sie hilfreich ist, geben Sie Ihren Gedanken ein Etikett, das aus einem Wort besteht: *Planen. Vortragen. Phantasieren.* Fahren Sie dann mit Ihrer Praxis fort, bis der Timer wieder erklingt.

Zwölf Wochen

Der Echokammereffekt des Geistes

Wenn Sie nicht stabil in Ihrem Körper geerdet sind, kann sich die Untersuchung der Natur Ihrer Gedanken anfühlen wie ein Aufenthalt in einer Echokammer oder in einem Haus voller Spiegel, in dem sich endlos viele Versionen Ihrer selbst in alle Richtungen ausbreiten. Sie betrachten Ihre Gedanken und nehmen Sie wahr – aber ist nicht die innere Anweisung *Nimm Deine Gedanken wahr* selbst ein Gedanke? Und ist das nicht Ihr innerer Meditationslehrer? Und ist nicht der Gedanke *Das ist mein innerer Meditationslehrer* auch ein Gedanke? Wenn Sie sich so vorkommen, als würden Sie sich selbst auf die Schulter tippen und sich dann umdrehen, um sich selbst ins Gesicht zu sehen, entspannen Sie sich einfach. Kehren Sie zu Ihrem Körper zurück. Erden Sie sich immer wieder in der gefühlten Wahrnehmung der Atmung, der Körperempfindungen, genauso, wie Sie es die ganze Zeit geübt haben.

Wenn Sie bemerken, dass Sie von einem Gedankenstrom mitgerissen wurden, nehmen Sie sich einen Moment der Würdigung: Egal, wie lange Sie weg waren, jetzt sind Sie wieder da! Sie treiben nicht länger in einem imaginären Boot den Ganges entlang oder haben phantastischen Sex mit einem imaginären Liebhaber. Sie befinden sich in einer Vorbeuge, Ihre hintere Oberschenkelmuskulatur ist verspannt, Ihre Matte riecht nach schmutzigen Socken und Ihre Nase juckt. Vielleicht nicht so aufregend, wie das, woran Sie gedacht haben, aber es hat einen ungeheuren Vorteil: Es passiert wirklich. Würdigen Sie also diesen Moment der Rückkehr, anstatt sich dafür zu beschimpfen, dass Sie weg waren. Begrüßen Sie sich selbst mit offenen Armen zu Hause. Auf diese Weise steigt die Wahrscheinlichkeit, dass Sie immer wieder zurückkommen wollen.

ÜBUNG 10.45
Die Wurzeln spüren (10 Minuten)

Yoga erlaubt Ihnen, die Aufmerksamkeit von dem Geschrei der Gedanken in Ihrem Kopf nach unten in den Kontakt mit der Erde unter Ihren Füßen sinken zu lassen. Von diesem verwurzelten Ort aus können Sie bewusster – und mehr mit dem Herzen verbunden – wählen, welche Ihrer Gedanken Sie mit Ihrer Aufmerksamkeit füttern und welche Sie davonflattern lassen wollen.

Wenn Sie also in dem Check-in mit dem Verstand oder in der Asana-Praxis bemerkt haben, dass Ihr Geist sehr aufgewühlt oder zerstreut ist, versuchen Sie es mit dieser Variante der Stehmeditation, die ich von Angela Farmer gelernt habe.

Begeben Sie sich in Ihre Stehmeditationshaltung (Seite 221). Finden Sie eine ausbalancierte Ausrichtung um Ihre energetische Mittellinie herum. Bringen Sie Ihre Aufmerksamkeit insbesondere in Ihre Fußsohlen und die gefühlte Wahrnehmung Ihres Kontaktes zum Boden.

Spüren Sie nun in die Tiefe Ihres Körpers hinein, wo Ihre Beine beginnen. Beginnen sie dort, wo die Oberschenkelknochen auf das Becken treffen? Oder ist es möglich, dass sie noch weiter oben anfangen, tief in Ihrem Bauch und unteren Rücken? Stellen Sie sich vor, dass sich aus dem tiefgelegenen Ursprung Ihrer Beine im hinteren Teil Ihres Bauches Energieverzweigungen ausbreiten. Sie führen die Rückseiten Ihrer Beine entlang nach unten, durch Ihre Knöchel, und durch die Mittelpunkte Ihrer Fersen, wo sie sich mit dem Boden unter Ihnen verbinden, und schließlich nach außen. Sie reichen über Ihren Körper hinaus, ganz weit nach unten in die Erde selbst. Probieren Sie aus, wie tief in die Erde Sie diesen energetischen Wurzeln erlauben, sich auszubreiten. Während Sie sich vorstellen, wie Ihre Wurzeln sich ausstrecken, fühlen Sie vielleicht, wie sich Ihre Aufmerksamkeit etwas weiter im hinteren Teil Ihres Körpers niederlässt und die Rückseite öffnet und weitet, um den Atem aufzunehmen, während Ihre Wurzeln immer weiter in die Erde hineinreichen.

Zwölf Wochen

Erlauben Sie Ihrem Körper, dieses Bild etwa eine Minute lang auf sich wirken zu lassen und darauf zu reagieren. Während Sie die Rückseite Ihres Körpers spüren sowie die imaginären Wurzeln, die von Ihrer Ferse aus nach unten gehen, spüren Sie in die Bewegung des Atems in Ihren Nasenlöchern hinein. An welcher Stelle in Ihren Nasenlöchern können Sie ihn am lebhaftesten spüren? Vorne? An den Seiten? Oder hinten?

Stellen Sie sich jetzt weitere Wurzeln vor, die von Ihrem Bauch aus direkt durch die Mittellinie Ihrer Beine, durch Ihre Füße und durch den Großzehenballen nach unten in die Erde sinken. Spüren Sie, wie auch diese Wurzeln sich spiralförmig in den Boden bewegen. Spüren Sie diese Vorstellung und nehmen Sie sie in sich auf. Wo spüren Sie jetzt Ihren Atem in den Nasenlöchern?

Schicken Sie nun auf ähnliche Weise Wurzeln von den Kleinzehenballen aus nach unten. Spüren Sie bei jeder Wurzel in die Stelle hinein, an der die Wurzel entspringt. Beobachten Sie, wo in den Nasenlöchern Sie die Bewegung Ihres Atems spüren: Hinten? Seitlich? Vorne? In der Mitte? Spüren Sie, wie sich die Bögen der Füße heben, um die Energie der Erde in sich aufzunehmen, während um sie herum die Wurzeln tiefer und tiefer greifen. Stehen Sie 10 bis 15 Minuten lang und spüren Sie in den Kontakt zur Erde hinein.

Weiter gehen. Aus diesem verwurzelten Zustand heraus denken Sie an irgendetwas. Ja, genau: *Denken!* Nehmen Sie einen der zahllosen mentalen Knochen auf, auf denen Sie herumgenagt haben. Kauen Sie ein wenig darauf, während Sie sich gleichzeitig der Wurzeln bewusst sind, die nach unten in die Erde gehen. Wie ist die Qualität Ihrer Aufmerksamkeit in diesem Moment? Wie ist die Qualität Ihres Denkens? Können Sie an dieses Thema denken, während Sie zugleich Ihre Wurzeln in der Erde spüren?

Lassen Sie nach einigen Minuten die Gedanken gehen und kehren Sie mit Ihrer Aufmerksamkeit zu Ihren Wurzeln zurück.

Probieren Sie aus, wie es ist, auf diese Weise einige Male hin und her zu gehen – denken und sich verwurzeln, denken und sich verwurzeln. Nehmen Sie wahr, wie sich dadurch Ihr Verhältnis zu Ihren Gedanken verändert.

Variationen. Diese Übung kann auch im Sitzen durchgeführt werden. Anstatt sich durch die Beine und Füße zu verwurzeln, schicken Sie die Wurzeln von den rechten und linken Sitzknochen aus nach unten, vom Steißbein und der Innenwand des Kreuzbeins und der Innenwand des Schambeins aus. Sie können auch in einer der dynamischeren Standhaltungen wie etwa dem Krieger oder Trikonasana üben, sich zu verwurzeln, auch wenn Sie diese weniger lange werden halten können.

ÜBUNG 10.46
Das Perineum pulsieren lassen (10 Minuten)

🔊 Eine angeleitete Version dieser Übung finden Sie als Audiodatei unter www.shambhala.com/movingintomeditation.

Eine andere wirkungsvolle Möglichkeit, sich selbst und insbesondere den rotierenden Verstand zu erden, besteht darin, die Aufmerksamkeit bewusst in den Beckenboden zu lenken, insbesondere in das Perineum, das Muskeldreieck, das sich genau zwischen dem Anus und den Genitalien befindet. Das feine und sensible Netz dieses Gewebes ist unter Yogis als die Blüte des muladhara Chakras bekannt, jenem Energiegrad, das seine Wurzel an der Spitze des Steißbeins hat. Das Wurzelchakra wird in der yogischen Psychologie oft mit Gefühlen von Geborgenheit, Erdung und Sicherheit in Verbindung gebracht. Und egal, ob Sie an diese Korrelation zwischen dem energetischen Körper

Zwölf Wochen

und der Psyche glauben, werden Sie, wenn Sie Ihre Aufmerksamkeit in diesen Bereich Ihres Körpers bringen und sich mit der gefühlten Wahrnehmung seines subtilen Pulsierens verbinden, vielleicht feststellen, wie wirkungsvoll Sie auf diese Weise Ihre Aufmerksamkeit von den umher flitzenden Rennmäusen in Ihrem Kopf wegbringen können.

Wie wir in Woche 3 und 4 erforscht haben, pulsieren der Beckenboden und das Perineum auf natürliche Weise mit dem Atem, sie öffnen, weiten und senken sich mit jeder Einatmung in einer Bewegung, die die des Zwerchfells widerspiegelt, und mit jeder Ausatmung heben sie sich leicht und ziehen sich wieder zusammen. Wenn es Ihnen schwerfällt zu spüren, wie sich Ihr Beckenboden mit dem Atem bewegt, beginnen Sie damit, Ihre Atmung in der Haltung des Kindes zu erkunden (Teil A der Übung *Wo bewegt sich der Atem?* aus Woche 3, Seite 139). Verweilen Sie hier und laden Sie Ihren Beckenboden ein, sich zu entspannen, bis Sie spüren können, wie das Perineum sich mit der Einatmung öffnet wie eine Blüte und sich mit der Ausatmung nach innen entspannt.

Setzen Sie sich nun bequem in Ihre Meditationshaltung und schließen Sie die Augen. Lassen Sie mit der Einatmung den Atem Ihre Aufmerksamkeit nach innen und unten führen. Spüren Sie, wie das Gaumensegel sich entspannt und weitet, das Zwerchfell sich nach unten bewegt und der Beckenboden sich löst und weitet. Spüren Sie, während Sie ausatmen, wie der Beckenboden und das Perineum sich nach innen und oben zusammenziehen, das Zwerchfell sich hebt und das Gaumensegel sich leicht wölbt.

Bewegen Sie Ihre Aufmerksamkeit weiter spiralförmig nach unten und innen, bis sie direkt in der Mitte des Perineums ruht. Spüren Sie Ihre Lebendigkeit in diesem subtilen Pulsieren. Denken Sie daran, dass Sie diese Bewegung nicht erzeugen müssen. Es handelt sich mehr um ein Seinlassen als um ein Tun. Spüren Sie einfach weiterhin, wie sich die Blume mit jeder Einatmung öffnet und mit jeder Ausatmung leicht schließt. Sie können sich auch vorstellen, wie das Perineum mit jeder Einatmung ein wenig heller wird und mit jeder Ausatmung etwas dunkler.

Sitzen Sie 5 bis 10 Minuten lang und entspannen Sie sich in diese Bewegung hinein. Nehmen Sie wahr, wie sich das auf die Beziehung zu Ihren Gedanken auswirkt.

Falls Sie weiter gehen möchten. Sie können diese energetische Bewegung intensivieren, indem Sie bewusst *mula bandha*, den Wurzelverschluss, hinzunehmen, das leichte Anheben und Anspannen des Beckenbodens und des Perineums. Es wird oft als kräftige Kontraktion des Anus oder der Vaginalmuskeln gelehrt, doch es kann subtiler – und im Grunde auch kraftvoller – als ein feines Heben gespürt werden, so als ob Sie ein Spinnennetz in der Mitte nach oben ziehen. Lassen Sie mit der Einatmung Ihre Aufmerksamkeit mit dem Atem nach unten sinken, während sich das Perineum ausweitet. Aktivieren Sie mit der Ausatmung leicht mula bandha, indem Sie das Perineum nach oben ziehen. Halten Sie Ihre Aufmerksamkeit während der gesamten Dauer der Ausatmung auf dem Gefühl des sich hebenden Perineums. Lösen Sie dann mula bandha und lassen Sie den Atem wieder einströmen und das Perineum sich weiten. Pausieren Sie an der Spitze der Einatmung einen Herzschlag lang und verwurzeln Sie Ihre Aufmerksamkeit in der Spitze des Steißbeins. Atmen Sie dann aus und aktivieren Sie mula bandha abermals.

Wiederholen Sie dies zehn Mal und beenden Sie dann die Übung. Lassen Sie Ihre Aufmerksamkeit wieder in der natürlichen Bewegung des Atems im Beckenboden ruhen. Nehmen Sie nochmals Ihre Beziehung zu Ihren Gedanken wahr.

ÜBUNG 10.47
Raum zwischen den Atemzügen, Raum zwischen den Gedanken
(10 – 15 Minuten)

Wie Ihr Atem tauchen auch Ihre Gedanken aus dem Nichts heraus auf und lösen sich wieder ins Nichts auf. Bewusstheit im Raum zwischen den Gedan-

Zwölf Wochen

ken kann also eine wirkungsvolle Möglichkeit sein, um sich aus ihrem Griff zu befreien. Dazu ist es hilfreich, sich auch des Raumes zwischen den Atemzügen bewusster zu werden.

Wiederholen Sie noch einmal die Übungen aus Woche 4, bei denen es um die Pause zwischen den Atemzügen geht (Übungen 4.19, 4.20 und 4.21 ab Seite 162). Seien Sie besonders aufmerksam darauf, was in diesen Pausen mit Ihren Gedanken passiert. Nehmen Sie wahr, wie der Atem aus dem leeren Raum heraus auftaucht und sich wieder in diesen Raum hinein auflöst. Können Sie wahrnehmen, wie die Gedanken es ihm gleich tun?

Erkunden Sie dann die folgende, dynamischere und aktive Variante dieser Übung, die ich von der Yogatherapeutin Janice Gates gelernt habe. Nehmen Sie eine einfache, dynamische Sequenz von Yogahaltungen, mit der Sie vertraut sind, zum Beispiel einen einfachen Sonnengruß oder einen sich wiederholenden Flow durch eine Abfolge von Standhaltungen (Krieger I, Krieger II, seitlicher Krieger, Dreieck, gedrehtes Dreieck; zurück zu Krieger I). Bewegen Sie sich zunächst mit einem gleichmäßigen, angenehmen Atemmuster hindurch: 5 Takte einatmen, 5 Takte ausatmen. Fangen Sie dann an, den Raum zwischen den Atemzügen auszuweiten. Setzen Sie, während Sie sich durch die Sequenz bewegen, zunächst einen Takt lang den Atem aus, wenn die Lungen leer sind, und dann nochmals, wenn die Lungen voll sind, und zwar folgendermaßen: einatmen 5, Pause 1, ausatmen 5, Pause 1. Wiederholen Sie die Sequenz noch viermal und dehnen Sie dabei die Pause jedes Mal um einen Takt aus. Der Zyklus ist vollendet, wenn der Rhythmus in einem gleichmäßigen Verhältnis steht: einatmen 5, Pause 5, ausatmen 5, Pause 5.

Entspannen Sie sich während der Bewegung in die länger werdenden Pausen zwischen den Atemzügen hinein. Nehmen Sie wahr, was in der vollen und in der leeren Pause mit Ihren Gedanken geschieht. Gibt es Unterschiede?

Nachdem Sie die Übung beendet haben, begeben Sie sich ins Sitzen, Stehen oder Liegen, ruhen Sie sich einfach in Stille aus und beobachten Sie den natürlichen Fluss Ihres Atems.

In Ihrer Sitzmeditation in dieser Woche

Achten Sie in dieser Woche darauf, mindestens 30 bis 40 Minuten für die Sitz- oder Stehmeditation freizuhalten. Egal, wie Sie Ihren Körper dazu arrangieren, die grundlegende Praxis ist immer die gleiche: Lassen Sie Ihre Aufmerksamkeit in dem Ankerpunkt ruhen, den Sie sich in Ihrem atmenden Körper gewählt haben. Und nehmen Sie dann wahr, auf welche Ausflüge Ihre Gedanken Sie mitzunehmen versuchen.

Ein beliebter und für unsere Zwecke hilfreicher Ansatz ist die Vorstellung, im Schatten eines Baumes am Ufer eines schönen Flusses zu sitzen und zuzusehen, wie die Sonne auf den Wellen glitzert, während das Wasser vorbeifließt. Die Boote Ihrer Gedanken schaukeln mit Ihren farbenfrohen, aufsehenerregenden Segeln an Ihnen vorbei. Alles, was Sie tun müssen, ist, sich zu entspannen und zuzuschauen, wie sie vorbeiziehen. Allerdings stellen Sie immer wieder und ohne wirklich zu wissen, wie das geschehen ist, fest, dass Sie in ein Boot eingestiegen sind.

Eines davon ist vielleicht ein Planungsboot, voller Menschen, die sich um ihre bevorstehenden Bewerbungen, ihre Einkaufslisten und ihre Steuern Sorgen machen. Ein anderes ist wahrscheinlich ein Romantikboot, auf dem sich alle küssen, an den Händen halten und mit verschleiertem Blick in den Sonnenuntergang blicken. Ein weiteres ist ein Boot der Reue, auf dem alle wieder und wieder über ihre größten Fehler lamentieren. Sind Sie erst einmal auf einem Boot, werden Sie augenblicklich in das, was dort geschieht, hinein gezogen.

Aber hier ist der Trick: Sobald Ihnen bewusst wird, dass Sie sich auf einem Boot befinden, müssen Sie nur zu Ihrem Platz am Flussufer zurück fliegen. Entspannen Sie Ihren Körper. Schauen Sie weiter den vorbeiziehenden Booten zu.

Versuchen Sie es mit dieser Visualisierung und probieren Sie aus, ob sie für Sie hilfreich ist. Werden Sie aber nicht zwanghaft. Wenn Sie zu viel daran denken, sind Sie mit einem Mal in einem anderen Boot – nämlich in dem Boot, auf dem man über Meditation nachdenkt. Springen Sie also auch von diesem ab. Kehren Sie zum Flussufer zurück und verbinden Sie sich wieder mit dem Anker Ihres Körpers und Ihres Atems.

Falls Sie weiter gehen möchten. Bei den meisten Gedanken ist es ausreichend, sie einfach wahrzunehmen, sie sich auflösen zu lassen und die Aufmerksamkeit immer wieder zu Ihrem Anker in Ihrem Körper und Atem zurückzubringen. Manche allerdings sind hartnäckiger. Was, wenn Sie auf ein bestimmtes Boot immer wieder aufsteigen und lange Strecken darin zurücklegen?

Für diesen Fall finden Sie hier einige hilfreiche Hinweise:

- Genau wie Sie es in der Übung *Check-in mit dem Verstand* getan haben, nehmen Sie wahr, ob es ein Gefühl gibt, das den hartnäckigen Gedanken oder Geschichten zugrunde liegt. Falls ja, so ist es nicht Ihr Ziel, es loszuwerden, sondern sich gut darum zu kümmern, so wie Sie sich um einen Vogel mit einem gebrochenen Flügel kümmern würden. Wenn Sie sich um das Gefühl kümmern, das die Gedanken anfeuert, werden die Rufe Ihres geschichtenerzählenden Geistes, der so darum bemüht war, Ihre Aufmerksamkeit zu erregen, zumeist verstummen. Zu wissen, dass Sie wütend sind und es so in Ihrem Körper zu spüren, wie es sich gerade zeigt, ist nicht das gleiche, wie sich auf dem Wutboot zu befinden und samt all Ihrem Hab und Gut den Fluss hinab zu treiben.

- Benennen Sie die Boote, in die Sie am häufigsten steigen. Hat es Ihnen das Boot der Schuld besonders angetan? Das Karriereboot? Vielleicht nehmen Sie auch gerne das Yogaboot, es ist besonders unter Yogalehrern beliebt: *Wie werde ich diese Haltung anleiten? Wie werde ich über jene Einsicht sprechen?* Wenn Sie erst einmal wissen, welche Boote Sie bevorzugen, ertappen Sie sich vielleicht bereits dabei, wenn Sie die

Planke betreten. Vielleicht sehen Sie sogar die Segel, die sich auf dem Fluss von weitem nähern, und wissen, dass Sie einfach winken und sie vorbei fahren lassen können.

Insbesondere bei Ihren liebsten Booten wird Ihr Geist allerlei gute Gründe nennen, warum es wirklich wichtig ist, dass Sie an Bord gehen. *Ich habe Angst, dass mein Kind autistisch sein könnte. Diese Skulptur, mit der ich solche Schwierigkeiten hatte – gerade kam mir eine tolle Idee, wie ich den Ton mischen könnte! Wenn ich nicht jetzt darüber nachdenke, dann... dann...* Was dann? Nehmen Sie wahr, welches Gefühl aufkommt, wenn Sie Ihren Griff nach dem Gedanken wirklich lockern. Das ist das Gefühl, das ihn befeuert hat.

- Seien Sie aufmerksam für die grundlegende Energie, die, sogar noch unterhalb des emotionalen Inhaltes, den Gedanken mit Energie versorgt. Wird die Handlung Ihrer Geschichte davon angefacht, dass Sie nach etwas greifen, was Sie nicht haben? Oder wird sie von Abneigung getrieben: Schieben Sie etwas wütend von sich oder ducken sich ängstlich davor weg? Wird sie von Verblendung angefacht, dem Versuch, eine persönliche Identität aufrechtzuerhalten, ausgestopft wie eine Vogelscheuche zu Halloween? Oder sind Ihre Gedanken von der Energie der Liebe getragen, von Mitgefühl, Großzügigkeit und Dankbarkeit? Nehmen Sie wahr, wie sich diese Energien als gefühlte Empfindungen in Ihrem Körper zeigen. Durch Ihre achtsame Yogapraxis haben Sie Ihre Fähigkeit verfeinert, die subtilen Fluktuationen von Empfindungen und Energie in Ihrem Körper mit zu verfolgen. Jetzt haben Sie Gelegenheit, die Früchte dieses Trainings zu ernten.

- Nehmen Sie wahr, welche Form Ihr Denken annimmt. Denken Sie in Bildern? In Geschichten? Bestehen die meisten Ihrer Gedanken aus Unterhaltungen mit anderen, in denen Sie Ihre Erfahrungen und Einsichten schildern? Sehen Sie Ihre Gedanken wie einen Nachrichtenlauftext vor sich? Wenn Ihre Aufmerksamkeit stabiler und feiner wird, nehmen Sie die substanzlose Natur der Gedanken selbst wahr – wie sie aus dem Nirgendwo auftauchen, ungebeten, und wie sie sich wieder ins Nichts auflösen. In meiner Heimatstadt ist im Sommer öfter ein Mann mit einem riesigen Seifenblasenstab in einem Park neben einer Straße und erzeugt Seifenblasen, die groß wie Autos sind. Manche von ihnen fliegen auf die Straße, und einige Male bin ich direkt in eine hinein gefahren. Egal, wie groß sie sind, immer zerplatzen sie in lediglich ein paar Seifenspritzer sobald die Stoßstange auf sie trifft.

Ganz genauso ist es auch mit den Gedanken. Sogar die größten unter ihnen zerplatzen wie Seifenblasen in kleine Spritzer aus Seife und Luft. Denken Sie an die zehn Gedanken, von denen Sie vor zehn Jahren am meisten besessen waren, die sie völlig vereinnahmt haben. Können Sie sich überhaupt daran erinnern? Früher oder später wird die geballte Faust Ihres Geistes gezwungen sein, selbst jene Dinge loszulassen, an denen sie am meisten festhält. Es ist also eine gute Sache, zu lernen, das freiwillig zu tun.

In Ihrem Alltag in dieser Woche

Nehmen Sie, während Sie durch den Tag gehen, wahr, welche Art Gedanken Sie aus dem gegenwärtigen Moment herausziehen. Planen Sie meistens für die Zukunft? Wiederholen Sie die Vergangenheit? Welches sind die fünf beliebtesten Filme, die in Ihrem inneren Kino in dieser Woche laufen? Horrorfilme oder romantische Komödien? Welche Version Ihrer selbst spielt darin die Hauptrolle? Vor allen Dingen aber seien Sie aufmerksam für den Moment, in dem Ihre gedanklichen Seifenblasen zerplatzen und Sie in die Realität des Augenblicks zurückkehren und plötzlich wieder in einem Topf köchelnder Suppe rühren oder in Ihrem Auto an einer roten Ampel gegenüber eines Lebensmittelgeschäftes sitzen. Wie fühlen Sie sich in diesen Momenten, wenn Ihre scheinbar so soliden Phantasien sich als die fadenscheinigen Fassaden entlarven, die sie in Wirklichkeit sind?

Meditation und kreatives Denken

Ich unterrichte oft im jährlichen Spirit of Creativity Retreat in Spirit Rock, das Meditation, Yoga, Malerei und kreatives Schreiben miteinander verbindet. Ein Raum, der normalerweise für Gehmeditation reserviert ist, wird in ein Malatelier verwandelt, und im Verlauf der Woche im Schweigen erblühen die mit weißen Blättern behängten Wände zu einem leuchtenden Garten voller Farben und Formen – Göttinnen, Dämonen, Blumen mit blutigen Zähnen, vielfarbige Vaginas, Adler, die aus dunklen Höhlen ausbrechen und sich windende Schlangen in den Krallen halten. Es ist, als ob in einer Traumfabrik eine Bombe explodiert wäre und halluzinatorische Bruchstücke unbewusster Phantasien über alle Wände verteilt hätte. Unterdessen sitzen auf den sonnenverbrannten Hügeln Menschen schreibend unter Bäumen und auf Felsen, kritzeln wie wild in Notizbücher oder tippen in Laptops und Tablets, spinnen Gedichte, Theaterstücke, Geschichten und Visionen.

Diese herrliche Explosion von Kreativität ist durchsetzt von langen Phasen des stillen Sitzens und der Gehmeditation. Und so ist es unausweichlich, dass unter den Retreatteilnehmern die Frage auftaucht: *Warum sollte ich meine Aufmerksamkeit wieder meinem Atem und Körper zuwenden, wo ich doch gerade so viele tolle kreative Ideen habe?* Sie sitzen an einem Fluss, in dem glitzernde Ideenfische umherspringen: Gedichte steigen auf und verschwinden wieder; unter der Oberfläche deutet sich die Masse eines Romans an, von dem nur die Rückenflosse aus dem Wasser ragt. Wie können Sie all diese großartigen Ideen davon schwimmen lassen? Sollten Sie nicht Ihr Netz einholen?

Meditation kann eine wirksame Unterstützung für den kreativen Prozess darstellen. Sie kultiviert Ihre Fähigkeit, zu wählen, worauf Sie Ihre Aufmerksamkeit richten, anstatt hilflos hin und her gerissen zu werden. Ihre wachsende Fähigkeit, Ihre Aufmerksamkeit wieder und wieder zu dem von Ihnen gewählten Anker, zum Beispiel dem Atem oder den Körperempfindungen, zurückzuführen, wird Ihnen von großem Nutzen sein, wenn Sie sich tatsächlich entscheiden, eine dieser kreativen Ideen in Ihrem Netz zu fangen. Wenn Sie schreiben, werden die Sensibilität und die Konzentration, die Sie entwickeln, Ihnen helfen, den undeutlichen Stimmen der Charaktere zuzuhören, die einen Weg in Ihre Geschichte suchen. Wenn Sie malen, werden sie Sie befähigen, die Bilder wahrzunehmen, die durch Sie durchbrechen wollen, aber vielleicht nicht so aussehen wie jene, von denen Sie denken, dass Sie sie malen sollten. Das Training der Meditation wird Ihnen die Ausdauer verleihen, um auf Ihrem kreativen Weg weiterzugehen, auch wenn Ihre inneren Zwischenrufer Sie ausbuhen und Tomaten nach Ihnen werfen (oder, noch schlimmer, Sie wenig hilfreich darauf hinweisen, dass Ihr Werk nichts ist im Vergleich zu dem der großen Meister und dass Sie aufhören sollten, Ihre Zeit zu vergeuden.)

Während manche der Gedanken, die Ihnen während der Meditation kommen, wirklich brillant sind, sind viele von ihnen doch eher wie die Notizen zu den brillanten Erkenntnissen aus Ihren Träumen, die Sie mitten in der Nacht auf Papierfetzen kritzeln und die, wenn Sie dann aufgewacht sind, etwas besagen wie: *Wie wäre es, einzelne Socken auf eBay zu verkaufen?* Der Geist ist eine sprudelnde Quelle der Kreativität, die Samen verstreut wie eine Pusteblume ihre Flocken. Die meisten davon werden nicht landen und sich einpflanzen, und das ist in Ordnung; es gibt ja mehr als genug. Die besten Ideen, die es wirklich wert sind, verfolgt zu werden, werden immer noch da sein, wenn Sie Ihre Meditation beenden und den Stift oder Pinsel zur Hand nehmen. Sie werden wieder und wieder an Ihre Tür klopfen und verlangen, dass Sie sich ihnen ergeben. Und je mehr Sie sich dem Atem und dem Körper in der Meditation hingegeben haben, desto mehr werden Sie sich dem Fluss der Kreativität hingeben können.

Ich begann meinen ersten später veröffentlichten Roman zu schreiben als mein Sohn vier war, und beendete ihn erst als er sieben war. Während ich tiefer und tiefer darin eintauchte, wurde mir klar, dass ich Gefahr lief, mein wirkliches Leben zu opfern – dasjenige, in dem ich ein Kind, einen Job, einen Ex-Ehemann und eine Serie von Partnern hatte – und zwar für das Phantasieleben meiner Hauptfigur. Ich sautierte Zucchini und weiße Bohnen, während ich an Amanda dachte, wie sie durch Indien streifte: Würde sie ihr Kind in einem Ashram zur Welt bringen? Oder zu ihrem Freund in den Vereinigten Staaten zurückkehren? Ich wanderte mit einem guten Freund durch ein Feld von violetten Lupinen und machte mir Sorgen über Amandas Aben-

Woche 10: Der geschichtenerzählende Geist

teuer auf einer Tantraparty in Khajuraho. Also stellte ich eine Regel für mich selbst auf: Während der Zeit, in der ich an meinem Roman schrieb, würde ich nur schreiben, wenn ich auch wirklich schrieb. Das bedeutete nicht, dass mein Geist nicht zu der Handlung meines Romans wanderte, während ich mich auf einem Bauernmarkt unter den Mammutbäumen befand und am Stiel der Melonen roch, um herauszufinden, ob sie reif waren. Es bedeutete einfach, dass ich immer, wenn ich es mitbekam, meine Ideen losließ, egal, für wie gut ich sie hielt, und wieder in den Moment zurückkehrte: Ich legte die Melone in meinen Einkaufsbeutel und hörte dabei einer blinden Musikerin zu, die mit einem Kranz aus Blumen und Früchten im Haar „Puff, the Magic Dragon" sang. Ich lernte, darauf zu vertrauen, dass wenn ich mich am nächsten Morgen an meine Tastatur setzte und die Pforten meines Unbewussten öffnete, alles, was sich hier angesammelt hatte, auf die Seite heraus galoppieren, kriechen, hinken oder tanzen würde.

Ressourcen

Für eine übersichtliche Darstellung von Achtsamkeit auf das Denken werfen Sie einen Blick in den Klassiker *Mindfulness in Plain English* von Bhante Gunaratana oder *Fully Present: The Science, Art, and Practice of Mindfulness* (Dtsch. Titel: *In diesem Moment – Die Wissenschaft und Praxis der Achtsamkeit*) von Susan Smalley und Diana Winston. Weitere Übungen zum „Leeren des Gehirns" und zur Verwurzelung in der Erde finden Sie in den angeleiteten Phantasiereisen von Angela Farmer und Victor van Kooten, die in Victors Buch *From Inside Out* wunderschön illustriert sind.

WOCHE 11

Den Garten jäten

An einem regnerischer Tag im März half mir meine Freundin Mia dabei, in meinem vernachlässigten, winterlichen Garten tote Tomatenpflanzen und bitteren Sellerie auszugraben, Mulch zu verteilen und die Rosenbüsche vor einem Pilz zu retten, der sich ausbreitete, weil ich vergessen hatte, während des Regens die Bewässerung auszuschalten.

Mia ist Biogärtnerin und immer auf der Jagd nach wildem Essen – der Typ Mensch, der die Gerbstoffe aus den Eicheln auswäscht, sie röstet und mahlt und daraus Kekse aus Eichenmehl macht, so wie die historischen Miwok, die dieses Küstental einst bewohnten. (Ich hingegen bin eher der Typ Mensch, der Eichenmehlkekse im Bioladen kauft, zwei davon im Auto verspeist und den Rest unter einem Berg unsortierter Post auf dem Beifahrersitz liegen lässt, ganz nach Art der modernen Multitasker, die dieses Küstental heute bewohnen.)

Zwölf Wochen

Vor fünf oder sechs Jahren verwendete Mia meinen Garten als Versuchsobjekt für ihr Abschlussprojekt an der Permakulturschule[*]. Im Verlauf eines Jahres beobachtete Mia Muster von Schatten, Sonnenlicht, Wind, Regen und Abflusswasser. Sie notierte, wo ich an Sommermorgenden Yoga übte und wo Skye gerne im Schatten einer Eiche las. Sie kartierte unsere gewohnten Routen von der Küche zum Kompost und vom Auto zum Briefkasten.

Am Ende des Jahres zeichnete sie mit Buntstiften eine schöne Karte des gesamten Grundstücks. Sie enthielt all die Informationen, die Mia über den damaligen Zustand des Gartens gesammelt hatte. Aber sie beinhaltete auch Möglichkeiten, wie wir ihn würden weiterentwickeln können: den besten Platz, um einen Pfirsichbaum zu pflanzen, ein Himbeerbeet oder einen Kräutergarten anzulegen; wo wir eine Tonne zum Sammeln des Regenwassers aufstellen oder einen erodierenden Hügel abstützen konnten.

Während ich mit Mia im Garten arbeitete, fühlte ich mich daran erinnert, dass wir uns auf diese Weise ebenso um das fruchtbare Land im menschlichen Herzen und Geist kümmern können. Zunächst verwendet man etwas Zeit darauf, seine wilde Natur kennenzulernen: Wo wuchert ein Dickicht aus blühenden Dornenbüschen? Wohin fallen die langen Schatten von Wut und Angst meistens? Dann fährt man mit den Fingern durch die mentale und emotionale Erde, um ihre Beschaffenheit zu beurteilen: An manchen Orten ist sie gehaltvoll und fruchtbar, an anderen grobkörnig und lehmig. Allerdings sitzt man nicht bis in alle Ewigkeit da, um alles genau zu analysieren. Ist man erst einmal mit seinem Stückchen Land vertraut, kann man beginnen, Unkraut zu jäten, die Erde zu düngen und Früchte und Blumen zu pflanzen.

---

[*] Permakultur ist ein Konzept, das auf die Schaffung von dauerhaft funktionierenden und naturnahen Kreisläufen abzielt. Grundprinzip ist ein ökologisch, ökonomisch und sozial nachhaltiges Wirtschaften mit allen Ressourcen, Anm. d. Übers.

Woche 11: Den Garten jäten

In den vergangenen zwei Wochen haben Sie die Fähigkeit trainiert, Ihre Gefühle und Gedanken mit liebevoller Aufmerksamkeit und ohne Verurteilung oder den Versuch, sie zu verändern, zu begrüßen. Aber achtsam zu sein bedeutet nicht, dass Sie einfach nur passiv beobachten. In seinen Lehren über die vierte Grundlage der Achtsamkeit fordert der Buddha uns dazu auf, selbst nachzuforschen: Welche Gewohnheiten von Herz und Geist und welche Art und Weise, die Welt um uns herum wahrzunehmen, fördern Weisheit, Freude und Erwachen? Welche führen zu weiterem Leid? Was sind geschickte Mittel, um jene Geisteszustände, die uns in Richtung Befreiung führen, zu begünstigen und jene, die uns gefangen halten, zu mindern?

Unter all den verschiedenen Gräsern, die im Garten von Herz und Geist wachsen, verwies der Buddha auf fünf weit verbreitete Arten, die mit der größten Wahrscheinlichkeit die Blüten und Früchte von Freude und Glück überwuchern. In der buddhistischen Psychologie sind sie als die fünf Hindernisse bekannt. Mit großer Wahrscheinlichkeit tauchen sie auch in Ihrer Meditation und Ihrem Leben immer wieder auf und blockieren den Zugang zu der Ihnen innewohnenden Weisheit und Güte. Klassischerweise werden sie bezeichnet als Verlangen, Abneigung, Trägheit, Ruhelosigkeit und Zweifel.

Ich möchte diese fünf Hindernisse als Chancen betrachten, weil sie alle auf einen Ort verweisen, an dem wir uns mit unserer Fähigkeit zu liebevoller Präsenz wieder verbinden können. Es handelt sich nicht um Straßensperren auf unserem inneren Weg – sie selbst sind die Straße. Ich kenne keinen wahrhaft weisen und mitfühlenden Menschen, der sich nicht mit mindestens einer (sehr wahrscheinlich jedoch mehreren) dieser schmerzlichen und ebenso menschlichen Neigungen konfrontiert und durch sie hindurch gearbeitet hat.

In dieser Woche werden wir untersuchen, wie eine achtsame Yogapraxis uns dabei helfen kann, eine jede dieser fünf Energien zu verstehen und zu verwandeln und zudem das Erblühen von positiven Qualitäten zu fördern, die an ihre Stelle treten können. Um Ihrer Praxis Struktur zu geben, lesen Sie sich zunächst die Beschreibungen aller Hindernisse und die entsprechenden Übungen durch. Wählen Sie Ihre Praxis dann jeden Tag danach aus, welches Hindernis sich in Ihrer Psyche gerade am aktivsten anfühlt. Falls Sie unsicher sind, beginnen Sie mit einer halben Stunde Sitzmeditation und beobachten Sie, wovon Sie abgelenkt werden. Und falls Sie in der glücklichen Lage sind, keine Hindernisse für Ihre ruhige, klare, entspannte Präsenz vorzufinden, wählen Sie einfach jeden Tag ein Hindernis aus, das Sie erforschen wollen. Auf diese Weise werden Sie über angemessene Praktiken verfügen, wenn Sie sie brauchen.

WOCHE 11 ÜBUNGEN

Verlangen:

| Übung 11.48: | Die Sinne nach innen wenden (10 Minuten) | (Seite 335) |

Abneigung:

| Übung 11.49: | Meditation über Dankbarkeit (10 – 30 Minuten) | (Seite 338) |

Trägheit und Dumpfheit:

Übung 11.50:	Sanfte gestützte Rückbeuge mit dreiteiliger Einatmung (10 Minuten)	(Seite 342)
Übung 11.51:	Wechselatmung (5 – 15 Minuten)	(Seite 344)
Übung 11.52:	Der Atem der Freude (3 Minuten)	(Seite 346)

Ruhelosigkeit:

| Übung 11.53: | In die Ruhe hinein ausatmen (5 Minuten) | (Seite 348) |
| Übung 11.54: | Dreiteilige Ausatmung (10 Minuten) | (Seite 349) |

| Übung 11.55: | Zirkuläre Atmung durch das linke Nasenloch (3 – 5 Minuten) | (Seite 350) |
| Übung 11.56: | Sich in der Pause nach der Ausatmung bewegen (5 Minuten) | (Seite 351) |

Zweifel:
| Übung 11.57: | Kontemplative Meditation (10 Minuten) | (Seite 354) |

Chance 1: Verlangen

Verlangen, das traditionell als erstes und problematischstes Hindernis benannt wird, ist das Gefühl, das Sie überkommt, wenn Sie durch das von Konsumgütern übersäte Foyer eines Yogastudios gehen und mit einem Mal völlig von dem Bedürfnis eingenommen sind, ein Fußkettchen mit Om-Anhänger zu kaufen, eine Lampe aus Himalayasalz, einen Pashminaschal und Unterwäsche, die mit den sieben Chakrasymbolen bedruckt ist. Es ist das zwanghafte Gefühl, *mehr, mehr, mehr, mehr* zu wollen, ob es nun Eiscreme, Bestätigung, Kaffee, Sex, Geld, Ruhm oder irgendeine andere Verlockung auf dieser Welt ist.

Vielleicht spezialisieren Sie sich auf das Verlangen nach bestimmten Dingen: das neueste Smartphone oder Designerschuhe. Das Verlangen Ihrer Wahl könnte sich auch auf Erfahrungen beziehen, auf eine Reise nach Italien oder ein heißes Schaumbad. Sie könnten sich nach einer neuen Identität verzehren, sagen wir mal als berühmte Schauspielerin, Autorin oder Musikerin. In Ihrer Yogapraxis zeigt sich Verlangen vielleicht als das Verlangen nach einer tieferen Rückbeuge, flexiblen Oberschenkelrückseiten oder einer Romanze mit dem Yogi auf der Matte nebenan. Es kann auch ein subtiles, aber durchdringendes Hintergrundgefühl sein, sich etwas anderes zu wünschen als das, was gerade geschieht.

Zwölf Wochen

Wie auch immer es zutage tritt, Verlangen ist schmerzhaft. Es ist ein Wimmern oder ein Schrei aus einem Teil von Ihnen, der sich so, wie Sie sind, nicht ganz fühlt. Das Verlangen jammert: *Das ist nicht genug.* Und da in jedem beliebigen Moment *das* alles ist, was da ist, kann das Verlangen nie befriedigt werden – wie die hungrigen Geister, die durch die buddhistische Mythologie streifen, deren Hälse zu dünn sind, als dass das Essen in ihre immensen, unersättlichen Bäuche gelangen könnte.

Es ist wunderbar, die vielen Vergnügungen des menschlichen Lebens zu genießen und wertzuschätzen. Asana-Praxis kann, wie Sie wahrscheinlich selbst erfahren haben, sinnliches Vergnügen tatsächlich steigern: Das Essen schmeckt besser, Musik klingt schöner, Sex wird leidenschaftlicher und erfüllender. Asana-Praxis entspringt der tantrischen Tradition des Yoga, in der es darum geht, den Körper als Mittel zum Erwachen zu nutzen. Und wie es in einem buddhistisch-tantrischen Text, dem Candamaharosana Tantra, heißt:

> Den Sinnesobjekten zu entsagen
> bedeutet, sich mit Askese zu quälen – tu das nicht!
> Wenn du Form siehst, schau hin!
> Genauso lausche auf Geräusche,
> Atme Düfte ein,
> Schmecke köstliche Aromen,
> Fühle Texturen.
> Nutze den Zweck der fünf Sinne –
> Schnell wirst du höchste Buddhaschaft erlangen.

Wie wir in Woche 8 erforscht haben, erfordert die Achtsamkeitspraxis allerdings von uns, genau hinzuschauen, wo wir *süchtig* nach angenehmen Erfahrungen sind – wann wir also nicht lediglich etwas genießen, sondern glauben, unser Glück sei davon abhängig. Es ist diese klebrige, zwanghafte Qualität, die das lebensbejahende Vergnügen der Sinnlichkeit in die Qual des Verlangens verwandelt. Werbefachleute bauen darauf, es zu erzeugen, wenn sie uns mit Bildern von glücklichen, schönen Menschen bombardieren, die ihre Produkte konsumieren. Und vieles von dem, wonach Sie in der Welt jagen sollen, ist das, was ich Thich Nhat Hanh einmal als „Plastikköder" bezeichnen hörte – es sieht appetitlich aus, ist aber nicht wirklich nahrhaft. „In Plastikködern gibt es immer einen Haken," sagte er.

Bewusster Umgang mit Verlangen

Was also tun, wenn Sie das Verlangen packt? Im Umgang mit allen Hindernissen und schwierigen Geisteszuständen ist es hilfreich, mit einem einfachen Prozess zu beginnen, der von modernen, aus dem Westen stammenden buddhistischen Lehrern mit der Abkürzung RAIN versehen wurde:

1. *Recognize* (R): *Erkennen* Sie, dass Verlangen da ist. Benennen Sie es: *Oh. Das ist Verlangen.* Manchmal befreit schon allein das Benennen eines Hindernisses Sie ein wenig von dessen Griff nach Ihrem Herzen.

2. *Accept* (A): *Akzeptieren* Sie, dass es da ist. Führen Sie keinen Krieg gegen Ihren eigenen Geist. Das bedeutet nicht, dass Sie es mögen müssen. Es bedeutet nur, dass Sie mit Freundlichkeit die momentane Wahrheit der Dinge anerkennen.

3. *Investigate* (I): *Erforschen* Sie es. Wie fühlt sich Verlangen an? Wo lebt es in Ihrem Körper – in einer Verspannung in der Brust oder im Bauch? In dem Pressen der Zunge gegen den Gaumen? Dem beschleunigten Atem? Nehmen Sie den Fokus von dem Objekt Ihrer Begierde – dem Schokoladenbrownie, dem Hybridauto – und werden Sie wirklich neugierig auf die Erfahrung des Verlangens an sich.

4. *Nonidentify* (N): *Nichtidentifikation.* Erinnern Sie sich daran, dass Sie letzte Woche selbst erfahren haben, weit größer zu sein als alle

Emotionen, die durch Sie hindurch wehen. Sie sind das Meer, durch das der große weiße Hai des Verlangens schwimmt. Sie sind nicht das hungrige Maul voller spitzer Zähne.

In diesem 4-Schritte-Prozess entwickeln Sie die Fertigkeiten weiter, die Sie in den letzten 10 Wochen vertieft haben; Sie lernen, den Zustand von Körper, Atem, Geist und Herz zu spüren, ohne zu urteilen oder darin zu versinken. Ein Hindernis auf diese Weise, also ohne dagegen anzukämpfen, kennenzulernen, ist der wichtigste Schritt, um sich von dessen Tyrannei zu befreien.

Wenn Sie den RAIN-Prozess einmal angewendet haben, um sich mit dem Zustand Ihres inneren Gartens vertraut zu machen, können Sie, ganz wie ein guter Gärtner es tun würde, anfangen, die Werkzeuge aus Ihrem yogischen Schuppen einzusetzen. Für jedes Hindernis gibt es bestimmte Übungen, die am physischen Körper ansetzen und Ihnen dabei helfen können, den Weg zurück in Ihre grundlegende Ganzheit zu finden. Erinnern Sie sich daran, dass es sich nicht um Allheilmittel handelt. Es sind somatische Werkzeuge, mit denen Sie den Griff des Hindernisses auf Ihren Körper und Geist lösen und seine Natur klarer sehen können – sowie auch Ihre eigene.

Wenn Sie mit dem Verlangen zu kämpfen haben, dann üben Sie sich in der Kunst, angenehme Empfindungen zu genießen, ohne an Ihnen festzuhalten (Siehe die Übung *Ein paar Ihrer liebsten Dinge*, Seite 273). Ein weiteres wirksames Mittel ist die yogische Technik *pratyahara*, oder das Zurückziehen der Sinne. Dabei zieht man Sinne von ihrer Fixierung auf die Außenwelt zurück und wendet sie nach innen, um eine Quelle der Freude zu finden, die nicht davon abhängig ist, dass all unsere Wünsche erfüllt sind. Die Übung *Die Sinne nach innen wenden*, die im Folgenden beschrieben wird, ist eine einfache Möglichkeit, pratyahara zu praktizieren.

ÜBUNG 11.48
Die Sinne nach innen wenden (10 Minuten)

In dieser Übung ziehen Sie Ihre Sinne vorübergehend von den aufwühlenden Reizen der Außenwelt zurück, um sich wieder mit Ihrer inneren Balance und Gelassenheit zu verbinden. Die hörbare Atmung, auch als Bienenatmung bekannt, erhöht die innere Konzentration.

Ruhen Sie in einer beliebigen erholsamen Haltung im Liegen. (Wenn Sie unsicher sind, welche Sie wählen sollen, empfehle ich die einfache und beruhigende Haltung, bei der Sie die Beine an die Wand lehnen: Legen Sie sich auf den Rücken, bringen Sie die Sitzknochen in die Nähe der Wand, strecken Sie Ihre Beine nach oben und geben Sie das Gewicht an die Wand ab.) Bedecken Sie Ihre Augen mit einem Augenkissen und verschließen Sie die Ohren mit Ohrenstöpseln. Oder schlingen Sie eine Stoffbandage eng um Ihren Kopf, so dass Augen und Ohren bedeckt sind.

Entspannen Sie Ihre Sinnespforten: Haut, Innenohren, Kiefer und Zunge, Nasenlöcher. Wenden Sie mit geschlossenen Augen Ihren inneren Blick nach unten zu Ihrem Herzen. Stellen Sie sich vor, dass Sie, statt der Sie umgebenden Welt, Ihre Innenwelt sehen, hören und spüren. Tauchen Sie tief nach innen.

Verbinden Sie sich mit dem Flüstern Ihrer Ein- und Ausatmung. Atmen Sie natürlich ein und mit einem summenden Geräusch aus, wobei sich die Lippen berühren und für die Dauer der Ausatmung der Laut des Buchstaben m entsteht: *mmmmmmmm*. Atmen Sie dann normal ein und wiederholen Sie.

Mit verschlossenen oder bedeckten Ohren wird das Summen in Ihrem Schädel nachhallen. Sinken Sie in dieses hypnotische Surren ein. Je länger Ihre Ausatmungen sind, desto faszinierender und beruhigender wird das Geräusch sein – strengen Sie sich aber dabei nicht an. Lassen Sie die Ausatmungen sich von selbst vertiefen.

Praktizieren Sie den Bienenatem bis zu fünf Minuten lang, so lange, wie Sie es als angenehm empfinden. Kehren Sie dann zu Ihrem natürlichen Atem zurück und ruhen Sie sich einige Minuten lang aus. Bevor Sie sich wieder aus der Haltung hinausbegeben, nehmen Sie wahr: Beherrschen die Empfindungen des Verlangens noch immer Ihren Körper?

Chance 2: Abneigung

Sie befinden sich seit drei Tagen auf einem Yogaretreat, auf das Sie sich monatelang gefreut haben, und einfach alles geht Ihnen auf die Nerven, vom veganen Abendessen über die tropische Sonne bis hin zum Musikgeschmack des Lehrers (Sanskrit Hip Hop ist einfach so gar nicht Ihr Ding). Wie kann das Paradies bloß eine solche Hölle sein?

Die Kehrseite des Verlangens, die Abneigung – manchmal auch mit Feindseligkeit oder Hass übersetzt – zeigt sich, wenn wir vor etwas zurückweichen oder gegen etwas oder jemanden angehen, das oder den wir nicht mögen, ob es nun das Wetter ist, ein Politiker oder das Parfum der Frau auf der Matte nebenan. Wie Sie in Woche 8 erfahren haben, ist das eine natürliche menschliche Reaktion auf eine unangenehme Empfindung – und sie kann von einer unterschwelligen, grummelnden Unzufriedenheit bis hin zu ausgewachsener Wut, Hass oder Panik reichen.

In Ihrer Yogapraxis taucht Abneigung vielleicht als Ablehnung eines bestimmten Lehrers, eines Yogastils oder einer Abfolge von Haltungen auf. Oder sie zeigt sich als Unzufriedenheit mit Ihrem Körper, insbesondere, wenn Sie ihn mit den Körpern um sich herum vergleichen. Manchmal ist sie so durchdringend, dass sie kaum erkennbar und zugleich das unhinterfragte Motiv hinter fast allem ist, was Sie tun: *Ich bin nicht gut genug, ich muss mich ändern. Diese Situation ist nicht gut, ich sollte sie in Ordnung bringen. Dieser Mensch hat unrecht. Dieser Standpunkt ist falsch.* Wenn die Flammen der Abneigung ungehindert lodern, können sie sich zu einem Lauffeuer von Gewalt, Mord und Krieg entwickeln. Sie können einen zu Taten verleiten, die man für den Rest seines Lebens bereut.

Bewusster Umgang mit Abneigung

Wie im Umgang mit den anderen Hindernissen ist auch bei einem Anfall von Abneigung der RAIN-Prozess das erste, was Sie machen sollten. Erkennen und akzeptieren Sie, dass Abneigung da ist. Spüren Sie nach innen, wo in Ihrem Körper Wut oder Angst lebendig sind, und stimmen Sie sich insbesondere auf die Stellen im Kiefer, Bauch und Beckenboden ein, an denen sie sich für gewöhnlich stauen. Können Sie, ohne etwas als falsch oder schlecht zu bezeichnen, diese Bereiche dazu einladen, sich zu entspannen oder sich um sie herum entspannen?

Blicken Sie noch einmal in das Kapitel für Woche 8 und erinnern Sie sich daran, wie man sich auch unangenehmen Erfahrungen öffnen kann, ohne sie wegzuschieben oder sich zusammenzuziehen. (Und denken Sie daran, dass manchmal die Erfahrungen, gegen die wir die meisten Widerstände haben, die größten Geschenke mit sich bringen.)

Ein klassisches Gegenmittel gegen Abneigung ist die Metta-Praxis. Wiederholen Sie daher zur Auffrischung eine Übung aus Woche 7 und versuchen Sie, der Situation oder Person, die Ihre Verärgerung auslöst, ein wenig Metta zu schicken *(Das Aufblühen von Metta* auf Seite 249). Eines der wirksamsten Gegenmittel überhaupt ist Dankbarkeit. Der Buddha wies die Mönche und Nonnen dazu an, Dankbarkeit zu kultivieren, indem sie in den Wald gehen, am Fuße eines Baumes sitzen und „das Herz erfreuen" sollten. Dazu sollten sie über all die Umstände reflektierten, die diese kostbare Gelegenheit, den Pfad des Erwachens zu praktizieren, möglich machten. Dass der Buddha diese Übung so hervorhob, weist darauf hin, dass es schon vor zweitausendfünfhundert Jahren genauso wie heute im menschlichen und auch im spirituellen Leben die Tendenz gab, eher das zu bemerken, was schlecht ist, statt das, was gut ist. Versuchen Sie es einmal mit der folgenden Dankbarkeitsmeditation.

Zwölf Wochen

ÜBUNG 11.49
Meditation über Dankbarkeit (10 – 30 Minuten)

Der Geist reagiert stärker auf Spezifisches als auf Generelles, wie jeder Dichter weiß. Seien Sie also, wenn Sie Ihre Dankbarkeit in Worte fassen, so genau wie möglich: nicht bloß generelle Dankbarkeit dafür, dass Sie genug zu essen haben, sondern spezielle Dankbarkeit für den heißen Haferbrei mit Zimt und Bananen, den Sie zum Frühstück gegessen haben. Nicht bloß Dankbarkeit für Ihre Freunde, sondern für Carols Lachen und Spencers knubbelige Knie und dafür, wie Sienna ihr Heim mit dem Duft gebackener Äpfel erfüllt.

Begeben Sie sich in eine bequeme Meditationshaltung im Sitzen, Stehen oder Liegen. Vergegenwärtigen Sie sich dann eines nach dem anderen fünf bis zehn Dinge, für die Sie dankbar sind, und reflektieren Sie darüber.

Vielleicht stellen Sie fest, dass es ein paar Favoriten gibt, die Ihnen jeden Tag in den Sinn kommen. Fordern Sie sich aber auch ein wenig heraus und versuchen Sie, sich in jeder Meditation mindestens fünf neue Dinge, für die Sie dankbar sind, einfallen zu lassen. Vielleicht erstaunt es Sie, für wie vieles Sie dankbar sind.

Verweilen Sie bei jeder Vorstellung mindestens fünf volle Atemzüge lang, steigern Sie die Dankbarkeit mit jeder Einatmung und lassen Sie sie mit jeder Ausatmung Ihren ganzen Körper durchdringen. Wenn es für Sie hilfreich ist, können Sie bei jedem Atemzug benennen, wofür Sie dankbar sind: *Ich atme ein und bin dankbar für den Pfirsich, den ich zum Frühstück gegessen habe… Ich atme aus und empfinde Wertschätzung für die harte Arbeit des Bauern, der ihn angebaut hat.* Falls Sie den Eindruck haben, dass Worte Sie ablenken, bleiben Sie einfach bei dem unmittelbaren Gefühl der Dankbarkeit.

Wie in jeder Meditationspraxis werden Sie Ihren Geist wahrscheinlich dabei ertappen, wie er umherwandert oder zu seiner tief verwurzelten Gewohnheit zurückkehrt, das wahrzunehmen, was nicht gut ist: *Sicher, der Salat war super. Aber dann habe ich zwei Stücke Tiramisu gegessen und bin bis nach Mitternacht aufgeblieben… Jetzt fühle ich mich aufgedunsen und erschöpft.* Das ist in Ordnung. So bald Sie sich wieder einfangen, danken Sie Ihrem Geist dafür, dass er so aufmerksam versucht, auf Sie aufzupassen. Lassen Sie jegliche Versuchung los, sich im Wildwuchs der Gedanken darüber, wofür Sie dankbar sind, zu verlieren (und wie Sie das Ganze sogar noch besser machen oder mehr davon bekommen können). Vielleicht wollen Sie sich sogar einen Moment Zeit dafür nehmen, Ihren Geist selbst als Objekt Ihrer Dankbarkeitsmeditation zu nehmen: *Ich atme ein und bin dankbar für meinen stets kreativen Geist, mit seiner sprudelnden Quelle an nützlichen Ideen…*

Wenn Sie fünf bis zehn Dankbarkeitsobjekte kontempliert haben, lassen Sie diese bestimmten Objekte gehen und laden Sie das allgemeine Gefühl von Dankbarkeit ein, Ihren gesamten Körper zu durchdringen. Versuchen Sie nicht, sich zu etwas zu zwingen: Wenn Sie keine Dankbarkeit empfinden, nehmen Sie es einfach wahr. Dennoch können Sie die Erde vorbereiten und die Samen pflanzen, damit die Dankbarkeit erblühen kann, wenn sie so weit ist.

Chance 3: Trägheit und Dumpfheit

Dieses Hindernis zeigt sich als Schläfrigkeit, Lethargie, Mangel an Energie für Ihre Yoga- und Meditationspraxis oder auch mangelndem Interesse daran. Wenn Ihnen jedes Mal der Kopf nach unten sinkt, wenn Sie sich auf Ihr Kissen setzen, oder wenn Sie Ihre bleiernen Gliedmaßen von einem Asana ins nächste schleppen, erleben Sie möglicherweise einen Anfall von Trägheit und Dumpfheit.

Wie bei allen anderen Hindernissen handelt es sich auch dabei um etwas ganz normal Menschliches, das nicht zwangsläufig mit fortgeschrittener Praxis verschwindet. Auf einem Meditationsretreat hörte ich, wie sich zwei Mönche Geschichten über Schläfrigkeit erzählten. Einer berichtete, nicht nur eingeschlafen zu sein, während er einer Dharma-Rede zuhörte, sondern sogar während er selbst eine *hielt*. Der andere erzählte, wie er einmal, als er eine Meditationssitzung leitete, eindöste, nach vorne kippte und mit seiner Stirn die Glocke anschlug.

Bewusster Umgang mit Trägheit und Dumpfheit

Wenn Sie mit diesem Hindernis kämpfen, nehmen Sie sich ein wenig Zeit, um zu erforschen, worin es seinen Ursprung hat. Sind Sie erschöpft? Viele Menschen kommen aus einem stressigen und überladenen Leben völlig ausgelaugt in die Meditationspraxis. Falls das der Fall ist, müssen Sie Ihren Brunnen eventuell mithilfe einiger gestützter erholsamer Yogahaltungen oder vielleicht auch einem langen Nickerchen wieder auffüllen.

Driften Sie in den Schlaf ab, weil Sie schwierige Emotionen oder Gedanken vermeiden, die versuchen, an die Oberfläche zu steigen? Falls ja, schaffen Sie etwas Freiraum, damit sie im Bewusstsein auftauchen können.

Es kann jedoch auch sein, dass bei Ihnen zwei essentielle Bestandteile der Meditationspraxis aus dem Gleichgewicht geraten sind – Energie und Ruhe. Zuviel Energie und Sie sind aufgewühlt und ruhelos; zu viel Ruhe und Sie dösen ein. Glücklicherweise gibt es yogische Techniken, die Ihnen helfen können, wieder in einen Zustand entspannter Wachsamkeit zurückzufinden.

Wie Sie aus Woche 4 wissen, lernen wir durch Yoga, uns fließend und willentlich zwischen der Aktivierung des sympathischen und der des parasympathischen Nervensystems hin und her zu bewegen. Das sympathische Nervensystem beschleunigt das Körper-Geist-System – es bereitet den Körper auf Kampf- oder Fluchthandlungen vor, und zwar durch eine synchrone Bereitstellung von Ressourcen, einschließlich der Umleitung des Blutes aus den Verdauungsorganen in die Muskeln, des Signals an die Adrenalindrüsen, das natürliche Stimulanz Adrenalin auszuschütten und der Beschleunigung des Herzschlags. Das parasympathische

Nervensystem hingegen ist die Bremse – es beruhigt die Nerven, drosselt den Adrenalinfluss, verlangsamt das Herz und bereitet die Organe darauf vor, sich auszuruhen und zu verdauen.

Praktiken aus dem Yoga, insbesondere das Pranamaya, ermöglichen uns, das eine oder das andere System absichtlich zu aktivieren. Wir können das sympathische Nervensystem durch intensive Muskelaktivität und schnelles Atmen stimulieren, das parasympathische durch Muskelentspannung, langsames Atmen und Umkehrhaltungen.

Wenn Sie sich träge fühlen, entscheiden Sie sich also für belebende Asanas, die das sympathische Nervensystem aktivieren, wie etwa Rückbeugen und Handstände. (Iyengar übrigens empfahl zur Behandlung von Depressionen „die Achselhöhlen zu öffnen.") Wählen Sie Pranamaübungen, die die Einatmung betonen. (Diese Übungen werden, wie bereits beschrieben, in der yogischen Terminologie *brahmana* genannt – erhitzend und energetisierend.) Wiederholen Sie insbesondere die Übungen *Die Einatmung verlängern* (Seite 171) und *Die Pause nach der Einatmung verlängern* (Seite 165) aus Woche 4.

Wenn Sie sich träge fühlen, ist das letzte, was Sie wahrscheinlich tun wollen, in ein dynamisches Vinyasa voller Rückbeugen und Handstände zu springen. Erleichtern Sie in diesem Fall Ihrem Körper das Aufwachen durch gestützte Rückbeugen wie die im Folgenden beschriebene herzöffnende Haltung, bei der Sie ein Polster verwenden, und nehmen Sie die dreiteilige Einatmung und eine Pause nach der Einatmung hinzu, um den energetisierenden Effekt zu verstärken.

ÜBUNG 11.50
Sanfte gestützte Rückbeuge mit dreiteiliger Einatmung
(10 Minuten)

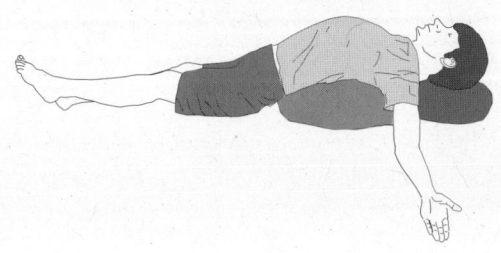

Für diese Übung benötigen Sie ein Yogapolster und ein Meditationskissen. Falls Sie kein Polster haben, können Sie eines herstellen, indem Sie drei feste, gefaltete Yogadecken aufeinander stapeln oder ein quadratisches Zabuton (eine Meditationsmatte) im Zickzack zusammenfalten.

Platzieren Sie Ihr Polster quer am Ende des oberen Drittels Ihrer Yogamatte und Ihr Meditationskissen ein kleines Stück dahinter. Legen Sie sich dann rücklings auf das Polster, so dass es sich direkt hinter Ihrem Herzen befindet. Die Spitzen Ihrer Schultern werden ein klein wenig über das Polster hinausragen. Legen Sie Ihren Hinterkopf auf dem Meditationskissen ab, entspannen Sie Ihre Arme in den Raum zwischen Polster und Kissen und lassen Sie die Handrücken auf dem Boden ruhen. Sie sollten eine angenehme Öffnung verspüren, jedoch keine intensive Dehnung. Falls die Rückbeuge für Sie zu stark ist, machen Sie die Unterlage niedriger: Nehmen Sie statt eines Polsters eine oder zwei gefaltete Decken.

Strecken Sie die Beine aus, es sei denn, Sie verspüren ein Zwicken im unteren Rücken, in diesem Fall halten Sie die Knie gebeugt und stellen Sie die Fußsohlen flach auf den Boden.

Verweilen Sie drei bis fünf Minuten lang in der Haltung und seien Sie sehr aufmerksam für die Empfindungen in Ihrem Körper und Ihrem Atem. Lassen Sie dann, nachdem Sie einen natürlichen Atemzug genommen haben, den Atem vollständig entweichen. Atmen Sie etwa zu einem Drittel Ihrer Lungenkapazität ein und pausieren Sie einen Herzschlag lang, ohne sich anzustrengen. Atmen Sie zu einem weiteren Drittel ein und machen Sie dann eine Pause. Atmen Sie vollständig ein und pausieren nochmals leicht an der Spitze der Einatmung; halten Sie dabei den Hals entspannt und offen. Lassen Sie dann sanft und gemächlich den Atem komplett ausströmen.

Wiederholen Sie diesen Kreislauf fünf- bis zehnmal. Befreien Sie sich von jeglicher Spannung im Nacken, Hals, Kiefer und in den Augen, während Sie den Atem aussetzen.

Lassen Sie den Atem dann in seinen natürlichen Rhythmus zurückkehren. Nehmen Sie die Effekte wahr.

Falls Sie gehen möchten. Wenn Sie sich mit der dreiteiligen Einatmung wohlfühlen, können Sie den Effekt verstärken, indem Sie ganz leicht die *bandhas* am Hals und Beckenboden aktivieren. Im allgemeinen als „Verschlüsse" übersetzt, kann man sich die Bandhas besser als Wächter der energetischen Pforten des Körpers vorstellen, die den Fluss des Prana lenken und dessen Wirkung verstärken. Versuchen Sie es einmal damit: Ziehen Sie am Ende der dreiteiligen Einatmung, also während Sie den Atem einhalten, den Beckenboden fein nach oben in ein leichtes Mula Bandha (Wurzelverschluss). Entspannen Sie gleichzeitig den Hals und lassen Sie das Kinn Richtung Brustbein in Jalandhara Bandha (Kehlkopfverschluss) sinken. Setzen Sie die Atmung aus und halten Sie die Bandhas etwa drei Takte lang. Lösen Sie sie. Üben Sie drei- bis fünfmal. Lassen Sie den Atem dann in seinen natürlichen Rhythmus zurückkehren.

Zwölf Wochen

ÜBUNG 11.51
Wechselatmung (5 – 15 Minuten)

Bereits vor Jahrhunderten fanden Yogis heraus, was die moderne Wissenschaft jetzt bestätigt hat – nämlich dass die Innenwände des rechten und linken Nasenlochs abwechselnd in einem rhythmischen, synchronisierten Zyklus von etwa neunzig Minuten ab- und anschwellen, so dass der Atem meistens in einem der beiden Nasenlöcher dominanter ist. Wenn man durch das rechte Nasenloch ein- und ausatmet, erhöhen sich Blutdruck, Herzschlag und andere Anzeichen für die Dominanz des sympathischen Nervensystems; mit anderen Worten, Körper und Geist bereiten sich darauf vor, aktiv zu werden. Wenn man durch das linke Nasenloch ein- und ausatmet, vermindern sie sich, während der Körper in den parasympathischen Modus der Entspannung und des Loslassens wechselt.

Die bekannte Übung des abwechselnden Atmens durch die Nasenlöcher stellt eine wirksame Möglichkeit dar, die Qualitäten von Energie und Ruhe im Nervensystem wieder ins Gleichgewicht zu bringen. Sie kann auch als Gegenmittel zu Schläfrigkeit oder Ruhelosigkeit angewendet werden, dem nächsten Hindernis auf unserer Liste.

Die Wechselatmung kann entweder im Sitzen oder im Liegen praktiziert werden. Es gibt viele traditionelle Variationen der dazugehörigen Haltung der Hände, auch *mudra* genannt. Hier werden wir die einfachste verwenden – strecken Sie den Zeige- und Mittelfinger der rechten Hand aus, während Sie den Ringfinger und den kleinen Finger einklappen. Berühren Sie mit den beiden ausgestreckten Fingern das dritte Auge (den Bereich genau zwischen und ein klein wenig oberhalb der Augenbrauen). Atmen Sie durch beide Nasenlöcher aus. Bedecken Sie dann das rechte Nasenloch mit dem rechten Daumen, während Sie durch das linke Nasenloch ein- und ausatmen.

Atmen Sie mehrere Runden durch das linke Nasenloch. Nehmen Sie das Prickeln wahr, wenn sich der Atem durch die Nebenhöhlen bewegt,

Woche 11: Den Garten jäten

und die leichte Trockenheit, wenn er nach unten in den Hals weiterfließt. Spüren Sie mit jeder Einatmung durch das linke Nasenloch, wie sich die ganze linke Seite Ihres Körpers anhebt: die linke Seite des Kopfes und des Gesichtes, die linke Seite des Oberkörpers und der linke Arm, die linke Seite des Beckens und das linke Bein. Jede Einatmung erweckt die Sensibilität in der linken Seite Ihres Körpers. Jede Ausatmung löst unbewusste Spannungen.

Verschließen Sie nach fünf bis zehn vollständigen Zyklen an der Spitze der Einatmung durch das linke Nasenloch dieses mit dem rechten Ringfinger. Heben Sie den rechten Daumen vom rechten Nasenloch und atmen Sie auf der anderen Seite aus. Lassen Sie jetzt die ganze rechte Seite Ihres Körpers sich anheben, während der Atem durch das linke Nasenloch ein- und ausfließt.

Fangen Sie nach fünf bis zehn Zyklen auf dieser Seite damit an, die Seiten mit jeder Ein- und Ausatmung abzuwechseln. Nachdem Sie rechts eingeatmet haben, atmen Sie links aus. Atmen Sie dann links ein und rechts aus. Fühlen Sie, während Sie von einer Seite zur anderen wechseln, wie Ihre Aufmerksamkeit mit dem Atem über die Mittellinie Ihres Köpers vor und zurück fließt.

Üben Sie fünf bis zehn vollständige Runden und wechseln Sie bei jedem Atemzug die Seiten. Nachdem Sie zuletzt rechts eingeatmet haben, senken Sie die Hand und führen Sie die Übung nur mit Ihrer Aufmerksamkeit weiter. Laden Sie mithilfe Ihrer Hand den Atem ein, zuerst voller in das eine und dann voller in das andere Nasenloch zu fließen, dem selben Muster folgend, das Sie mithilfe der Finger praktiziert haben. Baden Sie zuerst auf der einen, dann auf der anderen Seite Ihres Körpers in Ihrer Aufmerksamkeit.

Nach der letzten Einatmung auf der rechten Seite atmen Sie durch beide Nasenlöcher aus und kehren Sie zu Ihrem natürlichen Atem zurück. Nehmen Sie die Auswirkungen der Übung wahr.

Zwölf Wochen

ÜBUNG 11.52
Der Atem der Freude (3 Minuten)

Diese einfache Atemübung im Stehen eignet sich gut für eine belebende Pause und stellt eine Möglichkeit dar, zur Vorbereitung auf eine längere Praxis den Körper aufzuwärmen und den Geist zu wecken.

Fangen Sie mit der Stehmeditation an (Seite 221) und stimmen Sie sich auf die natürlichen Rhythmen des Atems ein. Beginnen Sie nun mit einer dynamischen, dreiteiligen Atmung, die von einem Aufschwung der Arme begleitet wird, fast so, als ob Sie ein Orchester dirigieren würden: Atmen Sie ein, während die Arme vor Ihnen auf Schulterhöhe steigen, machen Sie eine kurze Pause; fahren Sie mit der Einatmung fort, während die Arme sich auf Schulterhöhe weit öffnen und pausieren Sie nochmals; schwingen Sie die Arme dann zueinander und bis ganz über den Kopf, während Sie die letzte Einatmung beenden. Atmen Sie dann mit einem lauten, kraftvollen *Ha!* aus, während Sie die Arme senken.

Wiederholen Sie dies fünf- bis zehnmal, entspannen Sie sich dann zurück in die Stehmeditation. Nehmen Sie sich Zeit, um die Auswirkungen auf Geist und Herz wahrzunehmen.

Chance 4: Ruhelosigkeit

Sie kennen doch bestimmt dieses nervöse, ängstliche Gefühl, dass Sie, egal, was Sie gerade tun, stattdessen etwas anderes tun sollten? In unserer Multitaskingwelt ist diese Ruhelosigkeit ein chronischer Zustand – die ganze Zeit checken wir unsere E-Mails, während wir gleichzeitig mit jemandem telefonieren und jemand anderem eine Nachricht schreiben.

Manchmal dient zwanghaftes Multitasking dazu, eine frei flottierende Ängstlichkeit zu überdecken, die die Geschäftigkeit antreibt. Wenn wir gezwungen werden, zu entschleunigen, und sei es auch nur für kurze

Zeit – wie etwa in der erzwungenen Stille eines Meditationsretreats – kann diese Ängstlichkeit an die Oberfläche steigen. Und einfach zu sitzen und es zu beobachten, kann es oft noch schlimmer machen, so wie in einer Echokammer eingeschlossen zu sein, in der jemand Ihre To-Do-Liste über einen Lautsprecher verliest.

Auf einem Retreat, auf dem ich unterrichtete, wurde eine der Yoginis durch die Sitzmeditation so ängstlich, dass sie nachts nicht mehr schlafen konnte. Sie verbarrikadierte die Tür mit einem Stuhl, auf dem sich ihr Koffer und ihre Kleider auftürmten, damit niemand einbrechen konnte. In Stille zu sitzen wurde unerträglich für sie. Sie brauchte eine aktivere und forderndere Atem- und Bewegungspraxis, wie die, die ich weiter unten beschreibe, die ihrem ruhelosen Gehirn etwas zu tun geben und zugleich ihr Nervensystem beruhigen würde, damit sie sich tiefer in die Stille begeben konnte.

In unserer Kultur stecken die meisten Menschen chronisch in der Beschleunigung des sympathischen Nervensystems fest – wären wir Autos, gäbe es einen weltweiten Rückruf der Fabrik. Unser Nervensystem ist konstant im roten Bereich und bereitet sich darauf vor, gegen säbelzahnige E-Mails zu kämpfen. Unsere Muskeln sind angespannt, bereit, vor Telefonkonferenzen in der Größe von Wollmammuts zu fliehen. Unsere Amygdala, der mandelförmige Knoten tief in unserem Reptiliengehirn, der Bedrohung registriert – überdreht und instruiert das Nervensystem, den Horizont nach aufkommender Gefahr abzusuchen.

Ob sich Ihre Ruhelosigkeit nun als Geist voller überschäumender, unaufhaltbarer Planungen, als Schlaflosigkeit, Lampenfieber oder unterschwellige, hintergründige Ängstlichkeit zeigt – Yogahaltungen und Atemübungen können hier ein hilfreiches Mittel sein. Yoga befähigt uns, bewusst aus dem in unserer Kultur vorherrschenden Modus der sympathischen Überwachsamkeit in die tiefe Stille parasympathischer Dominanz zu wechseln. Es senkt den Spiegel des Stresshormons Cortisol. Und es erhöht im Gehirn den Spiegel eines wichtigen Neurotransmitters namens Gamma-Aminobuttersäure, oder GABA, der das Feuern der Neuronen verlangsamt, Muskelentspannung fördert und Ängstlichkeit reduziert.

Zwölf Wochen

Bewusster Umgang mit Ruhelosigkeit

Wie Sie bereits aus Woche 4 wissen, sind Pranayama-Übungen, die die Ausatmung verlängern und betonen und die nachfolgende Pause ausweiten, besonders wirksame Mittel, um einen rastlosen Geist zu beruhigen. Machen Sie sich also nochmals mit den Übungen *Die Ausatmung verlängern* (Seite 170) und *Die Pause nach der Ausatmung verlängern* (Seite 162) vertraut.

Wenn Sie sich ruhelos oder aufgewühlt fühlen, sind lange gehaltene Vorbeugen, gestützte Umkehrhaltungen und Schulterstände Haltungen, die den Wechsel vom sympathischen ins parasympathische Nervensystem besonders befördern. Dennoch ist es wichtig, dass Sie sich dort abholen, wo Sie sind; der Versuch, sofort in eine langsame, lange gehaltene Praxis einzutauchen, könnte Ihr Aufgewühltsein sogar noch verstärken. Wenn es Ihnen also schwer fällt, still zu halten, machen Sie eine dynamischere Yogapraxis, betonen Sie darin aber die Ausatmung und das Halten nach der Ausatmung (siehe Übung 11.56, *Sich in der Pause nach der Ausatmung bewegen*). Das Ziel dabei ist nicht, sich durch ein schweißtreibendes Vinyasa zu erschöpfen, so dass Sie zu müde sind, um noch ängstlich zu sein. Das kann zwar kurzfristig wirksam sein, wird sich aber nicht auf die darunterliegenden Muster von Spannung und Angst auswirken, die erneut auftauchen werden, sobald Sie wieder zur Ruhe kommen. Das Ziel ist es, das Nervensystem geschickt in einen Zustand geerdeter Ausgeglichenheit zu bringen.

ÜBUNG 11.53
In die Ruhe hinein ausatmen (5 Minuten)

Wenn Sie innere Bilder zur Ihrer Pranayama-Praxis hinzunehmen, kann das deren Wirkung verstärken.

Nehmen Sie in einer bequemen Haltung im Liegen oder Sitzen Kontakt mit der Ausatmung und der darauffolgenden Pause auf. Tauchen Sie in die Pause nach der Ausatmung ein und rufen Sie sich in dieser Pause eine Vorstellung ins Gedächtnis, die Ihnen ein tiefes Gefühl von Frieden und Wohlbefinden vermittelt. Vielleicht sehen Sie sich selbst an einem Ihrer Lieblingsorte in der Natur, der stets Ihr Herz beruhigt. Oder Sie sehen sich mit Ihrer geliebten Großmutter. Falls keine Bilder auftauchen, sagen Sie einfach ein Wort zu sich selbst: *Frieden*. Oder *Leichtigkeit*. Oder *Freude*. Entspannen Sie sich in das Gefühl, das das Bild oder Wort hervorruft, während Sie damit fortfahren, den Atem einige Herzschläge lang auszusetzen.

Lassen Sie die Einatmung dann wieder in sich einfluten wie eine Welle über Sand. Während die Einatmung Sie durchströmt, lassen Sie sich ganz von dem Gefühl von Frieden und Leichtigkeit erfüllen, das die Vorstellung in Ihnen hervorgerufen hat.

Wiederholen Sie diesen Atemzyklus fünf- bis fünfzehnmal. Lassen Sie Ihren Atem dann wieder in seinen normalen Rhythmus zurückkehren. Laden Sie die Gefühle von Leichtigkeit und Wohlbefinden dazu ein, sich weiter in Ihrem ganzen Sein auszubreiten, während Sie in Ihrem natürlichen Atem ruhen.

ÜBUNG 11.54
Dreiteilige Ausatmung (10 Minuten)

Diese Übung verstärkt den beruhigenden Effekt der Konzentration auf die Ausatmung.

Beginnen Sie die Atempraxis wie immer damit, sich mit Ihrer Atmung vertraut zu machen, so, wie sie in diesem Augenblick ist. Wenn Sie ruhelos sind, ist Ihre Atmung vielleicht flach, angespannt oder ungleichmäßig. Können Sie das so sein lassen?

Atmen Sie nach einer normalen Einatmung zu einem Drittel aus, so als ob Sie ein Drittel Wasser aus einem Glas gießen würden. Pausieren Sie einen Herzschlag lang, atmen Sie dann zu einem weiteren Drittel aus. Pausieren Sie nochmals und atmen Sie dann vollständig aus. Pausieren Sie etwa einen Herzschlag lang am Boden der Ausatmung; achten Sie darauf, dass Sie wirklich die gesamte Atemluft haben herausfließen lassen. Ziehen Sie den Unterbauch nach hinten ein. Lösen Sie ihn dann wieder und erlauben Sie der Einatmung, ganz natürlich einzuströmen, ohne an ihr zu ziehen. Vielleicht stellen Sie fest, dass die Einatmung langsamer oder voller ist als üblich, versuchen Sie aber nicht, die Atmung absichtlich zu vertiefen.

Wiederholen Sie diese dreiteilige Atmung fünf bis zehn Runden, lassen Sie den Atem dann in seinen natürlichen Rhythmus zurückkehren. Nehmen Sie die Wirkungen wahr.

Versuchen Sie folgendes: Üben Sie die dreiteilige Ausatmung wie beschrieben, aber nehmen Sie die Visualisierung aus der Übung *In die Ruhe hinein ausatmen* (Seite 348) hinzu. Während der Pause nach der vollendeten Ausatmung laden Sie ein Bild oder ein Wort ein, das Ruhe und Leichtigkeit in Ihrem Sein hervorruft. Nehmen Sie diese Gefühle ganz in sich auf, während Sie einatmen. Auf welche Weise verstärkt diese Praxis den beruhigenden Effekt der dreiteiligen Ausatmung?

ÜBUNG 11.55
Zirkuläre Atmung durch das linke Nasenloch (3 – 5 Minuten)

Dies ist eine Variante des Wechselatems, die eher beruhigend als belebend wirkt, weil man dabei immer durch das linke Nasenloch ein- und durch das rechte ausatmet. Sie kann im Sitzen oder Liegen praktiziert werden.

Platzieren Sie genau wie beim Wechselatem die ersten beiden Finger Ihrer rechten Hand sanft zwischen und ein wenig oberhalb der Augenbrauen. Nehmen Sie einen langen, weichen Ein- und Ausatemzug. Bedecken Sie dann das rechte Nasenloch mit dem Daumen und atmen Sie durch das linke Nasenloch ein. Heben Sie an der Spitze der Einatmung den Daumen und bedecken Sie das linke Nasenloch mit dem Ringfinger. Atmen Sie durch das rechte Nasenloch aus.

Bedecken Sie nochmals das rechte Nasenloch und atmen Sie durch das linke ein; bedecken Sie dann das linke und atmen Sie durch das rechte aus. Fahren Sie auf diese Weise fort – immer durch das linke Nasenloch einatmend und durch das rechte ausatmend. Laden Sie den Atem dazu ein, langsam, tief und gleichmäßig zu werden.

Spüren Sie, während Sie durch das linke Nasenloch einatmen, wie die linke Seite Ihres Körpers heller wird. Spüren Sie, während Sie rechts ausatmen, wie sich die rechte Seite entspannt.

Senken Sie nach zehn Runden die Hand und fahren Sie mit diesem Muster fünf bis zehn weitere Runden fort, wobei Sie dabei lediglich die Kraft Ihrer fokussierten Aufmerksamkeit nutzen, um den Atem zu lenken. Kehren Sie dann zu dem natürlichen Atem zurück und nehmen Sie die Auswirkungen der Übung wahr.

ÜBUNG 11.56
Sich in der Pause nach der Ausatmung bewegen (5 Minuten)

Diese Übung ist eine gute Möglichkeit, um den erdenden Effekt der Ausatmung während Ihrer Asana-Praxis zu vertiefen.

Begeben Sie sich auf alle viere und wärmen Sie sich auf, indem Sie sich durch einige Runden der Katze-Kuh-Übung bewegen – atmen Sie aus, während Sie den Bauch einziehen und die Wirbelsäule runden, atmen

Sie ein, während Sie die Wirbelsäule hohlen (Seite 105). Verbleiben Sie dann mit gerader Wirbelsäule auf allen vieren, atmen Sie vollständig aus und ziehen Sie den Bauch am Boden der Ausatmung ein. Halten Sie den Atem weiter draußen und schieben Sie sich nach hinten in den herabblickenden Hund – Sie bewegen sich in der leeren Pause. Nehmen Sie dabei wahr, wie der Unterbauch automatisch aktiviert wird und noch weiter nach hinten zieht. Das erzeugt ein natürliches *uddiyana bandha* – eine klassische yogische Technik, um die Energie in diesem Teil des Körpers zu nutzen und zu konzentrieren.

Atmen Sie im herabblickenden Hund einige Male ein und aus. Atmen Sie dann aus, während Sie die Knie nach unten auf die Matte senken. Atmen Sie auf allen vieren ein. Atmen Sie vollständig aus. Bewegen Sie sich in der leeren Pause – halten Sie den Atem draußen – schieben Sie sich nach hinten in herabblickenden Hund. Atmen Sie dann in der Haltung natürlich ein und aus.

Wiederholen Sie diesen Zyklus noch einige Male und bewegen Sie sich immer in der leeren Pause. Nehmen Sie wahr, wie sich durch die Bewegung in der Leere die Pause nach der Ausatmung ausdehnt. Nehmen Sie nach einigen solcher Runden den Effekt auf Ihren Atem, Körper und Geist wahr.

Falls Sie weiter gehen möchten. Dies ist eine sehr beruhigende und erdende Technik, die man mitten in einer fließenden Praxis anwenden kann. Wenn Sie in dieser einfachen Sequenz gut damit zurecht kommen, können Sie sie auch in Ihrem Asana-Flow ausprobieren. An den Stellen, an denen Sie sich normalerweise mit der Ausatmung bewegt hätten – zum Beispiel vom Stehen in eine Vorbeuge – bewegen Sie sich stattdessen in der Pause nach der Einatmung. Was nehmen Sie wahr?

Chance 5: Zweifel

Am zweiten Tag eines Meditationsretreats traf ich eine Teilnehmerin dabei an, wie sie ihren Koffer zum Parkplatz zog. „Ich kann's nicht glauben, dass ich hierher gekommen bin, wo ich doch auch in ein Spa in Napa hätte fahren können," blaffte sie.

Auf dem Weg der Meditation zeigen sich Zweifel als hartnäckige Fragen, die unsere Fähigkeit, weiterzugehen, untergraben: *Warum mache ich das? Ist das der richtige Weg für mich? Wer sind diese Idioten eigentlich?* Manchmal taucht Zweifel dann auf, wenn man auf einem Plateau angelangt ist – Sie haben solche großartigen Schritte gemacht, als Sie anfingen, aber jetzt können Sie keinerlei Fortschritt sehen. Vielleicht ist die Praxis, die Ihnen damals gut getan hat, jetzt nicht mehr das Richtige. Oder vielleicht sind Sie desillusioniert, weil ein Lehrer, in den Sie Ihr Vertrauen gesetzt hatten, sich unethisch verhalten hat. Oder Sie schätzen zwar die Praxis, zweifeln jedoch an Ihren eigenen Fähigkeiten: *Andere Leute können vielleicht meditieren, aber ich kann das nicht.*

Ein gewisses Maß an Zweifel ist ein wesentliches Element des spirituellen Weges – damit Sie Ihre Praxis nicht im blinden Glauben verfolgen, sondern sie selbst erforschen und auf die Probe stellen. Ein Zen-Sprichwort besagt, dass ein Schüler, um auf dem Weg voranzukommen, großes Vertrauen, großen Zweifel und große Entschlossenheit braucht. Zu viel Zweifel jedoch kann lähmend wirken – so sehr, dass Sie niemals wirklich mit der Praxis beginnen. Er kann den Enthusiasmus für Ihr Vorhaben untergraben und es unmöglich machen, dass Sie den anderen Hindernissen mit Entschlossenheit begegnen. Warum sollten Sie derart hart arbeiten, um einen Weg zu gehen, von dem Sie nicht sicher sind, ob er an den richtigen Ort führt – insbesondere, wenn Sie noch dazu sowohl an Ihren eigenen Fähigkeiten als auch an den ermutigenden Worten anderer Menschen zweifeln?

Bewusster Umgang mit Zweifel

Das klassische Gegenmittel zu Zweifel ist Vertrauen – kein blinder Glaube in auswendig gelernte Prinzipien, sondern der Wille, zu vertrauen, sich dem zu öffnen, was tatsächlich passiert und die Wahrheit selbst herauszufinden. Wenn der Zweifel regelmäßig zu Beginn Ihrer Praxis einschlägt, sagen Sie sich, dass Sie Ihre Praxis neu evaluieren können, nachdem Sie sie für heute beendet haben, aber nicht vorher abspringen werden.

Nutzen Sie Ihre Praxis als ein Labor, in dem Sie prüfen, welche Mittel aus dem großen Repertoire des Yoga jetzt für Sie funktionieren. Reflektieren Sie über das, was Sie sich im Leben am meisten wünschen, und suchen Sie nach jenen Praktiken, die diese Vision am besten befördern. Denken Sie an die Lehren, die Sie am inspirierendsten und hilfreichsten fanden. Erinnern Sie sich daran, dass Ihre Praxis lebendig ist und sich ständig weiterentwickelt. Anstatt Ihnen also eine spezielle Übung zum Vernichten aller Zweifel anzubieten, schlage ich die folgende kontemplative Meditation vor.

ÜBUNG 11.57
Kontemplative Meditation (10 Minuten)

Die kontemplative Meditation ist eine Technik zu Erforschung einer Frage aus der Tiefe meditativer Stille anstatt aus dem konzeptuellen Verstand heraus.

Setzen oder legen Sie sich in eine bequeme Meditationshaltung. Schließen Sie die Augen und nehmen Sie sich einige Minuten, um mithilfe der für Sie effektivsten Technik aus diesem Kurs ruhig zu werden und sich zu zentrieren.

Stellen Sie sich dann eine Frage, in etwa so, als ob Sie einen Kieselstein in das klare, stille Wasser Ihres Geistes werfen würden: *Welche Praxis ist in diesem Moment die richtige für mich?*

Kauen Sie nicht mit Ihrem Intellekt auf der Frage herum. Lassen Sie sie einfach auf den Grund Ihres inneren Teiches sinken und dort ruhen. Stellen Sie nach etwa einer Minute die Frage nochmals – und lassen Sie sie wieder sinken.

Wiederholen Sie dies noch einige Male. Sitzen Sie dann still und warten Sie darauf, dass eine Antwort aufsteigt, in Form eines Bildes, eines Wortes, eines Satzes oder einfach eines Impulses. Es ist in Ordnung, wenn es etwas sehr Einfaches ist – wahrscheinlich ist das sogar besser. *Ich brauche einen fünfminütigen Schulterstand. Ich habe das Bedürfnis, zu tanzen. Ich brauche eine Wanderung zum Meer. Ich möchte mir mein Tagebuch nehmen und meine Träume aufschreiben.* Wenn etwas auftaucht, ist das einzig Wichtige, dass Ihr Körper weiß, dass es richtig ist – nur für diesen Moment.

Folgen Sie dann diesem Impuls. Machen Sie sich keine Sorgen, falls es absurd scheint: Schnappen Sie sich einfach Ihre Jacke und machen Sie sich auf zu den Bergen, die nach Ihnen rufen. Kramen Sie Ihren verstaubten Wasserfarbkasten hervor und beginnen Sie zu malen. Fangen Sie Ihre Intuition ein wie das Ende eines goldenen Fadens und folgen Sie ihm durch das Labyrinth des Zweifels und zurück ins Herz Ihrer Lebendigkeit.

In Ihrem Alltag in dieser Woche

Nehmen Sie im Verlauf des Tages wahr, was es ist, das Sie aus dem Kontakt mit der Gegenwart zieht, Moment für Moment. Wenn Sie sich dabei ertappen, dass Sie in ein Meer aus Gedanken oder Gefühlen abgedriftet sind, nehmen Sie sich Zeit um zu erforschen: Ist es eines der fünf Hindernisse, das die Wellen so hoch schlagen lässt? Falls Sie feststellen, dass ein bestimmtes Hindernis immer wieder auftaucht, fokussieren Sie sich in Ihrer formalen Praxis darauf.

Ressourcen

Vieles von dem, was ich über die Arbeit an den Hindernissen mithilfe von Yoga weiß, stammt von meiner lieben Freundin und Kollegin Janice Gates; ihr somatisches Yogatherapietraining finden Sie unter www.janicegates.com. Ich empfehle auch Amy Weintraubs exzellentes Buch *Yoga Skills for Therapists*. Das Buch *Unhindered: A Mindful Path through the Five Hindrances* von Gil Fronsdal ist ein exzellenter Leitfaden für den klassischen buddhistischen Ansatz. Wenn Sie in Ihrer Meditationspraxis Freude und Wohlbefinden in den Mittelpunkt stellen wollen, versuchen Sie es mit James Baraz' Buch und Onlinekurs *Awakening Joy*.

WOCHE 12

Freudvoll in einer unbeständigen Welt leben

An einem windigen, leuchtenden Frühlingsmorgen, Skye war gerade sieben Jahre alt, traten wir aus unserer Haustür in einen Schauer aus herabfallenden Pflaumenblüten. In den weinroten Blättern des japanischen Ahorns, der sich über unser Eingangstor neigte, tummelten sich schwatzende Zaunkönige.

„Was für ein toller Tag!" sagte ich, während ich einen Arm um Skyes Schultern schlang und ihn an mich zog.

„Ja, *echt* toll!" stimmte er zu. Er machte ein Pause und fügte dann fröhlich hinzu: „Natürlich könnte die Sonne jetzt schon explodiert sein und wir würden es erst in acht Minuten mitkriegen."

Das fasst die fragile, staunenswerte Realität, in der wir leben, ganz treffend zusammen. (Für diejenigen unter Ihnen, die die wissenschaftlichen Kenntnisse aus dem zweiten Schuljahr nicht mehr parat haben:

Zwölf Wochen

Das Licht braucht etwa acht Minuten, um von der Sonne aus die Erde zu erreichen.) Das Leben ist geradezu unerträglich schön – und es könnte jeden Augenblick zu Ende sein. Egal, was oder wen wir lieben, alles wird letzten Endes davongeweht wie Nebel an einem windigen Strand.

Ich las einmal eine Sammlung von Memoiren ganz gewöhnlicher Leute, in je sechs Worten, die online eingereicht wurden, unter dem Titel „Nicht ganz, was ich geplant hatte" (der Titel umfasst zugleich die vollständigen Memoiren einer der Personen). Man erhält einige interessante Geschichten, wenn man ein Leben in sechs Worten zusammenfasst: „Nach Harvard Baby mit Cracksüchtigem bekommen." „Wahre Liebe gefunden, jemand anderen geheiratet." Mein Favorit jedoch ist diese hier, die klingt wie eine universell gültige Grabinschrift: „Klein angefangen, gewachsen, gegipfelt, geschrumpft, verschwunden."

Wie können wir in Harmonie mit so viel Schönheit und so viel Verlust leben – mitsamt Kolibris, die durch Ananassalbei schwirren und Kindern, die in zerbombten Städten verbluten? Wie erwachen wir zu der Kostbarkeit unserer dahineilenden Leben, ohne uns zusammenzukrümmen, in die Betäubung zu flüchten oder uns so sehr an die Dinge und Menschen, die wir lieben zu krallen, dass unsere Fingerspitzen bluten?

In Meditationsretreats in der Tradition des Vipassana singen wir oft einen historischen Pali-Vers, der von Mönchen und Nonnen seit der Zeit des Buddha jeden Tag rezitiert wird. Übersetzt lautet er: *Alle Dinge sind unbeständig. Sie entstehen und vergehen. In Harmonie mit dieser Wahrheit zu leben führt zu großer Glückseligkeit.*

Ist das nicht eine bemerkenswerte Aussage? Wir singen nicht: *Alle Dinge sind unbeständig, sie entstehen und vergehen – das ist echt blöd, aber gewöhn' dich lieber dran.* Unsere Praxis lehrt uns, dass es möglich ist, selbst mit den herzzerreißendsten Formen der Unbeständigkeit in Harmonie zu leben – Genickbrüche, zerplatzte Träume, brennende Wälder, sterbende Freunde – und dabei unsere Herzen sanft und unsere Handlungen freundlich zu halten. Sie lehrt uns, dass das Erlernen der Kunst, weise in einer instabilen Welt zu leben, ohne dabei unsere menschlichen

Woche 12: Freudvoll in einer unbeständigen Welt leben

Kümmernisse und Wünsche zu verleugnen, eine tiefe und unerschütterliche Freude mit sich bringt. Und wenn man sich tief in dem in permanenter Veränderung inbegriffenen, aus Atem und Knochen bestehenden Körpertempel niederlässt, kann man diese Freude aufsteigen spüren.

In der letzten Woche unseres zwölfwöchigen Kurses werden wir unsere Aufmerksamkeit auf dem Weg der achtsamen Yogapraxis der Erforschung der vom Buddha so bezeichneten „drei Charakteristika" zuwenden, die unser Leben in dieser Welt kennzeichnen: der Tatsache, dass die Dinge sich immer verändern (*anicca* oder Unbeständigkeit); dem Stress, der entsteht, wenn wir uns an diesen sich verändernden Dingen und Umständen als Quelle unseres Glücks festklammern (*dhukka* oder Leiden); und der Freiheit, die möglich ist, wenn wir uns für die Tatsache öffnen, dass wir keine beständigen, getrennten Entitäten sind, sondern untrennbar verbunden mit allem und allen (*anatta* oder nicht-getrenntes Selbst).

In gewissem Sinne liegt eine der Absichten dieses Kurses darin, die Fähigkeit zu fördern, diese fundamentalen Wahrheiten zu verstehen – nicht als Konzept, sondern als gelebtes Verständnis. Im Verlauf der Wochen dieses Kurses haben Sie die Kunst erlernt, sich in sinnlicher Präsenz von Moment zu Moment mit Ihrem Körper, Atem, Herzen und Geist zu verbinden. Und auf dem Weg haben Sie von innen heraus erfahren, wie Körperempfindungen, Atem, Gefühle und Gedanken in Ihrem Gewahrsein entstehen und vergehen – und dass Sie nichts von all dem in Wirklichkeit sind.

Jetzt wollen wir uns die Natur dieses sich stets verändernden Flusses direkt ansehen und unsere Beziehung dazu in den Vordergrund unserer Aufmerksamkeit rücken.

Mit den Mitteln der achtsamen Yogapraxis werden wir erforschen, wie es möglich ist, in Freiheit und zugleich in Bezogenheit mit den Gegebenheiten unserer Welt zu leben.

Zwölf Wochen

Die Wahrheit der Unbeständigkeit

Skye erzählt gerne einen Witz über zwei Kühe, die auf einem Feld grasen: „Hast Du von diesem Rinderwahn gehört?" fragt die eine. Die andere antwortet: „Was kümmert mich das? Ich bin ein Helikopter!"

Ganz ähnlich verhalten sich die meisten von uns zu dem offenen Geheimnis der Unbeständigkeit. Intellektuell wissen wir, dass es wahr ist – aber insgeheim sind wir davon überzeugt, dass es auf uns in Wirklichkeit nicht zutrifft. Als in der *Bhagavad Gita* Arjuna Krishna fragt, was das größte Wunder auf Erden sei, antwortet Krishna: „Dass überall menschliche Wesen andere sterben sehen, Ihr aber nicht glaubt, dass es Euch selbst passieren wird."

Die instinktive Einsicht in die Unbeständigkeit ist eines der größten Geschenke, das uns eine körperbasierte kontemplative Praxis machen kann – indem sie unsere Aufmerksamkeit auf die sich immerzu verändernde Natur dessen verweist, was wir so gerne als beständig wahrnehmen möchten.

In seinen Lehren zur Achtsamkeit auf den Körper weist der Buddha die Praktizierenden dazu an, in den Wald zu gehen, mit gekreuzten Beinen unter einem Baum zu sitzen und aufmerksam für verschiedene Aspekte der verkörperten Erfahrung zu sein: den Atem und die Körperhaltung zu spüren, sich in die Komponenten und elementaren Energien, aus denen der Körper besteht, einzufühlen und sich den Körper als Leiche in verschiedenen Stadien des Verfalls vorzustellen. Die Anweisung für jede Kontemplation lautet wie folgt: „Der Mönch oder die Nonne verweilt darin, über die Natur des Entstehens im Körper zu kontemplieren, oder er verweilt darin, die Natur des Vergehens im Körper zu kontemplieren, oder sie verweilt darin, die Natur von sowohl Entstehen als auch Vergehen im Körper zu kontemplieren."

Als ich in Plum Village war, saßen wir oft unter einem Baum vor der alten, steinernen Meditationshalle, die einst ein Stall gewesen ist, und rezitierten die fünf Besinnungen, die buddhistische Mönche und Nonnen seit der Zeit des Buddha jeden Tag rezitieren:

Woche 12: Freudvoll in einer unbeständigen Welt leben

Meiner Natur gemäß werde ich alt werden. Es gibt keine Möglichkeit, dem Altern zu entgehen.

Meiner Natur gemäß bin ich von anfälliger Gesundheit. Es gibt keine Möglichkeit, der Anfälligkeit meiner Gesundheit zu entgehen.

Meiner Natur gemäß werde ich sterben. Es gibt keine Möglichkeit, dem Tod zu entgehen.

Alles, was mir lieb ist, und jeder, den ich liebe, unterliegt seiner Natur gemäß Veränderungen.

Es gibt keine Möglichkeit, der Trennung von ihnen zu entgehen.

Es ist wirklich erstaunlich, dass es uns gelingt, diese Besinnungen in solchem Ausmaß zu vergessen – denn wenn man auch nur ein wenig aufmerksam ist, ist es recht schwer, die Tatsache zu ignorieren, dass Körper sich verändern.

Kürzlich ging ich zu einer Stunde in ein Yogastudio, in dem die Wände verspiegelt sind, etwas, das mir in meiner Yogapraxis seit Jahren nicht mehr begegnet ist, da ich vor allem zu Hause praktiziere. Ich hob mich in einen Kopfstand und schaute meinem umgedrehten Bild mit Erstaunen direkt ins Antlitz: *Oha! Ich kann mich nicht daran erinnern, dass mein ganzes Gesicht früher auf meiner Stirn in sich zusammenfiel, wenn ich Kopfstand gemacht habe!*

Seien Sie in Ihrer Yogapraxis aufmerksam und die Veränderungen Ihres Körpers werden Sie direkt anstarren, Tag um Tag und Jahr um Jahr, während Sie stärker oder schwächer werden, erkranken oder genesen, schwanger werden, sich verletzen und allmählich altern. Yoga kann darauf Einfluss nehmen, wie Ihr Körper sich über die Zeit verändert – aber es kann Ihnen nicht auf ewig die heulenden Kojoten von Krankheit, Alter und Tod vom Leib halten. Im Verlauf der Jahre haben die Körper vieler meiner langjährigen Yogafreunde Schaden genommen, sei es durch Schlaganfälle, Operationen, Krebs, chronische Ängste oder

Depressionen. Sie mussten die Art und Weise ihrer Praxis ändern, um den veränderten Bedürfnissen ihrer Körper gerecht zu werden und somit Handstände durch erholsame Haltungen ersetzen oder lernen, die subtilen Fluktuationen von Empfindungen in der Wirbelsäule zu spüren, anstatt eine bilderbuchreife Rückbeuge zu meistern – und nebenbei haben sie Einsichten in die Natur und den Zweck der Praxis selbst gewonnen, die sich stetig vertiefen.

Die Unbeständigkeit unserer Körper offenbart sich aber nicht nur über lange Zeiträume. Jeder Atemzug entsteht und vergeht, seine Form wechselnd wie ein Wolke. Körperempfindungen glitzern und singen, blitzen auf und verblassen. Schmerz verwandelt sich in Kribbeln, verwandelt sich in Leuchten, dann schmilzt er hinweg. Sie spüren in eine Hüfte oder eine Schulter hinein, die fest zu sein scheint – und sie beginnt zu wirbeln wie Wasser, zu wabern wie Nebel.

In jeder Minuten sterben in Ihrem Körper dreihundert Millionen Zellen; dreihundert Milliarden weitere werden jeden Tag geboren. Jede Stunde stoßen Sie sechshunderttausend Hautpartikel ab. Sie erschaffen alle drei bis vier Tage eine neue Magenschleimhaut. Nervenimpulse zu und von Ihrem Gehirn reisen mit einer Geschwindigkeit von 270 Kilometern pro Stunde.

Selbst in Ihren stillsten, meditativsten Momenten sind Sie permanent in Bewegung. Und in Ihrer Yoga-Asana-Praxis haben Sie Gelegenheit, sich selbst ganz direkt als der sich stets verändernde Fluss zu erleben, der Sie sind.

Die Wahrheit des Leidens

Was also bleibt zu tun, wenn man erst einmal ein instinktives Gefühl für die Wahrheit der Unbeständigkeit bekommen hat?

Nun, hier ist eine Herangehensweise, mit der Sie es versuchen können: Halten Sie fest. So fest Sie können, so lange Sie können.

Woche 12: Freudvoll in einer unbeständigen Welt leben

Das ist die Herangehensweise, die unsere Kultur im Allgemeinen empfiehlt, insbesondere im Hinblick auf unseren Körper. Wir ringen die ganze Zeit darum, die richtige Kombination des Unsterblichkeitscodes zu finden: Sind Eier in dieser Woche nun gut oder schlecht? Soll ich in Rotwein und Schokolade schwelgen oder in Weizengrassaft und Quinoa? Ist brauner Reis makrobiotisches Manna oder doch eine hoch glykämische Kohlenhydratbombe?

Und warum es dabei belassen, nur den Körper zu konservieren? Eine Webseite namens LivesOn, dem „social afterlife" gewidmet, sorgt dafür, dass Ihr Twitterfeed auch nach Ihrem Tod noch aktiv bleibt. Der Slogan: „Ihr Herz hört auf zu schlagen, aber Sie twittern weiter."*.

Wenn wir nicht aufpassen, kann das Streben nach Beständigkeit sich auch in unsere Yogapraxis einschleichen. Ein Glaube, der seit Anfang an zur Mythologie des Hatha-Yoga gehört: Kraft Ihrer emsigen Praxis lässt sich ein „diamantener Körper" erschaffen, dem der Tod nichts anhaben kann. Sicherlich kann Yoga-Asana-Praxis wahre Wunder bewirken im Hinblick darauf, den Körper bis ins hohe Alter gesund und fit zu erhalten. (Obwohl es natürlich ebenso möglich ist, ihn durch Yogapraxis zu verletzen. Ein orthopädischer Chirurg sagte einmal zu mir: „Jedes Mal, wenn ich höre, dass jemand mit Yoga angefangen hat, denke ich insgeheim: *Super! Eine weitere Abzahlung für mein Auto*"). Aber wenn wir an der ewigen Jugend des Körpers als Motiv für unsere Praxis und Voraussetzung für unser Glück festhalten, ist die Enttäuschung bereits vorprogrammiert. Denn die Wahrheit der Unbeständigkeit führt uns direkt zu dem zweiten der drei Charakteristika der Existenz – der Tatsache, dass wir es schwer haben werden, wenn wir unser Glück an Dinge binden, die unbeständig sind.

Der Pali-Begriff für diese Wahrheit lautet *dukkha* – er wird oft als „Leiden" übersetzt, aber das ist nicht ganz akkurat. Das Wort *dukkha* stammt von dem Wort für eine verschmutze Radachse ab. Ursprünglich

---

* Im Original: „When your heart stops beating, you'll keep tweeting."

Zwölf Wochen

wurde der Begriff verwendet, um das zu beschreiben, was passierte, wenn die Radachse eines Ochsenkarren so schmutzig wurde, dass sich das Rad nicht mehr richtig drehen konnte. Das Leben, so lässt der Buddha uns also wissen, kann eine recht holprige Reise sein.

In einer Welt, in der sich alles verändert, werden Sie diese Erschütterungen in verschiedenen Ausmaßen zwangsläufig immer wieder erleben. Da ist einmal der körperliche Stress, bedingt dadurch, dass der Körper erkrankt, sich verletzt oder sich einfach nicht gut anfühlt – das ganze Spektrum vom Sitzen auf einer harten Bank in einer langweiligen Vorlesung bis hin zu den Torturen eines Gehirntumors. Und dann gibt es noch die emotionalen Kämpfe, von kleinen Ärgernissen bis hin zu verheerendem Herzschmerz: Sie sind hungrig und haben gerade Ihr Abendessen anbrennen lassen. Der Mensch, den Sie lieben, ist in einer Sucht gefangen. Eisbären ertrinken, weil die Gletscher ins Meer schmelzen. Das Auto Ihres besten Freundes ist auf Glatteis ins Schleudern geraten und einen Abhang hinabgestürzt.

Als Yoga Praktizierende denken wir manchmal, dass wir gegen körperliche und emotionale Desaster immun sein sollten. Ich kannte Yogalehrer, die sich zu sehr schämten, um ihren Schülern zu sagen, dass sie krank oder verletzt waren oder operiert werden mussten: Wie sollten ihre Schüler Vertrauen in die Praxis haben, wenn sie den Körper des Lehrers nicht vor dem Verfall bewahrte? In den frühen Neunzigern führte ich für einen Artikel im *Yoga Journal* eine Recherche durch und interviewte bekannte und erfahrene Yogalehrer dazu, wie sich ihre Körper und ihre Praxis mit dem Älterwerden veränderten. Ich musste den Artikel aufgeben, weil die meisten von ihnen nicht in einem Artikel über das Älterwerden vorkommen und öffentlich eingestehen wollten, dass ihre Praxis sich auch nur irgendwie verändert hatte, aus Furcht, ihre jüngere Klientel zu verschrecken.

Emotionale Schwierigkeiten einzugestehen kann sogar noch schwerer sein. Ich schämte mich, meinen Meditationslehrern zu sagen, dass ich mich nur wenige Jahre nach meiner Hochzeit scheiden ließ – wie konnte das einer guten Buddhistin wie mir passieren, ganz besonders in Anbetracht all der Bücher zum Thema „Beziehung als spirituelle Praxis", die ich mir zugelegt hatte? Als eine enge Freundin von mir mit Depressionen und Ängsten zu kämpfen hatte, kam sie sich vor, als hätte sie als Yogalehrerin versagt.

Sich der Holprigkeit des Lebens einfach zuzuwenden und sie anzuerkennen kann eine enorme Erleichterung sein. Die Schmerzen und das gebrochene Herz sind nicht unser persönliches Versagen; sie bedeuten nicht, dass irgendetwas völlig schief gegangen ist. Sie gehören einfach zum Leben in einer sich stetig verändernden Welt.

Das Leben schimmert vor Schönheit und Magie, und unsere Praxis hilft uns, uns immer wieder mit diesem leuchtenden Mysterium zu verbinden. Doch die Universalität des Leidens anzuerkennen bedeutet nicht, dass wir all die dunklen, beängstigenden und schmerzlichen Anteile in unseren Körpern, Herzen und Leben wegschieben müssen. Wir können die gesamte Situation anerkennen, auch wenn sie uns schmerzt. Diese Art der Öffnung bringt uns sowohl Erleichterung als auch eine gewisse Würde.

Zudem können wir erkennen, wie wir die Situation verschlimmern, indem wir wie besessen an dem festhalten, was uns nicht für immer gehören kann. Es ist natürlich, die Menschen, Dinge und Erfahrungen, die wir lieben, zu hüten und zu hegen. Wer möchte sich schon für immer von dem Lachen der geliebten Schwester oder den über den Wüstenhimmel dahinziehenden Federwolken verabschieden? Es hat etwas Lebensbejahendes, eine süße Mandarine, eine salzige Meeresbrise oder eine liebevolle Berührung zu genießen; ebenso wie alles, was in unserer Macht steht, zu tun, um einem kranken Freund bei seiner Genesung zu unterstützen, einen Muskelriss zu heilen oder in einem gerodeten Flusstal Bäume zu pflanzen.

Wenn sich diese Wertschätzung und Fürsorge allerdings in ein obsessives Verlangen verhärtet – *Ich muss dafür sorgen, dass es so läuft, wie ich will, anders kann ich nicht glücklich sein!* – sind wir verloren. Denn letztendlich werden wir alles loslassen müssen. Sogar im schönsten aller Leben werden unsere Kinder erwachsen und die Menschen, die wir lieben, alt; und auch wir selbst katapultieren uns triumphierend über die Ziellinie an der jubelnden Menge vorbei ins Grab.

Wie kann die Yogapraxis Sie also darin unterstützen, mit diesen unvermeidlichen Verlusten zu leben?

Zuallererst kann die Asana-Praxis Ihnen helfen, sich zu öffnen und das zu fühlen, was der Vipassana-Lehrer Phillip Moffitt das „Autsch" in schweren Zeiten nennt, also sich in Ihre Schwierigkeiten als gefühlte Empfindung in Ihrem Körper zu begeben, ohne sich davor wegzuducken. In Woche 8 haben Sie geübt, sich unangenehmen Empfindungen ebenso wie angenehmen zu nähern: *So fühlt sich eine schmerzende Hüfte an. So fühlt sich eine verletzte Schulter an.* Nun können Sie sowohl auf der Yogamatte als auch im Leben Gebrauch von dieser Fähigkeit machen und es erkennen, wenn ein schmerzvoller Moment aufzieht. *Ich bin so enttäuscht, dass ich diesen Job nicht bekommen habe. Ich bin traurig, dass meine Großmutter sich die Hüfte gebrochen hat.* Sie können spüren, wie der Kummer sich zu einem Kloß im Hals oder Druck in der Brust verdichtet. Das schmerzhafte Gefühl einfach zu benennen kann ein wenig Freiraum um es herum schaffen. Sie leugnen oder verharmlosen den Schmerz nicht oder versuchen, seine Bedeutung zu schmälern. Aber Sie kippen den Eimer mit seiner Farbe nicht über Ihr gesamtes Leben, im Sinne von: *Das Leben ist voller Leiden, also werde ich niemals glücklich sein.* Sie erkennen einfach, dass dieser schwierige Moment ein normaler Bestandteil des menschlichen Lebens ist.

Zudem kann man Asanas als ein Labor betrachten, in dem sich untersuchen lässt, wie man auf diese Momente reagiert. Wenn die Yogahaltungen unbequem werden, gehen Sie dann hastig zu angenehmeren über? Vermeiden Sie die Haltungen, in denen Sie nicht so gut sind, um der Herausforderung zu entgehen und sich nicht zu schämen? Pressen Sie sich in den Schmerz hinein und verletzen sich dabei? Werden Sie taub? Sagen Sie sich, dass Ihr Schmerz nicht so wichtig ist? Die Strategien, die Sie in Ihrer Yogapraxis einsetzen, kommen höchstwahrscheinlich auch in Ihrem sonstigen Leben zum Tragen.

Woche 12: Freudvoll in einer unbeständigen Welt leben

Sie können Ihre Yoga-Asana-Praxis dazu nutzen, sich ein Bild davon zu machen, wie Sie sich selbst weiteres Leiden schaffen, indem Sie nach etwas greifen: nach fortgeschritteneren Haltungen, nach ungewöhnlicheren Empfindungen, nach einem anderen Körper als dem, den Sie in diesem Moment nun mal haben – vielleicht dem Körper, den Sie vor zehn Jahren hatten oder dem des Menschen auf der benachbarten Matte. Sie können lernen zu spüren, wie sich Anhaften in Ihrem Körper zeigt. Spannung hinter den Augen, ein verkrampfter Kiefer, angehaltener Atem, ein ängstliches Flattern unter dem Schlüsselbein.

Und schließlich können Sie lernen, dieses obsessive Greifen direkt in Ihrem Körper zu entspannen. Das bedeutet nicht, dass Sie nicht weiterhin etwas für Ihre Kraft, Offenheit und Energie tun. Sie lassen nur die ängstliche Kontraktion schmelzen, die Ihre Bemühungen um Wohlergehen begleitet und vielleicht sogar antreibt.

Die körperliche Entspannung um das Anhaften herum können Sie als eine wirksame Kompetenz in Ihr Leben übernehmen. Denn das Loslassen des Verlangens bedeutet nicht, dass Sie Ihre Wünsche ausrotten: den Wunsch nach Liebe, Frieden, Wohlbefinden, Pfefferminzeiscreme, guter Bildung für alle Kinder, dem Ende der Waffengewalt oder danach, in einen klaren Bergsee zu springen. Es bedeutet einfach, die Fangarme zu lösen, die Sie um das, was Sie wollen, geschlungen haben, und sich mehr Freiheit zu geben, das zu genießen, was Sie haben, anstatt sich nach dem zu verzehren, was Sie nicht haben.

Jeder Gedanke hinterlässt eine Spur im Körper. Wir halten an unseren Sehnsüchten und Träumen fest, und zwar mit unserer Nackenmuskulatur, unseren Gaumen und unseren Zungenwurzeln: *Ich halte jetzt so lange die Luft an, bis ich bekomme, was ich will. Das, was ich liebe, zu verlieren, tut zu sehr weh, also werde ich meinen Körper von den Wölbungen meiner Füße über den Beckenboden bis zu den Schädelknochen anspannen, um den Schmerz in meinem Herzen nicht zu fühlen.*

In unserer Praxis stellen wir hingegen fest, dass wir unseren Schmerz eben dadurch aushalten können, dass wir uns in ihn hinein entspannen.

Zwölf Wochen

Indem wir unsere Umklammerung des *ich will, ich brauche, ich muss haben, ich muss sein* lösen, können wir uns einer tieferen Freude öffnen.

Wir betrauern unsere Verluste mit aller Tiefe und Zärtlichkeit unserer menschlichen Herzen. Aber wir fügen der Trauer nicht den schrecklichen Schmerz hinzu, uns darüber zu entrüsten, wie die Dinge nun mal sind, so als ob das Leben einen Vertrag mit uns gebrochen hätte, der uns garantierte, dass alles, was wir wollen, uns für immer gehört.

Die Wahrheit des nicht-getrennten Selbst

Und nun die guten Nachrichten: Wenn wir den Würgegriff lösen, in dem wir das, was wir wollen, halten, und uns im Tanz der Unbeständigkeit zunehmend wohler fühlen, erschließt sich das dritte Charakteristikum unserem Verständnis ganz von selbst. Nichts bleibt je gleich, noch nicht einmal einen Augenblick lang – sogar die subatomaren Partikel tanzen permanent umher. Nichts verfügt also über ein stabiles, getrenntes Selbst – noch nicht einmal das, was Sie als „ich" betrachten. Das bedeutet nicht, dass „ich eine Weile als solide Einheit existiere und schließlich sterbe." Es bedeutet, dass dieses „Ich", das so stabil und separat erscheint, nur eine Illusion ist. Es hat keinen beständigen Kern. Und somit ist es ganz und gar mit allem anderen verbunden. Wie Thich Nhat Hanh es ausdrückt: „We inter-are*".

Wenn Sie in Ihren Körper hineinspüren, können Sie das ganz unmittelbar verstehen. Denn Ihr Körper weiß Ihnen ein Lied davon zu singen: Sie bestehen aus dem Joghurt, den Sie zum Frühstück gegessen haben, und somit auch aus dem Gras, das die Kühe gefressen haben, die die Milch gaben, und dem Regen, der auf ihre Weiden fiel, sowie aus der Hitze und dem Licht der Sonne. Sie bestehen aus Bergflüssen, aus der

---

* dt.: „Wir inter-sind", Thich Nhat Hanh prägte den Begriff „Intersein". Er bezeichnet das wechselseitige Verwoben- und Abhängigsein von allem mit allem anderen, Anm. d. Übers.

Leidenschaft Ihrer Mutter für die Berührungen Ihres Vaters sowie aus Partikeln, die in der Morgendämmerung des Universums geboren wurden. Ich höre das Echo der Stimme meiner Großmutter in den Kehlen ihrer Ururenkel. Wenn mein Sohn schläft, sieht sein Mund ganz aus wie der seines Vaters, und wie der seines Großvaters, der schon nicht mehr lebte, als er auf die Welt kam.

Wenn Sie der Landschaft Ihrer Gedanken Aufmerksamkeit schenken, haben Sie wahrscheinlich schon bemerkt, dass sich Ihre innere Erzählung permanent verändert und wechselnde, imaginäre Versionen der faszinierenden Geschichte Ihrer selbst erschafft. Das zu verstehen kann Ihnen dabei helfen, die schmerzliche Fixierung auf *ich-mich-mein* zu lösen, die der Antrieb hinter so vielem von dem ist, was wir Menschen tun. Ihr Körper-Geist entsteht aus einer Reihe von „Ursachen und Umständen", wie es der Buddha nannte: kurzzeitig zusammentreffende Elemente, die etwas ergeben, was Sie als „Ich" betrachten, sich dann auflösen und wieder neu zusammensetzen. Ihre Knochen werden als das Wasser des Meeres oder als Schmetterlingsraupen wiedergeboren. Ein Lächeln, dass Sie einem einsamen Fremden schenken, kreist möglicherweise tausende von Jahren um die Welt.

In Anbetracht dieser wechselseitigen Verbundenheit ist Unbeständigkeit eigentlich eine gute Sache. „Dank der Unbeständigkeit ist alles möglich," sagte Thich Nhat Hanh in einem Interview mit der Zeitschrift *Shambhala Sun*. „Das Leben selbst wird möglich. Wäre ein Getreidekorn nicht unbeständig, könnte es sich nie in einen Halm verwandeln. Wäre der Halm nicht unbeständig, könnte er uns nie Ähren geben, die wir essen. Wäre Ihre Tochter nicht unbeständig, könnte sie nicht zu einer Frau heranwachsen, und dann gäbe es Ihre Enkelkinder nicht. Anstatt uns über die Unbeständigkeit zu beschweren, sollten wir sie also herzlich willkommen heißen und ihr ein langes Leben wünschen."

Es geht nicht um ein intellektuelles Verständnis. Es geht um Einsichten, die Sie immer wieder durchdringen, jeden Tag, in Ihren Zellen, in Ihren Knochen, in Ihrem Atem.

Zwölf Wochen

In Ihrer Asana-Praxis können Sie wahrnehmen, wie in Ihrem Körper alle Teile miteinander verbunden sind und sich gegenseitig beeinflussen. Wenn Sie Ihren Kiefer verkrampfen, spannt sich Ihr Beckenboden an. Wenn Sie auf dem Kopf stehen, hellt sich Ihre Laune auf. Beginnt Ihr Arm an Ihrem Schultergelenk? Oder befinden sich seine Wurzeln tief in Ihrem Herzen oder in Ihrem Bauch? Kann Ihr Fuß ohne Knöchel, Knie und Hüfte gehen?

Während Sie sich auf Ihrer Matte bewegen und atmen, können Sie einmal alle Elemente außerhalb dessen, was Sie als „Ich" betrachten, kontemplieren, ohne die Ihr Körper und Ihre Yogapraxis nicht existieren könnten. Könnten Sie ohne Sauerstoff Pranayama machen? Falls nein, dann sind auch die Wälder Kanadas Teil Ihres erweiterten Körpers, ebenso wie die Regenfälle, die sie bewässern, und die Meeresbrisen, die die Wolken heranwehen, und die Sonne, die auf das in den Blättern enthaltene Chlorophyll scheint. Ihre Knochen könnten Ihr Gewicht nicht tragen, wenn es kein Kalzium gäbe – von den Wurzeln des Kohls und des Weidegrases aus der Erde gezogen, in den Bäuchen der Sterne geformt. Die Bausteine der Architektur Ihrer Augen und Ohren und Nase wurden von prähistorischen Meereskreaturen entwickelt. Sie teilen über neunzig Prozent Ihrer DNA mit einer Maus und über fünfzig mit einer Banane.

Wenn Sie lernen, die Welt durch diese Augen zu sehen, werden Sie mit größerer Leichtigkeit über die holprigen Straßen der Unbeständigkeit steuern. Sie werden die Finger Ihrer verstorbenen Großmutter in denen Ihrer Nichte wiedererkennen, die sich flink über die Klaviertasten bewegen. Sie werden fühlen können, wie die Liebe zu einem vor langer Zeit verstorbenen Freund noch immer Ihr Herz nährt, während Sie sich um Ihre noch lebenden Freunde kümmern. Im hellen Licht der Unbeständigkeit und des nicht-getrennten Selbst werden Sie sich daran erinnern, die Menschen, die Sie lieben, die Mammutbäume, unter denen Sie spazieren und die schwellenden grünen Tomaten in Ihrem Garten wertzuschätzen. Weil Sie wissen, dass Unbeständigkeit nicht bedeutet, dass die

Woche 12: Freudvoll in einer unbeständigen Welt leben

Welt morgen nicht mehr da ist. Sie wird da sein – aber in anderer Form. Und die Art, wie Sie für sie Sorge tragen, prägt sowohl die Veränderungen in der Welt, als auch die in Ihnen selbst.

WOCHE 12 ÜBUNGEN

Übung 12.58: Den sich verändernden Körper erfahren (30 – 60 Minuten) (Seite 372)

Übung 12.59: Sich mit dem Unangenehmen anfreunden (30 – 60 Minuten) (Seite 374)

Übung 12.60: Das nicht-getrennte Selbst erfahren (20 – 40 Minuten) (Seite 376)

Bei den Übungen dieser Woche handelt es sich nicht um bestimmte Techniken, sondern um gezielte Kontemplationen, die Sie in jeder beliebigen Haltung oder Haltungssequenz erkunden können. Jede Übung enthält zudem Anleitungen für ähnliche Erkundungen in der Sitzmeditation und im Alltag.

Praktizieren Sie an den Tagen 1 und 2 die Übung *Den sich verändernden Körper erfahren*; an den Tagen 3 und 4 die Übung *Sich mit dem Unangenehmen anfreunden* und an den Tagen 5 und 6 die Übung *Das nicht-getrennte Selbst erfahren*. Wählen Sie am letzten Tag diejenige Erkundung aus, die Ihnen am reichhaltigsten erschien und vertiefen Sie sie.

Zwölf Wochen

ÜBUNG 12.58
Den sich verändernden Körper erfahren (30 – 60 Minuten)

Diese Kontemplation über Unbeständigkeit kann in einer beliebigen Abfolge von Yogahaltungen gemacht werden: Sie können eine Sequenz wählen, mit der Sie vertraut sind und sich durch sie hindurch bewegen, sich eine neue zurechtlegen, oder Ihre Praxis Haltung für Haltung improvisieren und sich selbst davon überraschen lassen. Falls Sie unsicher sind, was Sie tun sollen, nehmen Sie dieselbe Sequenz, die Sie in Woche 9 verwendet haben, um Ihre Gefühle zu erkunden (Asana-Sequenz zum Spüren von Gefühlen, Seite 291).

Beginnen Sie Ihre Praxis mit dem *Check-In mit Körper, Herz und Geist* (Übung 5.28 auf Seite 202). Finden Sie heraus, was heute in Ihrem Körper, Ihrem Herzen und Ihrem Geist vor sich geht. Notieren Sie am Ende Ihrer Meditation einige Worte, die jede Ebene Ihres Seins beschreiben. *Körper: aufgebläht, Knieschmerzen. Herz: ängstlich. Geist: immer wieder mit meiner finanziellen Situation beschäftigt.*

Stellen Sie dann einen Timer so ein, dass er während Ihrer Asana-Praxis in Intervallen von zehn Minuten klingelt. Führen Sie jedes Mal, wenn er ertönt, einen weiteren kurzen Check-in durch und notieren Sie wieder die Begriffe.

Nehmen Sie, während Sie praktizieren, die Qualität der Veränderung in Ihrer Praxis wahr – etwa, wie sich eine Haltung fließend in die nächste auflöst. Der Krieger weicht dem Dreieck; der herabblickende Hund fließt in den aufblickenden über. Manchmal geschehen diese Transformationen schnell, in einem ununterbrochenen Vinyasa, manchmal sind die Veränderungen langsamer und bewusster, wenn Sie in bestimmten Stadien Ihrer Reise verweilen. Aber nichts ist je statisch.

Schließen Sie bewusst eine Zeitspanne in Ihre Praxis ein, in der diese Veränderungen schnell geschehen, in der Sie sich von Haltung zu Haltung bewegen, ohne sie länger als fünf Atemzüge zu halten. Wie geht es Ihnen mit diesen permanenten Veränderungen? Stellen Sie fest, dass Sie an Ihren Lieblingshaltungen festhalten und wünschen, Sie könnten dort bleiben? Oder lehnen Sie sich stets in die nächste aufregende Veränderung hinein, ohne ganz in der Haltung anzukommen, in der Sie sich gerade befinden? Können Sie jede Form vollständig bewohnen, auch wenn Sie wissen, dass sie sich sehr bald verändern wird? Sind Sie jemand, der in permanenter Veränderung aufblüht und sich langweilt, wenn die Dinge statisch wirken? Oder macht Veränderung Ihnen Angst?

Nehmen Sie sich auch etwas Zeit, um lange, langsame Haltungen zu üben, und halten Sie jede mindestens fünf Minuten, bevor Sie zur nächsten übergehen. Nutzen Sie jede Haltung als eine Meditation, stimmen Sie sich dabei auf einen Aspekt Ihrer Erfahrung ein – die Körperempfindungen oder den Atem – und bleiben Sie beständig dabei. Nehmen Sie die veränderliche Natur dessen wahr, was oberflächlich gesehen statisch zu sein scheint. Spüren Sie die Ebbe und die Flut des Atems, das Schlagen des Herzens, die sich verändernde Temperatur Ihrer Haut. Begeben Sie sich in den lebendigen Innenraum eines Gelenks oder eines Organs und spüren Sie, wie sich das, was Sie für stabil hielten, in einen wirbelnden Ozean von Empfindungen auflöst. Fühlen Sie die Gezeiten der Gefühle und das Flackern der Gedanken.

Schauen Sie zum Ende Ihrer Praxis nochmals auf Ihre Notizen. Was hat sich in Ihrem Körper, Herzen und Geist verändert? Was ist gleich geblieben?

In Ihrer Sitzmeditation. Falls Ihr Geist abdriftet, schimpfen Sie nicht mit sich, wenn Sie zu Ihrem Anker zurückkehren. Nehmen Sie es stattdessen einfach als eine weitere Ausdrucksform dessen an, dass alles sich verändert. Ihre Aufmerksamkeit ist eine Weile konzentriert, dann zerstreut sie sich. Ihr Herz ist wie ein ruhiges Meer, doch dann beginnt der Wind, Schaumkronen zu schlagen. Das ist normal. Es ist nicht Ihre persönliche Unzulänglichkeit.

Zwölf Wochen

In Ihrem Leben. Nehmen Sie, auch wenn Sie sich nicht auf der Matte oder dem Sitzkissen befinden, weiterhin wahr, wie alles sich verändert und wie es Ihnen mit dieser Tatsache geht. Sie packen Ihre Sachen für eine Wanderung im Nebel, dann taucht die Sonne auf und Sie schälen sich aus den Schichten. Ihr Kind quengelt, dann kichert es, dann schläft es ein. Sie haben fantastische Laune, dann lesen Sie Ihre E-Mails – und mit einem Mal sind Sie gestresst, ängstlich und gereizt. Sie verschenken einen Stapel Kleidung, die Ihnen einst gepasst hat. Sie lesen Ihre alten Tagebücher: Was ist mit dem Menschen passiert, der die Zeilen einst geschrieben hat, wer war bloß so verbissen in Krisen und Ziele, an die Sie sich nicht einmal mehr erinnern können?

ÜBUNG 12.59
Sich mit dem Unangenehmen anfreunden (30 – 60 Minuten)

In dieser Kontemplation nutzen Sie Ihre Asana-Praxis als Labor, um Ihr Verhältnis zu den unvermeidlichen Schwierigkeiten im Leben zu erforschen; insbesondere mit den unangenehmen Empfindungen und Gefühlen, die im Laufe Ihrer Praxis auftauchen.

Wie die vorangegangene Übung kann auch diese in einem beliebigen Stil oder einer beliebigen Abfolge von Haltungen durchgeführt werden. Falls Sie sichergehen wollen, dass Sie viel Material haben, mit dem Sie arbeiten können, beziehen Sie viele Haltungen mit ein, die Sie nicht leiden können und normalerweise versuchen, zu vermeiden – Sie wissen sicher, welche das sind. Oder wiederholen Sie die Übung *Schwierige Zeiten* aus Woche 8 (Seite 274).

Untersuchen Sie, wie Sie auf schwierige Momente reagieren. Suhlen Sie sich darin? Vermeiden Sie sie? Verleugnen Sie sie? Denken Sie an etwas anderes? Versuchen Sie, sie zum Verschwinden zu bringen? Probieren Sie, ob Sie stattdessen ihren Stachel spüren können, ohne sich davor wegzuducken. Entwickeln Sie das Wissen, dass es sich bloß um einen schwierigen Moment handelt – und dass das in Ordnung ist. Das bedeutet nicht, dass Sie sich zu sehr antreiben oder in Haltungen bleiben sollen, in denen Sie sich verletzen. Es bedeutet einfach, dass Sie um das Unangenehme herum genügend Raum lassen, so dass Sie bewusst darauf reagieren können anstatt reflexhaft.

Beobachten Sie auch, ob Sie sich anstrengen, an angenehmen Empfindungen festzuhalten oder sie zu verstärken, und ob Sie nach dramatischeren oder „fortgeschritteneren" Haltungen streben oder sich zu etwas antreiben, zu dem Ihr Körper nicht bereit ist. Erzeugen Sie durch Ihre Yogapraxis auf die eine oder andere Weise Leiden, anstatt es zu lindern, indem Sie sich mit einem imaginären Ideal vergleichen? Vergleichen Sie, falls Sie in einer Yogastunde sind, Ihren Körper, Ihre Praxis, Ihre Kleidung und auch Ihren spirituellen Wert mit den Menschen um Sie herum?

All das sind Formen des Festhaltens, die Sie von dem wegbringen, was wirklich geschieht. Nehmen Sie wahr, wie schmerzhaft Festhalten ist. Wo in Ihrem Körper findet es gerade statt? Laden Sie den verspannten Bauch dazu ein, sich zu entspannen, die angespannte Zunge, sich auszuruhen, den verkrampften Kiefer, sich zu lösen, den gehaltenen Atem, herauszufließen. Nehmen Sie die Leichtigkeit wahr, die entsteht, wenn Sie Ihren Widerstand gegen die Wahrheit der Dinge in diesem Moment aufgeben, auch wenn der Moment weiterhin schmerzlich oder herausfordernd ist.

In Ihrer Sitzmeditation. Nehmen Sie weiterhin wahr, wie es Ihnen mit dem Auftauchen von schwierigen Momenten geht, egal ob in Form von körperlichem Schmerz, emotionalen Stürmen oder Unzufriedenheit mit Ihrem umherschweifenden Geist. Können Sie Ihr Herz öffnen, um all das hineinzulassen, ohne zu versuchen, es in Ordnung zu bringen oder wegzuschieben? Können Sie in einem Raum ruhen, der größer ist als all die Schwierigkeiten, die darin auftauchen mögen?

Zwölf Wochen

In Ihrem Leben. Wie begegnen Sie den verschiedenen Formen von kleineren und größeren Schwierigkeiten, die im Laufe eines Tages auftauchen? Den körperlichen Schmerzen oder Unannehmlichkeiten? Den großen und kleinen emotionalen Herausforderungen? Nehmen Sie die menschliche Neigung wahr, die Umstände so zu arrangieren und zu kontrollieren, dass man keinen Moment der Unzufriedenheit erleben muss. Wie stellen Sie das an? Probieren Sie aus, ob Sie einen Unterschied im Sinne einer gefühlten körperlichen Empfindung spüren zwischen der Forderung, dass die Dinge anders sein sollen, als sie sind, und dem Engagement für das Wohlergehen Ihrer selbst und anderer.

ÜBUNG 12.60
Das nicht-getrennte Selbst erfahren (20 – 40 Minuten)

Eine wirkungsvolle Kontemplation zur Verbundenheit mit allem Leben ist die klassische buddhistische Meditation über die vier elementaren Energien Erde, Luft, Wasser und Feuer, die sich im physischen Körper manifestieren. Die Meditation über die vier Elemente ist eines der grundlegenden Mittel für Achtsamkeit auf den Körper und kann Sie unmittelbar zu dem Verständnis führen, dass Sie nicht getrennt sind. In dieser Variante der traditionellen Kontemplation fühlen Sie in diese vier elementaren Energien hinein, während Sie sich durch Ihre Asana-Praxis bewegen.

*Wie die beiden vorangegangenen Übungen kann diese Kontemplation in jeder beliebigen Abfolge von Asanas durchgeführt werden. Sie passt besonders gut zu der formfreieren Erkundung, die wir in Woche 2 gemacht haben. Falls Sie eine Auffrischung wünschen, wiederholen Sie die Übung **Der Weg in den herabblickenden Hund** (Seite 107). Oder lassen Sie die formalen Asanas gänzlich los und bewegen Sie sich spontan und entspannt.*

Stellen Sie zur Unterstützung in dieser Übung einen Timer so ein, dass er alle fünf bis zehn Minuten klingelt.

Woche 12: Freudvoll in einer unbeständigen Welt leben

1: Erde. Beginnen Sie in Stille, im Stehen, Sitzen oder Liegen. Öffnen Sie sich der Stabilität der Erde unter Ihnen. Spüren Sie dann die Energie der Erde in Ihrem Körper, die sich in den Qualitäten Stabilität, Dichte und Festigkeit ausdrückt. Stimmen Sie sich auf das Gewicht und die Kraft Ihrer Knochen ein. Beziehen Sie in Ihre Aufmerksamkeit all die anderen festen Teile Ihres Körpers mit ein, wie etwa Zähne und Fingernägel.

Wenn Sie mit der Asana-Praxis anfangen, stellen Sie sich vor, dass Sie sich von Ihren Knochen aus bewegen – wie auch immer das für Sie genau aussieht. Verwurzeln Sie sich durch die Teile Ihres Körpers, die den Boden berühren, nach unten in die Erde und spüren Sie, wie sich die Struktur Ihres Skeletts von Haltung zu Haltung ändert, als ob ein Stück der Erde selbst in Bewegung wäre. Vergegenwärtigen Sie sich, dass Ihre Knochen aus den selben Mineralien bestehen wie felsige Klippen, fruchtbare Wiesen und Wüstensand. Erinnern Sie sich, dass sie eines Tages wieder in diese Form zurückkehren werden. Fragen Sie sich, während Sie sich durch die Haltungen bewegen: *Gehören diese Knochen mir? Sind sie, wer ich bin?*

2: Luft. Verschieben Sie nun in der weiteren Praxis den Fokus Ihrer Aufmerksamkeit von Ihren Knochen zu Ihrem Atem. Lassen Sie Ihren Körper weiter schweben, so als ob Ihr Atem durch Sie hindurch wehen würde wie der gleiche wilde Wind, der durch die Baumwipfel und über die Berggipfel weht. Vergegenwärtigen Sie sich, dass Sie einatmen, was die Bäume ausgeatmet haben. Erinnern Sie sich daran, dass jedes Luftmolekül, dass Sie einatmen, zuvor bereits durch die Körper unzähliger Kreaturen gezogen ist. Erinnern Sie sich an Ihren ersten Atemzug? Werden Sie es wissen, wenn Sie Ihren letzten Atemzug nehmen? Während Sie auf Ihrem Atem von Haltung zu Haltung reiten, fragen Sie sich: Gehört Ihr Atem Ihnen? Ist er, wer Sie sind? Oder weht er einfach nur eine Weile durch Sie hindurch?

3: Wasser. Stimmen Sie sich nun auf Ihre flüssige Natur ein. Lassen Sie sich in und um Ihre Asanas herum Wellen schlagen und fließen. Spüren Sie die Flüssigkeiten in Ihrem Körper, Ihr Blut, Ihren Schweiß, Ihren Speichel und die Flüssigkeiten, in denen Ihr Rückenmark und Gehirn baden. Ihr Körper besteht zu neunzig Prozent aus Wasser. Woher kommt das Wasser, das Sie in dieser Woche getrunken haben und das nun jede Zelle durchtränkt? Aus einem Reservoir in entlegenen Bergen, von der winterlichen Schneeschmelze gespeist? Einem Brunnen in Ihrem Hinterhof? Ihre Tränen haben exakt die gleiche chemische Zusammensetzung wie Meereswasser. Wenn Sie sie vergiessen, sind Sie es, die weint? Oder ist es ein Ozean längst vergangener Zeiten?

4: Feuer. Inzwischen hat Ihr Körper sich wahrscheinlich aufgeheizt. Spüren Sie seine Wärme. Wenn Sie lodern könnten wie das Feuer, wie würden Sie sich bewegen? Tanzen Sie wie eine Flamme. Bewegen Sie sich mehr und schneller und spüren Sie, wie sich die Hitze aufbaut. Vergegenwärtigen Sie sich, dass Ihr Leben ausgeblasen würde wie eine erstickte Kerze, wenn die Sonne ausgelöscht würde. Ist die Hitze Ihres Blutes Ihre eigene?

Lassen Sie die folgenden Fragen in Ihr Herz sinken, während Sie Ihre Erkundungen zu Ende bringen: Ist dies der gleiche Körper, den Sie hatten, als Sie zum ersten Mal Yoga machten, egal ob es gestern war, letztes Jahr oder vor Jahrzehnten? Gehört er Ihnen und befolgt er alle Ihre Anweisungen? Gibt es ein unveränderliches „Ich", das ihn kontrolliert und von all seinen sich ändernden, wachsenden und sterbenden Teilen getrennt ist?

Wenn Sie die Übung beendet haben, legen Sie sich in Savasana – flüssig und stabil, atmend und warm. Ruhen Sie im Zentrum Ihres sich stets verändernden Lebens, wissend, dass Sie nicht von der Welt getrennt sind.

In Ihrer Sitzmeditation. Wenn Sie sich dabei ertappen, dass Sie sich in Gedanken verloren haben, nehmen Sie wahr: Hat sich das rotierende Rad Ihrer Gedanken um die Achse Ihrer Person gedreht? Waren Sie der

Star in dem Film, der in Ihrem Geist gezeigt wurde? Falls ja, verurteilen Sie sich nicht dafür. Nehmen Sie es nicht persönlich, denn so ist der menschliche Geist nun mal. Es ist noch nicht einmal „Ihr" Geist, so wie auch Ihr Körper nicht „Ihr" Körper ist. Ziehen Sie nicht in einen Krieg, in dem Ihr „gutes" Selbst Ihr „schlechtes" Selbst unter seine Kontrolle zu bringen versucht. Erinnern Sie sich daran, dass keines dieser imaginären Selbste stabil oder beständig ist. Entspannen Sie sich also ein wenig und lächeln Sie. Ruhen Sie dann in einem Raum, der größer ist als jener Jemand, der Sie sich vorstellen zu sein.

In Ihrem Leben. Nehmen Sie all die verschiedenen Selbste wahr, die Sie im Verlauf eines gewöhnlichen Tages inkarnieren: Der Yogi oder die Yogini. Der Schüler. Die Liebhaberin. Der hart arbeitende Experte. Die Versagerin. Der Star. Das Opfer. Der gute Meditierende. Die schlechte Meditierende. Achten Sie auf die Geschichte, die Sie sich selbst und anderen darüber erzählen, wer Sie sind. Können Sie sehen, wie Sie den Eindruck eines stabilen Selbst durch Ihre sich wiederholenden Gedanken erzeugen? Probieren Sie aus, wie es sich anfühlt, inmitten einer verfahrenen Situation die Zwangsjacke Ihrer Identität zumindest ein klein wenig zu lockern.

Ressourcen

Das beste mir bekannte Buch, um zu lernen, freudvoll mit den unvermeidlichen Schwierigkeiten in einer sich stets verändernden Welt zu leben, ist Phillip Moffitts *Dancing with Life* (Dtsch. Titel: *Tanz mit dem Leben – Der Weg des Buddha zu einem glücklichen und sinnerfüllten Leben*). Es führt Sie durch ein praktisches Schritt-für-Schritt-Programm, das Ihre Beziehungen zu den Herausforderungen des Lebens verwandeln wird. Buchstäblich alle Bücher von Thich Nhat Hanh sind von seiner Weisheit über Unbeständigkeit und wechselseitige Abhängigkeit durchdrungen. Ich empfehle insbesondere *No Death, No Fear* (Dtsch. Titel: *Kein*

Zwölf Wochen

Werden, kein Vergehen – Buddhistische Weisheit für ein Leben ohne Angst) und *The Sun My Heart* (Dtsch. Titel: *Die Sonne mein Herz – Über die Verbundenheit allen Seins*).

Danksagung

Wenn man in einer Tradition praktiziert und lehrt, die tausende von Jahren alt ist, gibt es so etwas wie ein „Originalwerk" einfach nicht. Die in diesem Buch vorgestellten Erkenntnisse und Übungen habe ich im Schmelztiegel meiner eigenen Praxis im jahrzehntelangen Studium mit dutzenden Lehrern aus sowohl buddhistischen als auch yogischen Traditionen miteinander verbunden. Wann immer Übungen beschrieben sind, die vor allem auf einen bestimmten Lehrer oder eine bestimmte Traditionslinie zurückgehen, habe ich versucht, diese zu nennen und zu würdigen – und sollte ich versehentlich eine Quelle übersehen haben, so möchte ich mich bereits im Vorhinein dafür entschuldigen.

In der Tradition des Yoga verneige ich mich insbesondere vor Angela Farmer für ihre intuitive, vom Körperinneren ausgehende Herangehensweise an Asana; Donna Farhi für ihre feinfühligen Erkundungen des Atems, Kali Ray für ihre kreativen Flows, Richard Miller für seine Yoga Nidra Praxis; Ganga White dafür, dass er willens ist, heilige Kühe in Frage zu stellen; sowie meinen lieben Freundinnen Sarah Powers für

Danksagung

ihre yogische Integration von traditioneller chinesischer Medizin und dem Dharma und Janice Gates für ihre energieausgleichenden Sequenzen und die Feier der femininen Kraft. Von jedem einzelnen der Gastlehrer des Mindfulness Yoga Training, das ich in Spirit Rock leite, habe ich etwas lernen dürfen – darunter Frank Jude Boccio, Chip Hartranft, Tias Little, Jill Satterfield und Patricia Sullivan – sowie von den vielen anderen Freunden und Lehrern, mit denen ich gemeinsam meine Matte ausgerollt habe, und die zu zahlreich sind, um sie hier mit Namen zu nennen. Linda Sparrowe, danke, dass Du mich immer wieder zum Lachen bringst!

Aus der buddhistischen Tradition möchte ich Maezumi Roshi würdigen, meinen ersten Zen-Lehrer, der den Mut hatte, seine menschliche Fehlbarkeit sogar vor der Kamera zu offenbaren; Jack Kornfield, meinen ersten Vipassana-Lehrer, der so meisterhaft Buddha Dharma mit westlicher Psychotherapie verbindet; Debra Chamberlin-Taylor, die mich in der heiligen Weiblichkeit erdet und mir hilft, Lebenskrisen zu Weisheit zu kompostieren; Phillip Moffitt für seine kontinuierliche Mentorenschaft über meine Lehrtätigkeit und meine Praxis; und Thich Nhat Hanh, dessen Lehren über Freude, Unbeständigkeit, wechselseitige Verbundenheit und Liebe den Grund und Boden meiner Praxis ausmachen. Einen großen Dank zudem an all die buddhistischen Lehrer am Spirit Rock Meditation Center, bei deren Retreats ich über viele Jahre das Privileg hatte, Yogastunden zu leiten – ganz besonders an diejenigen, mit denen ich immer wieder zusammengearbeitet habe, wie etwa Howard Cohn, Mark Coleman, Anna Douglas und Julie Wester. Es war eine wahre Dharma-Lehrzeit, und ich bin unendlich dankbar für das, was ich von ihnen gelernt habe.

Einige Passagen aus diesem Buch sind ursprünglich in anderer Form in Artikeln in *Shambhala Sun*, *Tricycle: The Buddhist Review*, *Yoga Journal* und *Yoga International* erschienen. Vielen Dank an die Herausgeber dieser schönen Zeitschriften, dass sie mich über zwei Jahrzehnte zum Schreiben ermutigt haben.

Danksagung

Als Qigong-Meister und Zen-Lehrer hat Teja Bell mein Verständnis des energetischen Körpers und seiner Beziehung zum verkörperten Dharma unermesslich vertieft. Als mein geliebter Partner hat er zudem dafür gesorgt, dass ich glücklich, bei Kräften und geistig gesund geblieben bin, während ich damit gerungen habe, dieses Buch in die Existenz zu bringen.

Mein Sohn Skye Hawthorne erinnert mich jeden Tag aufs Neue daran, dass das Leben ein freudiges Abenteuer ist.

Über die Autorin

Anne Cushman ist eine Pionierin in der Verbindung von Yoga und buddhistischer Achtsamkeitsmeditation. Sie leitet das Mindfulness Yoga and Meditation Training am Spirit Rock Meditation Center in Nordkalifornien und unterrichtet regelmäßig Retreats und Kurse, sowohl in Person als auch online. Seit ihrem Abschluss in vergleichender Religionswissenschaft an der Princeton University erkundet sie mit Leidenschaft körperbasierte spirituelle Praktiken und deren Integration in den kreativen Ausdruck sowie auch in das Chaos und die Magie des alltäglichen Lebens. Sie ist Autorin der Romane *Enlightenment for Idiots* und *From Here to Nirvana* (Dtsch. Titel: *Ich, mein Karma und er*), in dem sie eine Pilgerreise nach Indien schildert. Ihre sehr persönlichen Essays über kontemplative Praxis im modernen Leben sind vielfach veröffentlicht worden, zum Beispiel in der *New York Times*, dem *San Francisco Chronicle*, dem *O Magazin*, dem *Yoga Journal*, *Yoga International*, der *Shambhala Sun* und dem *Tricycle: The Buddhist Review*. Sie lebt mit ihrem Sohn und ihrem Lebenspartner in Fairfax, Kalifornien.

www.annecushman.com

Weitere Literatur aus dem Arbor Verlag

Sarah Powers
Insight Yoga

Die Synthese von Yoga, Meditation
und traditionellem chinesischem Heilwissen

Insight Yoga erschließt das Potential dreier mächtiger Heilsysteme.
In seltener Klarheit vereint Sarah Powers traditionelles Yoga mit den Meridianen der traditionellen chinesischen Medizin und der Praxis buddhistischer Meditation. Scheinbar mühelos gelingt es ihr, die Essenz der drei Weisheitstraditionen transparent und dicht miteinander zu verweben.

So wird das komplexe Zusammenspiel der drei Disziplinen in unserer täglichen Yogapraxis erfahrbar: Passive und dynamische Yoga-Abfolgen, Atemübungen, Achtsamkeitsmeditation, Selbsterforschung und Stille-Phasen nehmen uns mit auf eine inspirierende Reise. Eine optimale Mischung, die nicht nur positiven Einfluss auf unsere Muskeln, Organe, Sehnen und Gelenke hat, sondern auch zu geistiger und emotionaler Klarheit beiträgt.

Insight Yoga erklärt uns leicht verständlich und kompakt Hintergründe und Techniken und gibt uns ein reichhaltiges Übungsrepertoire an die Hand, das durch klare Anleitungen und viele Bilder zum Nachmachen einlädt.

ISBN 978-3-86781-067-8

Stephen Cope

Yoga

Die Suche nach dem wahren Selbst

Millionen von Menschen kennen Yoga als eine hervorragende Praxis und kraftvolle Quelle der Ruhe in ihrem von Stress geplagten Leben. Wenige aber sind sich bewusst, dass Yoga ein 4000 Jahre alter praktischer Weg der Befreiung ist – auch für die Bedürfnisse des modernen Suchenden im Westen.
Der Psychotherapeut und erfahrene Yogalehrer Stephen Cope nimmt uns mit auf eine wunderbar anschauliche und „respektlose Pilgerreise". Er befreit die Philosophie, Psychologie und Praxis des Yoga von ihrem geheimnisvollen Nimbus und zeigt ihre Beziehung zu unseren nur allzu menschlichen Konflikten auf. Statt irgendwelcher transzendenter Gefilde wird unser Alltag selbst zum Weg der Befreiung. Durch Überwindung der Selbstentfremdung kann Yoga uns zu einem neuen Lebenssinn und einem tieferen, befriedigenderen Leben führen.

Eine Glanzleistung ... ein in der Psychologie des Yoga verankertes Buch, das für Praktizierende vieler spiritueller Traditionen wichtig und hilfreich sein wird.

Sylvia Boorstein

ISBN 978-3-86781-102-6

Frank Jude Boccio
Achtsamkeits-Yoga
Das Praxisbuch zur Yogapraxis im MBSR-Kontext

Ein Yogabuch, dem die Integration von Yoga und Meditation auf ganz neue Art gelingt – in einfach zu folgende Sequenzen, mit über 100 begleitenden Fotos, die die einzigartige Verbindung von Yoga und Meditation illustrieren.

Achtsamkeits-Yoga betont dabei die spirituelle Seite der Yogapraxis, eine Dimension, die zu oft übersehen wird. Yoga und Meditation werden hier *zu einer einzigen Praxis* – die den Körper belebt, den Geist befreit und Mitgefühl, Gleichmut und Freude weckt. Ein Buch für Anfänger wie Fortgeschrittene, das geeignet ist, Sie in Ihrer täglichen Yogapraxis zu begleiten.

384 Seiten
ISBN 978-3-86781-175-0

Jon Kabat-Zinn

Die MBSR-Yogaübungen

Stressbewältigung durch Achtsamkeit

Die Praxis der Achtsamkeit ist ein wertvolles Hilfsmittel, uns zu regenerieren und unser inneres Gleichgewicht wiederzufinden. Sie befähigt uns, jeden Augenblick unseres Lebens mit größerer Wachheit, Klarheit und Akzeptanz zu leben.
Gleichzeitig hilft sie, Ruhe und Lebensfreude, auch inmitten alltäglicher Stresssituationen und im Angesicht seelischer oder körperlicher Schmerzen, wiederzufinden.

Die hier erstmals in deutscher Sprache vorgelegten angeleiteten Yogaübungen sind ein integraler Bestandteil der Stressbewältigungspraxis nach Jon Kabat-Zinn. Diese CD mit Begleitbuch enthält das komplette Set der Originalübungen. Den deutschen Text spricht Heike Born.

Halbleinenband mit CD
ISBN 978-3-86781-033-3

Online

Umfangreiche Informationen zu unseren Themen, ausführliche Leseproben aller unserer Bücher, einen versandkostenfreien Bestellservice und unseren kostenlosen Newsletter. All das und mehr finden Sie auf unserer Website.

www.arbor-verlag.de

Mehr von Anne Cushman

www.arbor-verlag.de/anne-cushman

Seminare

Die gemeinnützige *Arbor-Seminare gGmbH* organisiert regelmäßig Seminare und Weiterbildungen mit führenden Vertretern achtsamkeitsbasierter Verfahren. Nähere Informationen finden Sie unter:

www.arbor-seminare.de